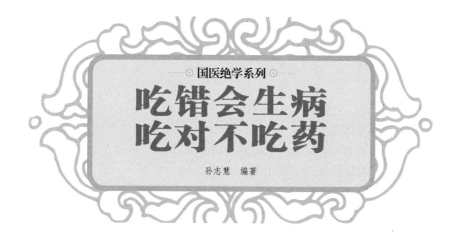

国医绝学系列

吃错会生病
吃对不吃药

孙志慧 编著

病从口入，吃错了易生病，吃对了才健康
吃好不如吃对，运用饮食养生，健康自己做主

天津出版传媒集团

天津科学技术出版社

图书在版编目（CIP）数据

吃错会生病　吃对不吃药 / 孙志慧编著 . -- 天津：
天津科学技术出版社，2014.6（2020.10 重印）

ISBN 978-7-5308-8874-2

Ⅰ . ①吃… Ⅱ . ①孙… Ⅲ . ①食物养生 Ⅳ .
① R247.1

中国版本图书馆 CIP 数据核字（2014）第 085814 号

吃错会生病　吃对不吃药

CHICUO HUI SHENGBING　CHIDUI BU CHIYAO

策 划 人：杨 譞

责任编辑：张 跃

责任印制：兰 毅

出　　版：<u>天津出版传媒集团</u>
　　　　　天津科学技术出版社

地　　址：天津市西康路 35 号

邮　　编：300051

电　　话：（022）23332490

网　　址：www.tjkjcbs.com.cn

发　　行：新华书店经销

印　　刷：德富泰（唐山）印务有限公司

开本 720×1020　1/16　印张 15　字数 300 000

2020 年 10 月第 1 版第 2 次印刷

定价：45.00 元

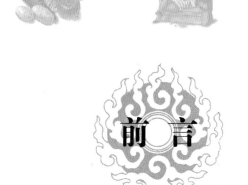

前　言

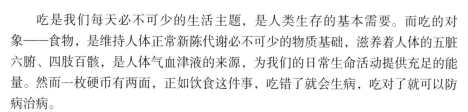

　　吃是我们每天必不可少的生活主题，是人类生存的基本需要。而吃的对象——食物，是维持人体正常新陈代谢必不可少的物质基础，滋养着人体的五脏六腑、四肢百骸，是人体气血津液的来源，为我们的日常生命活动提供充足的能量。然而一枚硬币有两面，正如饮食这件事，吃错了就会生病，吃对了就可以防病治病。

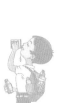

　　东汉医学家张仲景在《金匮要略》中指出"凡饮食滋味，以养于身，食之有妨，反能为害……所食之味，有与病相宜，有与身为害，若以宜则益体，害则成疾……"明确说明了饮食不当会导致疾病或使疾病加重。其中饮食不当包括饮食不洁、饮食结构不当、饮食习惯不良、饮食搭配不合理。例如我们若吃了不干净的食物，容易引发痢疾、伤寒、甲型肝炎等传染性疾病；吃了大量油腻食物，容易患动脉硬化、高脂血症、冠心病、脑血栓等疾病；吃了正餐以后立即饮茶，容易患胃病；吃了太多的熏炙鱼或肉，容易患癌症等。与此同时，加工食品考虑到外观、口感和保存时间而添加的色素、香精和防腐剂等食品添加剂以及它们与营养物质吸收利用之间的关系剪不断、理还乱；农产品中大量的化学农药残留通过富集作用在人体中累积因此导致中毒。凡此种种告诫我们，饮食不当为我们埋下了健康的隐患，潜藏在身体内的致病因子随时可能发作。

　　中医认为，不同体质的人要进食不同性味的食物，诸如阳虚体质的人要多食荔枝、生姜、羊肉等温热食物，气虚体质的人要多食鸡肉、小米、山药等益气健脾的食物，气郁体质的人要多食大蒜、萝卜、油菜等活气行气的食物等；不同季节的饮食有所不同，古人讲究春"生"、夏"长"、秋"收"和冬"藏"，主张"内养正气，外慎邪气"的养生原则；不同地方的人饮食也不同，通常南方的人喜食辛辣食物以抵御阴湿的气候，而北方的人则少食这类食物。可见正确饮食对我们的健康具有重要的意义。

　　我国拥有悠久的饮食文化，有关饮食的著述也是汗牛充栋。其中记载了大量利用食物来防治疾病和促进健康的方法，例如用动物肝脏预防夜盲症，用海带预防甲状腺肿大，用谷皮、麦麸预防脚气病等。如今则常用绿豆汤预防中暑，用荔枝预防口腔炎、胃炎引起的口臭症状，用大蒜预防癌症，用红萝卜粥预防头晕，

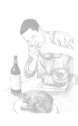

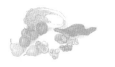

1

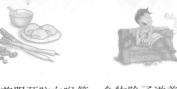

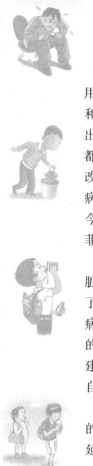

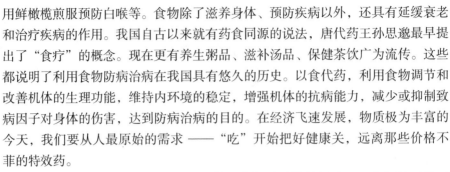

用鲜橄榄煎服预防白喉等。食物除了滋养身体、预防疾病以外，还具有延缓衰老和治疗疾病的作用。我国自古以来就有药食同源的说法，唐代药王孙思邈最早提出了"食疗"的概念。现在更有养生粥品、滋补汤品、保健茶饮广为流传。这些都说明了利用食物防病治病在我国具有悠久的历史。以食代药，利用食物调节和改善机体的生理功能，维持内环境的稳定，增强机体的抗病能力，减少或抑制致病因子对身体的伤害，达到防病治病的目的。在经济飞速发展，物质极为丰富的今天，我们要从人最原始的需求 —— "吃"开始把好健康关，远离那些价格不菲的特效药。

本书对"吃错会生病，吃对不吃药"进行了系统的阐述，一方面从五行五脏学说、中医阴阳学说、中医体质学说、因时而食、因人而食的角度详细地论述了人体养生保健思想和食养食疗方法，告诉你吃什么、怎么吃、吃多少才能不得病。另一方面针对肥胖症、糖尿病、高血压、高血脂、癌症等当前困扰人们健康的慢性病和人体各大生理系统常见疾病进行了具体介绍，提出相应的饮食宜忌和建议，总结出相关的食养食疗良方，让大家对这些病有准确的认识，制订出适合自己的食养食疗方案。

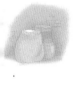

每个人、每个家庭，都需要这本书，调整错误的饮食方式和习惯，打造科学的饮食观，清楚地知道吃什么、怎么吃、吃多少，才能达到防病治病、增进健康、延年益寿的目的，它将改变你和家人的一生。

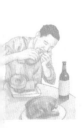

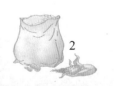

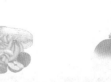

目 录

第一章　饮食决定健康

1

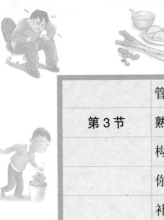

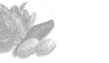

第二章　五行五脏相生克的饮食智慧

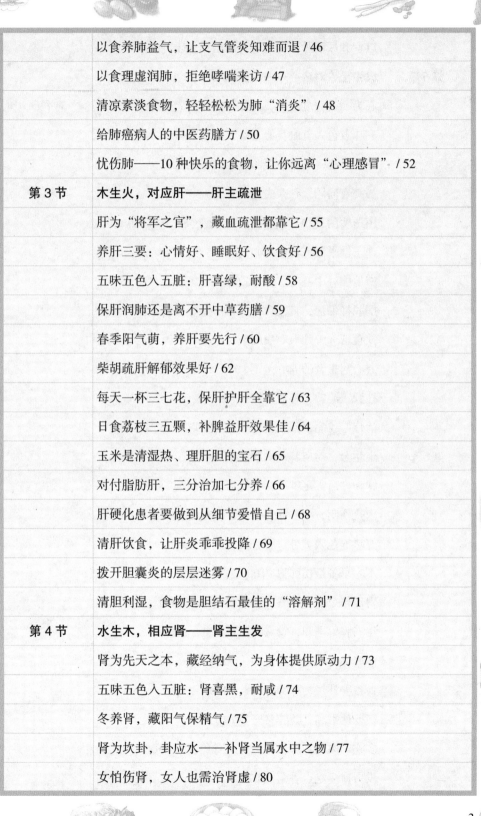

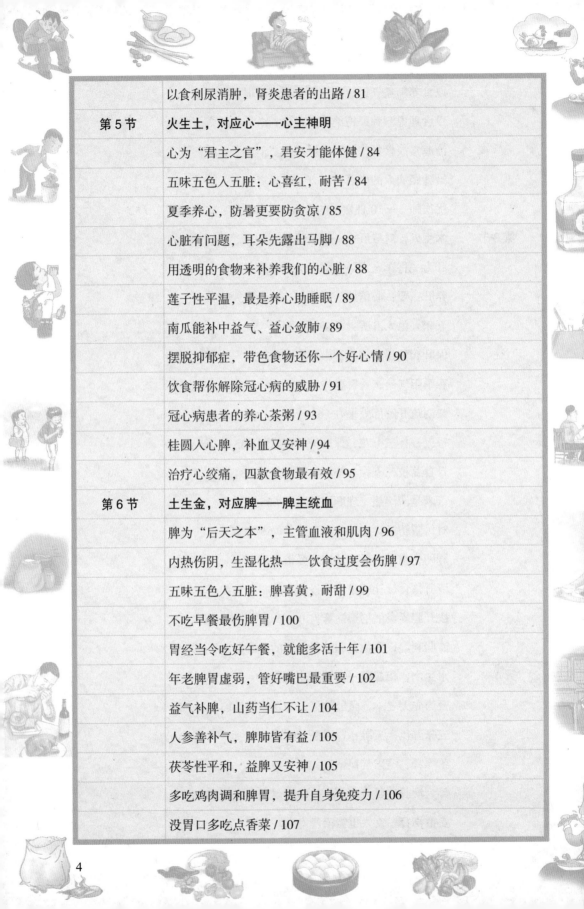

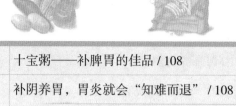

第三章　阴阳调和身体好，补泻合宜寿命长

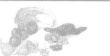

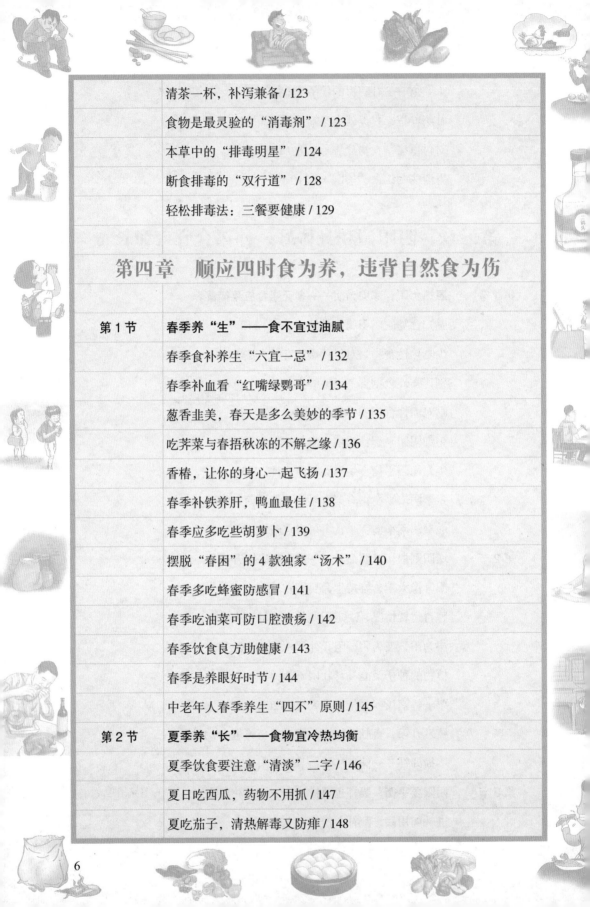

第四章　顺应四时食为养，违背自然食为伤

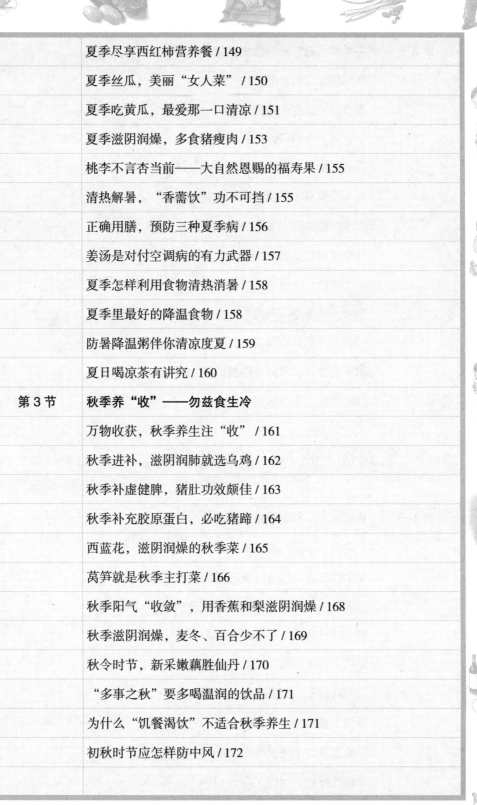

第五章　吃对了是良药，吃多了是毒药

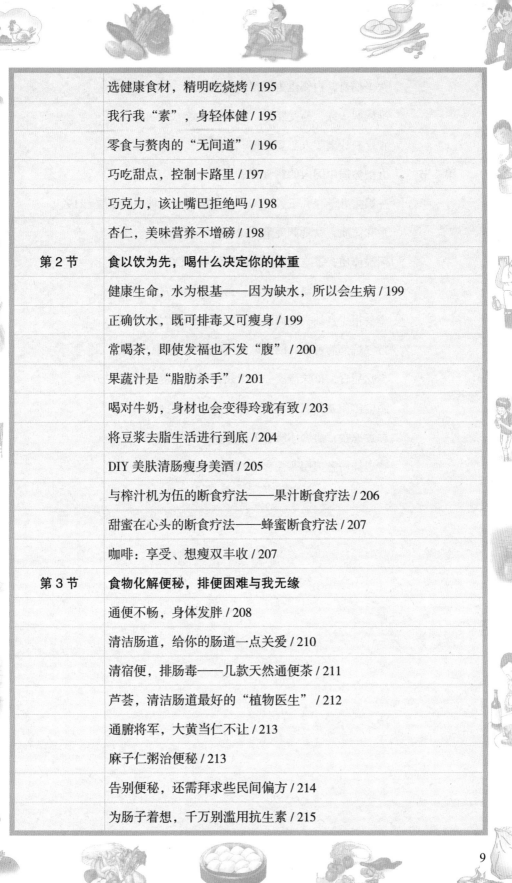

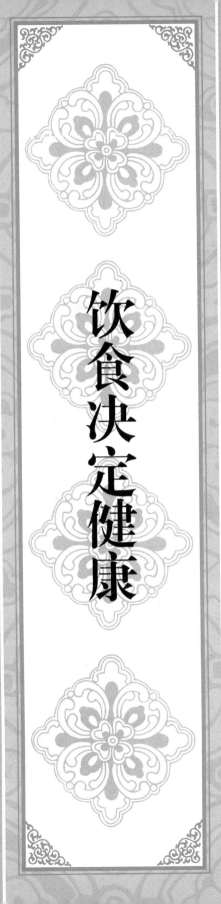

第一章

饮食决定健康

第 1 节

民以食为天——吃对吃错是关键

真正的饮食专家就是吃得对，不生病

现在人们生活富裕了，吃喝不愁，不像早些时候为了能填饱肚子要卖尽苦力，也不像那时候的人一样会营养不良了。现在的人们为了能吃出花样挖空心思，结果害了"富贵病"。所以，吃，现在已是一门学问。

人从生下来，五脏就在不停地消耗，因此需要不停地补充营养。这就是"益"。益就是补充人体的阴阳气血，使其维持生命的平衡。养生，在吃的方面，应该坚信一个特别重要的原则：食补细无声，养命无近功。

每个人的健康与寿命60%取决于自己，无论从什么角度上来说，其实人完全可以是自身健康的规划者。养生是什么？养生不仅是一种文化，更是一种生活方式。它不是商业运作，不是精明计算。养生，养的不仅仅是身体，养生的至高境界还是养心，是很内在的东西。

现代人生活压力都挺大，谁都不想生病，生病了花钱是小事，既耽误了时间也损伤了身体，那

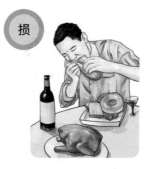

损

现代人不愁吃喝了，却因为吃喝不适度而害了疾病

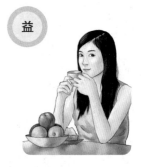

益

养生是自己的一种生命理念，一种生命态度

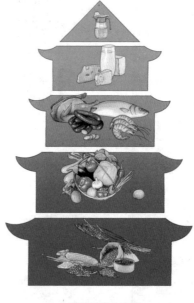

中国居民膳食宝塔

第1层为谷类及薯类，主要提供碳水化合物、蛋白质、膳食纤维及B族维生素。

第2层为动物性食物，主要提供蛋白质、脂肪、矿物质、维生素A和B族维生素。

第3层为豆类及其制品，主要提供蛋白质、脂肪、膳食纤维、矿物质和B族维生素。

第4层为蔬菜水果类，主要提供膳食纤维、矿物质、维生素C和胡萝卜素。

第5层为纯热量食物，主要提供热量。

是相当令人痛苦的。其实很多疾病我们的祖先已经帮助我们寻找到了解决的良方，而那些可怕的现代病，也一样能够预防，一样可以从我们的生活里赶走。方法在哪里？从吃开始！吃已经不再是个低级的问题了。吃得好，是基础；吃得对，就是大智慧。因为，从吃这个方面，我们来讲养生，是非常根本的，是最本质的。甚至，可以说，只要我们吃得对，我们就可以不生病！

均衡饮食，让健康的"木桶"无短板

人们经常说："我能吃什么，不能吃什么？吃什么好？吃什么不好？"其实，我们什么都能吃，什么也别吃太多，也不能什么都不吃。食物有食物的属性，有的寒凉，有的温热，均衡摄取各种食物就可以克制食物的偏性，而增强食物的补益效果。我们都喜欢吃螃蟹，但为什么吃的时候一定要加一点生姜汁呢？因为螃蟹是寒性的，而生姜汁是热性的，两者同食，不仅美味，还能防止螃蟹的寒性伤人脾胃。如果因为口味喜好而进食过度了，身体健康就会出现失衡。

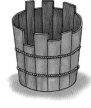

在管理学上，有一个著名的"木桶定律"，其大致内容是说，一个木桶能放多少水，不是取决于木桶壁上最长的那一根木板，而是取决于木桶壁上最短的那一根木板。人的营养健康就好比这个木桶，各种食物就是木桶的木板，缺了哪一块都会降低健康水平

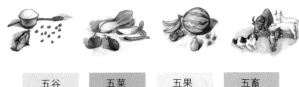

五谷	五菜	五果	五畜

《黄帝内经》中说人要以"五谷为养，五果为助，五畜为益，五菜为充"。这里的五实际上是泛指各种蔬菜谷物。这句话意思是在饮食的品种上要多样化，不能偏食。这也是中国传统饮食膳食平衡的一个基本原则。所以，饮食有偏废本身就是违犯自然规律的

从现代营养学的角度讲，各种食物提供给人体的营养素是不同的。谷物主要提供人体所需的热量，家畜肉类主要提供动物蛋白和脂肪，果类、菜类主要提供人体必需的维生素、微量元素和纤维素。这些食物，缺了哪种都不利于身体健康。而现代人在吃上却容易走极端，认为好的贵的就是

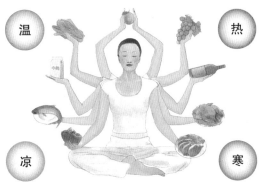

食物的温、热、寒、凉要互为补益，不可偏缺

有营养的，天天大鱼大肉，顿顿山珍海味，血脂高了不改，血糖高了还不改，真可谓"吃"心不改。另一部分女孩子，则是为了追求苗条而顿顿不吃，弄得面如菜色。

所以，在饮食养生上，首先要避免极端，均衡的膳食是健康的基础。除了饮食的种类要多样化，在同一类食物中选择的品种也要多样化。

求医不如求己，健康长寿八不贪

健康饮食成就健康的身体，请你牢记健康长寿八不贪：

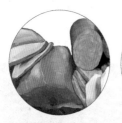 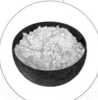 

1. 不可贪肉
膳食中肉类脂肪过多，会引起营养平衡失调和新陈代谢紊乱，引发心脑血管疾病

2. 不可贪精
长期食用精米、精面，摄入纤维素不足，会减弱肠蠕动，易患便秘等病症

3. 不可贪杯
长期贪杯饮酒，会加重心脏的负担。老人如果多饮酒，还易患肝硬化

4. 不可贪咸
摄入的钠盐量太多，会增加肾脏负担，容易引起高血压、中风、心脏病及肾脏衰弱

5. 不可贪甜
过多吃甜食，会造成机体功能紊乱，引起肥胖症、糖尿病等，不利于身心保健

6. 不可贪凉
胃肠消化吸收功能不好的人，久而久之容易患消化不良或胃病

7. 不可贪快
饮食若贪快，食物没有得到充分的咀嚼，就会增加胃的消化负担

8. 不可贪饱
饮食宜七八分饱，长期贪多求饱会引发肥胖和多种疾病

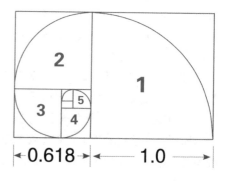

人的自然寿限是 120 ~ 150 岁，我们现在的绝大多数人都活不到这个年纪，其实只要严格遵照上述的原则，你就能自然活到天年，像花儿一样，自然地凋亡，走完生命的完美旅程。

膳食中暗藏科学的黄金分割法

所谓"黄金分割"最初是古希腊人毕达哥拉斯的重大发现，又称黄金比，是一种数学上的比例关系。黄金分割具有严格的比例性、艺术性、和谐性，蕴藏着丰富的美学价值。如今，黄金分割法被应用到了很多领域，如摄影、股票，甚至应用到了人们的膳食养生之中。

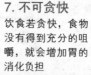
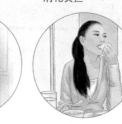
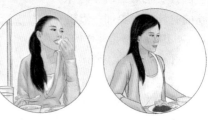

平衡膳食可用 0.618 的黄金分割比例：主食 6，副食 4；粗粮 6，细粮 4；植物性食物 6，动物性食物 4。主食应多于副食，要多吃粗粮、蔬菜和水果，少吃大鱼大肉。

主食6	副食4

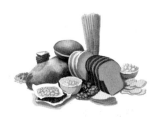

米饭以及面食的主要成分是碳水化合物，而碳水化合物是我们身体所需的主要"基础原料"。在合理的饮食中，人一天所需要的总热量的 50%～60% 来自碳水化合物。我们如果每顿都少吃饭、多吃菜，就不能摄取足够的碳水化合物来满足人体的需求，长期如此下去有损健康

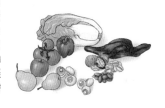

在现代人饮食观念的影响下，很多人主食吃得很少，甚至几乎不吃主食，而副食则吃得多，膳食的重点都放在菜上，认为这样不但能控制体重，而且营养更加丰富。但从科学营养的角度来看，如果长期这样下去，对身体健康极为不利。

粗粮6	细粮4

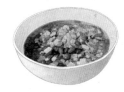

我们平时习惯把大米、白面称为"细粮"，玉米面、小米、高粱米等称为"杂粮"或"粗粮"。近年来，吃粗粮成了一种时尚，人们认为它营养高、口感好，而且对牙齿、面部肌肉等都比较有益。可是，粗粮虽好，也不宜多吃，因为其中含有过多的食物纤维，会阻碍人体对其他营养物质的吸收

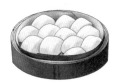

"食粗吃杂"要视不同人群而定。以 25～35 岁的人群为例，过量食用粗粮，会影响人体对蛋白质、矿物质以及某些微量元素的吸收，甚至会影响到人体的生殖能力。尤其对处于这一年龄段的男性来说，饮食中应含有丰富的锌、硒、B 族维生素和 C，而长期进食过多的高纤维食物，会使人体的蛋白质补充受阻，脂肪摄入量大减，微量元素缺乏，以致出现骨骼、心脏等脏器功能以及造血功能的发展缓慢，降低人体的免疫力。

植物性食物6	动物性食物4

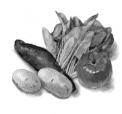

植物性食物主要是指以水果、蔬菜、粮食、豆类为主的食物，动物性食物是指以鸡、鸭、鱼、肉、蛋、奶为主的食物。以植物性食物为主的膳食最有利健康，也最能有效预防和控制慢性疾病。这并不是说不能吃动物性食品，而是说要多吃粮食、蔬菜和水果，少吃鸡、鸭、鱼、肉、蛋、奶，提倡以植物性食物为主，动物性食物为辅的膳食结构

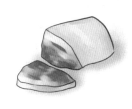

世界长寿之乡的饮食结构研究显示，当地人的食物以谷菜为中心。他们吃豆类、薯类、玉米、水果吃得多，动物性食品吃得很少。其中，格鲁吉亚的谷菜食的比率为

65% 左右，新疆和田人与广西巴马人的谷菜食率高达 80%。外高加索的长寿乡中的人们除谷菜食外，还摄取一些水果、坚果、乳制品、蛋等。除去其他条件（如遗传、环境、劳动等），谷菜食的偏重程度决定长寿的程度。

但是，如果长期单纯吃植物性食物，人体内掌管食物消化的酶系统功能就会逐渐遭到破坏，最后导致百病丛生，且人体所需脂肪、蛋白质、维生素、微量元素等无法得到全面供给。所以，只有植物性食物和动物性食物合理搭配，才能全面满足人体对各种营养物质的需要。植物性食物 6，动物性食物 4 的比例就非常科学合理。

自然什么时候给我们，我们就什么时候吃

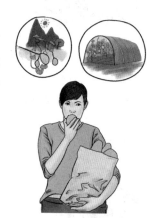

如今，我们有各种先进的栽培技术，一年四季都可以买到自己想吃的东西，但这里还是要提醒你：尽量吃应季的东西。孔子一生奔波劳碌，但他在那个年代依然活了 73 岁，这就得益于他"不时，不食"的饮食原则。

无论什么食物，只有到了它的时令才能生长得最为饱满，最有营养。虽然通过一些栽培技术，在别的季节也能吃到，但是这样栽培出来的都只有其形而没有神。有些被催熟的食物，不光味道不好，人吃了还会作病，就是因为在它的生长过程中，人们用了很多化学药剂。

按照中医的理论，四季的气候变化是：春生、夏长、秋收、冬藏。人的身体也是如此。中医讲究天人合一，尤重顺应自然。顺时而"食"也是膳食养生的关键。

我们很常见的甜瓜，自然生长的话，7 月份才成熟，味道很香甜。但现在大棚里种的甜瓜，5 月份就上市了，看上去也是甜瓜的样子，但完全失去了应有的风味，营养功效也比不上自然成熟的

所谓顺时摄养，就是根据自然规律调整饮食和养生

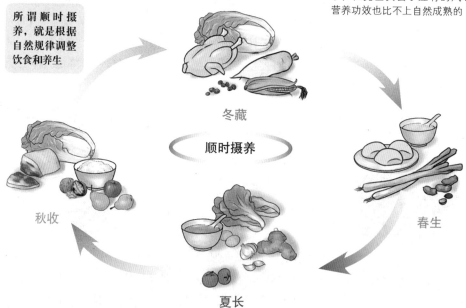

冬藏

顺时摄养

秋收

春生

夏长

吃对"四气""五味"能治百病

所谓"四气"，即食物所具有的寒、热、温、凉四性；"五味"，即辛、甘、酸、苦、咸。饮食中学着合理搭配食物的"四气""五味"，才能吃出强壮身体。

1. 四气

所谓"四气"，即饮食所具有的寒、热、温、凉四种性质。另有不寒不热、不温不凉的饮食，属于平性。

寒性或凉性的食品，如绿豆、芹菜、柿子、梨、香蕉、冬瓜、丝瓜、西瓜、鸭肉等，都有清热、生津、解暑、止渴的作用，对阳气旺盛、内火偏重的人非常适宜。

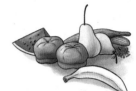

寒性或凉性食物

热性或温性食物，如羊狗肉、辣椒、生姜、茴香等热性或温性食物，有温中、散寒、补阳、暖胃之功，阳虚畏寒的人食之为宜，有热病或阴虚火旺的人则忌食。

平性食物的性质介于寒凉和温热性质食物之间，适合于一般体质，寒凉、热性病症的人都可选用。平性食物多为一般营养食物，如米、面、黄豆、山芋、萝卜、苹果、牛奶等。

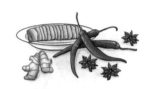

热性或温性食物

2. 五味

所谓"五味"，即饮食所含的酸、苦、甘、辛、咸五种味道。另外，有淡与涩两种味道，古人认为"淡味从甘，涩味从酸"，故未单独列出来，统以"五味"称之。饮食的味道不同，其作用自有区别。

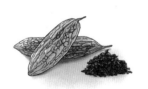

1. 苦味的食物
具有清热、祛火等作用

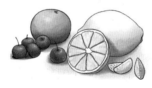

2. 酸味的食物
具有收敛、固涩、安蛔等作用

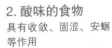

食补要根据人体阴阳偏盛、偏衰的情况，有针对性地进行，以调整脏腑功能的平衡。这样的食补才合适，才能达到预期的效果

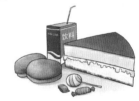

3. 甘味的食物
具有调养滋补、缓解痉挛等作用

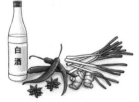

5. 辛味的食物
具有发散风寒、行气止痛等作用

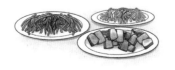

4. 咸味的食物
具有软坚散结、滋阴潜降等作用

吃饭也要讲究"先来后到"

一日三餐，我们餐餐不落，可是又有多少人真正懂得三餐里的饮食禁忌呢？吃饭要讲究"先来后到"，这是一个很容易被忽略的问题。不知你是否注意过，不管我们是去餐馆就餐还是在别人家做客，吃东西的顺序似乎已经约定俗成：先给孩子来点甜饮料，大人们则专注于鱼肉主菜和酒品；吃到半饱再上蔬菜，然后吃主食；主食后面是汤，最后还有甜点或水果。但是，这种大众公认的进食顺序却是最不科学、最不营养的。

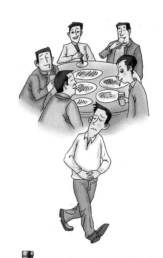

最常见但最不科学的饮食顺序

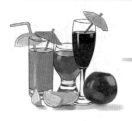

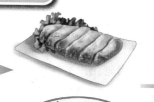

1. 从甜饮料说起。这类饮料营养价值甚低，如果用它们给孩子填充小小的胃，后面的食量就会显著减少，容易造成孩子营养不良

2. 对于成年人来说，在饥肠辘辘的时候，先摄入鱼肉类菜肴，会把大量的脂肪和蛋白质纳入腹中。看看那些下馆子的中年男人，有几个不是大腹便便、脂肪堆积的呢

3. 就饮酒而言，也是空腹饮酒的危害最大。可是在餐馆当中，谁也不会吃完米饭再痛饮，多半是凉菜还未入口，酒杯已经斟满

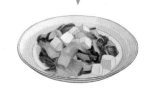

4. 到蔬菜等清淡菜肴端上桌来，人们胃口已经被大鱼大肉和烈酒、饮料所填充，对蔬菜的兴趣十分有限

对商家来说，这种饮食安排会促进高价鱼肉菜肴的大量消费，增加利润丰厚的酒水消费，减少蔬菜粮食等低利润食品的比例，可以取得更好的经济效益。然而，对于食客来说，这带来的只有健康隐患

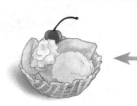

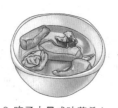

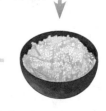

7. 到胃里已经没有空闲之处，餐厅会端上一盘冰冷的水果或冰淇淋，而它们会让负担沉重的胃部血管收缩，消化功能减弱。对于一些肠胃虚弱的人来说，吃完油腻食物再吃冷食，更是雪上加霜，很容易造成胃肠不适，甚至引起胃痛和腹泻

6. 吃了大量咸味菜肴之后，难免感觉干渴。此时喝上两三碗汤，会觉得比较舒服。可是，餐馆中的汤也一样含有油、盐，有增加血压、让血脂上升的风险

5. 到主食上桌，大部分人已经酒足菜饱，对主食不屑一顾，或者草草吃上几口了事。如此，一餐当中的热量来源显然只能是脂肪和蛋白质了，膳食纤维也会严重不足。天长日久，血脂升高的问题在所难免

如果把进餐顺序变一变，情况会怎么样呢？

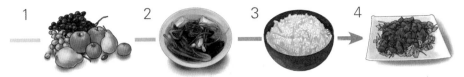

不喝甜饮料，就座后先吃些清爽的新鲜水果，然后上一小碗开胃汤，再吃清淡的蔬菜类菜肴，把胃填充大半；然后上主食，最后上鱼肉类菜肴，此时可饮少许酒类

如此，既不会油脂过量，也不会鱼肉过量，轻而易举地避免了肥胖的麻烦；同时还能保证足够多的膳食纤维，延缓主食和脂肪的消化速度，也能帮助避免高血脂、高血糖的麻烦。从食物类别的比例来说，这样的顺序可以控制肉类等动物性食物的摄入量，保证蔬菜和水果的摄入量，提供大量的抗氧化成分，并维持酸性食物和碱性食物的平衡。说起来，不过是用餐顺序的小变化；做起来，却是健康生活的大改善。

若要身体壮，饭菜嚼成浆

这一句民间谚语是讲吃饭时要细嚼慢咽。这是很细节的问题。细嚼慢咽只是一种单纯的口腔动作，但并不只是关系到口腔的问题，对于人的健康与疾病的防治都有很大的影响。在吃饭时养成细嚼慢咽的习惯，也是养生之妙道。

我国历代医学家和养生家都非常看重吃饭时的细嚼慢咽。唐代名医孙思邈在《每日自咏歌》云："美食须熟嚼，生食不粗吞。"明朝郑瑄的《昨非庵日纂》云："吃饭须细嚼慢咽，以津

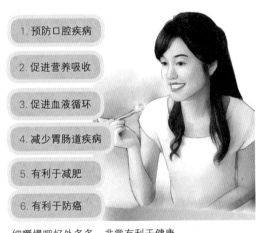

1. 预防口腔疾病

2. 促进营养吸收

3. 促进血液循环

4. 减少胃肠道疾病

5. 有利于减肥

6. 有利于防癌

细嚼慢咽好处多多，非常有利于健康

液送之，然后精味散于脾，华色充于肌。粗快则只为糟粕填塞肠胃耳。"清代医学家沈子复在其书《养病庸言》中说："不论粥、饭、点心、肴品，皆嚼得极细咽下，饭汤勿作牛饮，亦徐呷徐咽。"这些说的都是进食时应细嚼慢咽，狼吞虎咽不可取。

现代社会患口腔疾病的人越来越多。这与所吃的食品太精细以及"狼吞虎咽"不无关系，而细嚼慢咽则对人体的健康有着许多好处。

那么，怎样才能达到慢食的要求呢？可以饭前喝水或淡汤以增加饱腹感，或者多吃耐咀嚼的食品，如红薯条、鱼干、带骨鱼、带刺鱼、鱼头、鸭头、鸡头、螃蟹、牛肉干、甘蔗、五香豆、玉米等。

另外，吃饭的时候要专心，不要一边看电视、看书一边吃饭，或者边吃边说，以免忽略对食物的咀嚼，阻碍食物营养的摄入，甚至导致营养不良。

第2节

要想活得好，先要吃得对

病从口入，80%以上的病都是吃出来的

我们都知道"病从口入"这句话。很多病都是由入口的食物引起的。我们每天都要摄取充足的食物以满足生命活动所需，但如果这些食物中有很多不健康的、不干净的东西，长期下去，人就会得病。

《世界卫生报告》指出，高血压、高胆固醇、体重过重或肥胖、水果和蔬菜摄入量不足，是引起慢性非传染性疾病最重要的危险因素，而这些疾病都和我们每天的"吃"关系密切。脂肪、胆固醇摄入量过大，而维生素、矿物质、纤维素等食入过少；各种营养素之间搭配比例

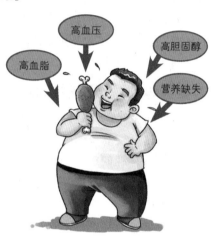

不合理，偏重于肉食和高蛋白、高胆固醇、高脂肪食品，却罕见五谷杂粮；一日三餐的热量分配不合理，饮食不规律、无节制，大吃大喝，暴饮暴食，食盐摄入量过高……这些不良的膳食习惯都会在你的身体里埋下疾病的"根"。

说80%以上的病都是吃出来的，这并不夸张

不健康的吃法

1. 在外就餐

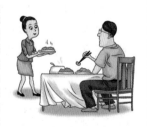

在外就餐过多，是威胁人们身体健康的一大问题。据统计，长期在外面就餐的人，身体内的脂肪含量比在家就餐的人高5%～10%，这是导致肥胖的直接原因。另外，餐馆重视饭菜的色、香、味，往往加很多盐、味精、香料。这也是引发心脑血管疾病、高血压、高血脂等慢性病的危险因素

2. 饮食结构不合理

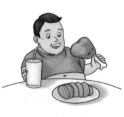

人们在饮食方面最大的问题是：过食猪肉、谷物量少、大豆和奶制品匮乏、碳酸饮料泛滥等。我国大约40%的居民不吃杂粮，16%的人不吃薯类；油炸面食对健康无益，却占了居民食用食品的54%；猪肉脂肪含量最高，却占居民食用食品的94%；奶及奶制品、大豆及其制品在贫困地区的消费依然较少；碳酸饮料导致发胖和骨质疏松，而青少年饮用碳酸饮料的比例高达34%

解决之道：回归传统饮食

相对于目前的饮食习惯，我们从前以谷物和蔬菜为主体的膳食结构是非常健康而科学的。但是，人们的生活水平提高以后，却在认识上产生了很多误区，认为每天大鱼大肉才是富裕的标志，其实这是不符合中国人体质的

　　偏好重口味也是中国人饮食中的一大问题。统计资料显示中国人每天食盐摄入量达到 8 ~ 20 克，而高盐饮食是引发高血压的重大因素，成人每天摄盐量不宜超过 5 克。

　　另外，从烹调方式上来讲，蒸、煮要远远好过煎、炒、炸等方式，烟熏、油炸、火烤的食物相对来说不易消化，而且在烹制过程中还会在高温下发生变性，生成一些有害物质，其中就包括很多致癌物。但是现在很多人为了满足口味的需要，往往喜欢高盐多油的食物，背离了传统的健康饮食习惯，出现了很多之前少见的富贵病、罕见病。所以，中国人的很多病就是吃出来的，我们迫切地需要一场膳食革命来改变现已形成的饮食习惯，回归自然，回归传统，找回健康与长寿。

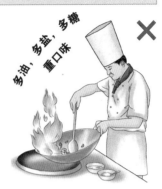

多油、多盐、多糖、重口味

注重口味往往丢了健康

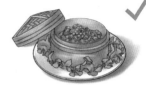

蒸菜营养又健康

治癌？致癌？ 1/3 的癌症都与膳食有关

　　大多数的癌症都是不遗传的，发病原因多是不健康的生活方式。其中，又有近 1/3 的癌症与饮食有关，特别是消化系统肿瘤，包括结直肠癌、食管癌、肝癌和胃癌等，与吃更是密不可分。

1. 结直肠癌

　　结直肠癌的发生与长期的高脂肪饮食及食物纤维的摄入不足密切相关。摄入食物纤维不足容易引起便秘，粪便通过肠道时间延长，可使致癌物与肠道接触机会增加，也是引发结直肠癌的危险因素之一。

　　随着生活水平日益提高，人们越来越多吃肉类、油炸类、高脂肪的食物，而少吃水果、蔬菜等富含纤维素的食物了。这使得肠腔内环境发生了改变。而胃酸浓度较高，小肠蠕动快，有害物质在胃中的停留时间就变短了，就直接到了结肠内，加上结肠内细菌滋生较多，疾病很容易就出现了。

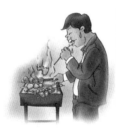

经常吃肉类食物、油炸类食物、烧烤类食物、脂肪多的食物，蔬菜水果摄入不足

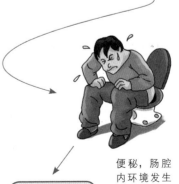

便秘，肠腔内环境发生改变

结直肠癌变

2. 食管癌

在我国，食管癌以仅次于胃癌、肝癌的发病率位居消化系统恶性肿瘤第 3 位。食管癌的发生主要与食管炎症的发展有关，而不良饮食习惯也是危险因素之一。食管是食物经口腔到达胃的通道，过于热烫、过于粗糙的食物在通过食管、接触黏膜上皮时，会烫伤或擦伤食管黏膜上皮，使黏膜上皮发生破损、溃烂、出血等。如果反复受到不良刺激，黏膜上皮就会在反复增生、修复的过程中出现形态、功能不正常的"异形性"细胞，构成食管癌的前期改变。营养缺乏、食用含黄曲霉毒素或亚硝胺类物质的食物，也会增加食管癌的发病率。资料显示，在食管癌患者中，平时喜好热食、热饮者占 90% 以上。这些人的食物或饮料的温度平均为 71 ~ 74℃，个别达 88℃。

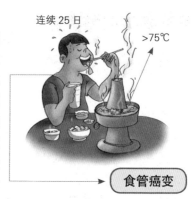

连续 25 日　>75℃

食管癌变

资料显示，在食管癌患者中，平时喜好热食、热饮者占 90% 以上。据实验所得，进食 75℃ 左右的食物或饮料，食管上皮会有反应；到了 80℃ 左右，食管黏膜上皮会出现坏死、不典型性增生。如果每天进食高温度热食一次，连续 25 天，就会出现食管黏膜上皮不典型性增生。重度的增生就是癌前病变。

3. 肝癌

慢性活动性肝炎、肝硬化是肝癌的常见诱因，食物中的黄曲霉毒素、亚硝胺也是不可忽视的致癌物。因而要特别注意粮食的储存和保管，防止霉变。粮食等植物性食物胚芽处变绿时，绝对不能吃。避免吃腐败、变质、霉变食物，少吃腌制、煎炸食物，可减少肝癌的发病率。

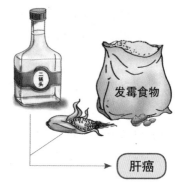

发霉食物

肝癌

黄曲霉毒素是由粮食、花生米等发霉时长出的黄曲霉菌产生的，研究表明，食物被黄曲霉毒素污染后具有强烈的致癌作用，食用含亚硝胺多的食物也可诱发肝癌

4. 胃癌

胃癌发生在胃，这很自然地会令人想到它与食物有关，事实上也的确如此。食物被人吃下后首先停留在胃，在胃内消化，胃要经常受到物理、

引发胃癌的常见因素

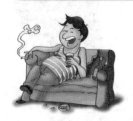

1. 抽烟饮酒

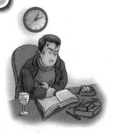

2. 精神压力大

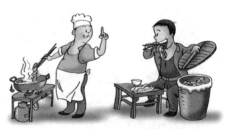

3. 喜欢吃腌制、高温煎炸的食品

化学、生物因素的刺激，而食物中存在的各种致癌物、促癌物也自然要接触胃。食物霉变、储藏时间过久，喜欢吃腌制、高温煎炸的食品等都可导致胃癌发病率增高。主要是由于这些食物中致癌的亚硝酸盐，可在胃酸及细菌作用下转化为亚硝胺而诱发癌变。

此外，烟酒损伤胃黏膜，极易引起胃部慢性炎症和溃疡，最终导致癌变。另外，职场上的竞争压力使得很多年轻人工作紧张、生活节奏快、心理压力大、生活缺乏规律、加班加点、夜生活过度、三餐无时、饥饱无度，这些都会很轻易地诱发胃病，自然会为胃癌的发病留下祸根。

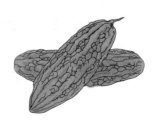

研究发现，苦味食物含有较多氨基酸。在 30 多种氨基酸中，有苦味的就有 20 多种。某些苦味食物是对癌细胞有较强杀伤力的维生素 B_{17} 的重要来源，因此，癌症患者可以多吃苦瓜

世界上 30% 的心脏病是由西餐引起的

现在很多人喜欢吃西餐，并将之当作一种时尚和生活品质的表现，但是那些西餐中的汉堡、乳酪、炸薯条、炸鸡块、可乐……特点是高脂肪、高盐、高糖、高热量，都是不健康的食物，会对我们的身体造成伤害。

加拿大的研究人员发现：由红肉、油炸食品、奶制品以及咸味零食组成的西式饮食容易诱发心脏病，全球大约 30% 的心脏病可能由这种饮食方式导致。多吃新鲜水果和蔬菜是最有益健康的一种饮食方式，它将心脏病发病概率降低 30% ~ 40%；以豆腐和黄豆为主的饮食方式对心脏病发病没有明显影响；而西式饮食最容易诱发心脏病，能将心脏病发病概率提高 35%。

高盐　高糖　高脂肪　高蛋白

西方国家已经开始意识到这些垃圾食品对身体造成的伤害，并且从下一代着手，采取了一些措施进行改变。但在我们国家，这种饮食习惯却正在大行其道，甚至被当作生活品质的象征，真是非常可悲

加拿大的《读者文摘》中提出了有利于心脏健康的饮食，例如：鱼肉中含有的脂肪酸能够让心脏跳动的节奏保持平稳，防止血液凝结；豆类（如鹰嘴豆、黑豆、菜豆、四季豆、芸豆等）不仅富含高质量的蛋白质，也是自然界中可溶性纤维的极佳来源，可溶性纤维可以把胆固醇清除出人体，保持血糖水平的平稳。但鱼肉、鸡肉、猪肉每天吃 2 ~ 3 份就可以了，1 份的分量大约为50 ~ 100 克；6 大汤匙豆类作为主食，或者 3 大汤匙豆类作为辅食再加两个鸡蛋；尽量不要食用黄油、含有反式脂肪酸的点心，而应选用橄榄油、菜籽油，每天吃 1 ~ 3份橄榄油、菜籽油或坚果（30 克）就可以了，一份油的分量是 1 ~ 2 大汤匙。只要坚持按照上面的膳食方案做下去，就能大大降低患心脏病的风险。

吃得激素失调，带来无尽烦恼

激素分布在身体每个角落，穿梭在几乎所有的细胞之中。没有激素，再好的营养也没办法进入到细胞里面去，细胞本身的生化反应无法进行，热量代谢无法实现，细胞与细胞之间的联系也无法建立。在美国广泛使用的那些激素在欧洲则被严令禁止。但是利益能毁掉很多商人的道德底线，他们为了加快牲畜的成长，为了提高奶牛产奶量，都在给这些动物的饲料里添加一些激素。迄今为止，我们已经从很多医学报告中看到，乳腺

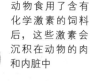

动物食用了含有化学激素的饲料后，这些激素会沉积在动物的肉和内脏中

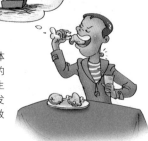

激素进入人体后会影响人的神经系统、生殖系统，引发肿瘤和多种致命疾病

癌、纤维瘤、卵巢癌、宫颈癌、前列腺癌和睾丸癌、子宫内膜异位症等都与饮食中摄入了过量的激素有关。

1. 4：3：3饮食

我们大多数人，或吃错了食物，或者吃对了食物但搭配比例却错了。4：3：3其实描述的是一种保持机体正常或较高的代谢速率以及平衡激素的饮食方式。4：3：3是为每个人的不同需求而个体化的平衡营养计划。不论是正餐还是点心，都是以4：3：3的糖类、蛋白质和脂肪的比例来营养机体，从而保持激素平衡的。4：3：3并不是将焦点集中在能量摄取量的精确度上，而是聚焦在饮食平衡上，是对食物、血糖以及胰岛素的一种总体认识。

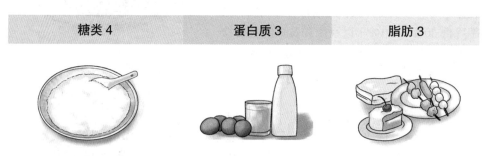

糖类4	蛋白质3	脂肪3

4：3：3饮食的核心是对修复及保护人体必需的六种营养素——糖类、蛋白质、脂肪、维生素、矿物质以及水的认识。每次，你若根据4：3：3食谱进食，食物中所包含的糖类就会为大脑提供葡萄糖；蛋白质则会提供必需的氨基酸来修复及重建机体，同时还促进胰高血糖素的释放（一种燃烧脂肪的激素）；而脂肪提供的脂肪酸，是控制血糖、激素的生成及运作的主要物质

2. 平衡激素的饮食

几乎所有的水果、蔬菜和谷物中都含有植物雌激素，但是，植物雌激素只有在以我们所说的异黄酮的形式存在时，对人体才最有益处。黄豆、小扁豆和鹰嘴豆等豆类食品中就富含大量异黄酮。豆类食品食用方便，是非常美味的佐餐食品。我们现在

可以从大多数超市中买到各种有机罐装的成品豆子，这给我们食用豆类食品增加了许多方便。

日本一项研究发现，黄豆至少含有五种抑制癌细胞的复合物。此项研究主要集中在乳腺癌方面，因为日本女性乳腺癌的发病率只占全部病例的 1/6，但是，当她们来到西方国家生活后，其乳腺癌发病率大幅度上升，基本达到了和西方国家女性的发病率一样的水平。究其原因，其重要的一个因素就是：日本人饮食中黄豆所占的比重较其他国家要大。

当雌激素偏低时，人体所摄入的黄豆会增加人体雌激素水平；当雌激素偏高时，摄入的黄豆又会帮助降低人体雌激素水平。这就是黄豆可以帮助更年期女性稳定情绪（一般认为，更年期雌激素分泌不足），并且可以降低乳腺癌的发病率（乳腺癌的发生往往是由于雌激素过多）的原因。

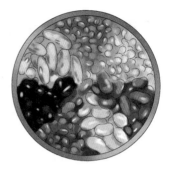

植物雌激素食品对雌激素的平衡起着极其重要的控制作用，而豆类中就含有大量的植物雌激素

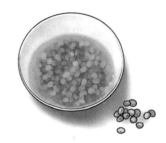

不过，多数豆类在煮食前，需要浸泡一会儿，有时甚至需要浸泡一个晚上

3. 雄激素缺乏综合征

中年男性如果经常出现乏力、失眠、健忘、性欲降低等症状，可能是患上了男性更年期综合征（或称雄激素缺乏综合征），可适当多吃以下食物：

吃什么才能预防雄激素缺乏综合征

防

防

防

防

含锌的食物
含锌量最高的食物是牡蛎，其他如牛肉、牛奶、鸡肉、鸡肝、蛋黄、贝类、花生、谷类、豆类、土豆、蔬菜、红糖等都含有一定量的锌

含精氨酸的食物
富含精氨酸的食物有鳝鱼、鲇鱼、泥鳅、海参、墨鱼、章鱼、蚕蛹、鸡肉、冻豆腐、紫菜、豌豆等

含钙食物
含钙丰富的食物有虾皮、咸蛋、大豆、海带、芝麻酱等

富含维生素的食物
维生素 A、维生素 E 和维生素 C 都有助于延缓衰老和避免性功能衰退，它们大多存在于新鲜蔬菜、水果中

另外，还可以多吃些动物内脏。动物内脏含有较多的胆固醇，胆固醇是合成性激素的重要成分。动物内脏还含有肾上腺素和性激素，能促进精原细胞的分裂和成熟。

导致衰老的神秘物质——过氧脂质

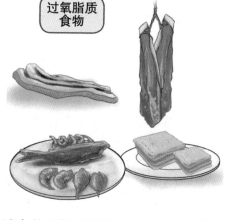

过氧脂质
食物

近年来，我国厨师参加世界烹调大赛时，人家端上一个菜，营养成分开列得一清二楚，我们则道不出个一二三。自古以来，中餐讲究色香味俱全，中医也讲究食疗、食补、食养，重视以饮食来养生强身，但我们的烹调术却正好反其道而行之。中国很多的美味食品都经过了煎炸。炸过鱼虾的油，会氧化或轻度变质，产生过氧脂质。腊肉、腌肉、饼干及含油脂较多的食品都会因轻微变质而产生过氧脂质，也都是我们喜欢吃的食品。

过氧脂质不仅能破坏油脂中的各种维生素，还会使其他食物中的维生素在接触到逐渐变色的油脂时遭到破坏；过氧脂质进入人体后还会对人体内重要的酶有所破坏。长期摄入含过氧脂质的食品可直接导致人的衰老。据检测，过氧脂质也是致癌的物质。

因此，了解日常食物中为什么会生成和保留过氧脂质，以及如何减少食品中的过氧脂质，防止未老先衰，是十分重要的。过氧脂质是一种不饱和脂肪酸的过氧化物，例如：炸过鱼、虾、肉等的食用油，放置久后即会生成过氧脂质；长期晒在阳光下的鱼干、腌肉等会产生过氧脂质；长期存放的饼干、糕点、油茶面、油脂等，特别容易产生哈喇味的油脂，油脂酸败后会产生过氧脂质。研究人员发现，过氧脂质进入人体后，会对人体内的酸系统以及维生素等产生极大的破坏作用，并加速人衰老。

防止食品中产生过氧脂质的有效办法：

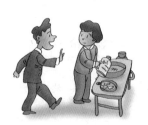

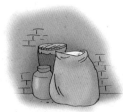

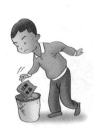

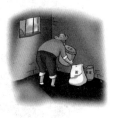

1. 吃新鲜食品

2. 尽量少吃或不吃废油

3. 不吃过期食品

4. 储存的米、面、花生、大豆等放在阴凉处，不能曝晒

吃得不对，免疫力就下降

你了解自己处于怎样的健康状态吗？你会对一些细微的变化给予关注吗？日常生活中经常反省下自己，对健康是很必要的。你的免疫系统究竟要如何声嘶力竭地呼喊，才能让你听到它的声音？发现症状越早，你就可以越快地采取措施。

免疫系统遭遇麻烦时的早期警告

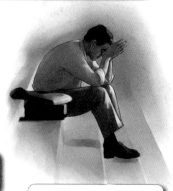

精神状态：注意力不集中、记忆力差、丧失兴趣、健忘

口腔：味觉异常、有异味、舌苔变厚、溃疡、牙龈出血、龋齿、咀嚼困难、唾液分泌异常

头发：脱发、质地或颜色发生变化、干枯或多油、生长缓慢

皮肤：斑点、皮疹、颜色改变、干燥起皮、小脓疱、新生或改变了的痣或体毛、晦暗、紧细、红肿、体臭

耳朵：痒、痛、耳鸣、听觉失灵、分泌物异常

眼睛：发黄、充血、痒、刺痛、暗淡无光、多泪、视力下降、疲劳

关节：僵硬、无力、震颤、红肿、疼痛

鼻子：流鼻涕、痒、疼痛、鼻塞、呼吸困难、嗅觉减退、打喷嚏

情绪：抑郁、伤感、易怒、有挫折感、悲观绝望

兴奋度：变低、间歇性改变、不稳定、极度活跃、对食品（如咖啡或其他刺激物）产生依赖

指甲：变硬、白斑、灰色、易劈裂

睡眠：质量差、易惊醒、睡得过沉、睡不着、盗汗、多梦

消化系统：消化不良、打嗝、胃灼热、胀气、便秘、腹泻

1. 六大营养素保护免疫力

蛋白质：是构成白细胞和抗体的主要成分。只有体内获得了足够的蛋白质，我们的免疫系统才有工作能力。实验证明，蛋白质严重缺乏的人，免疫细胞中的淋巴球数目会大减，免疫功能下降严重

维生素 A：与细胞的完整性有关，可帮助细胞形成抗氧化机制。人体含有足够的维生素 A，可以促进免疫细胞的活动，提高免疫细胞的数量

维生素 C：增进免疫系统的作用，增强吞噬细胞的能力及胸腺和淋巴球的能力，也是高抗氧化物之一，能抵抗破坏性分子的入侵

维生素 E：可以帮助消除自由基，也可促进抗体产生，以清除过滤性病毒、细菌和癌细胞，而且能维持白细胞的恒定，防止白细胞细胞膜产生过氧化反应

B 族维生素：与体内抗体的产生有关，缺乏 B 族维生素会影响淋巴球的数量及抗体的产生，还会引起免疫系统的退化

矿物质：铁、锌、铜、镁、硒等矿物质。缺铁会降低体内吞噬细胞的能力及活力；缺锌会造成胸腺萎缩，降低消灭细胞的能力；缺铜会影响体内抗体的产生。镁可以改善体内 T 淋巴细胞和 B 淋巴细胞的功能；硒可减少病毒变形，防止病毒感染，并提升免疫细胞的能力

　　除了这最为重要的 6 大营养素，叶酸、烟碱酸、泛酸等都和免疫力有关，若缺乏，都会影响免疫功能，因此各类营养素的摄取必须十分充足，才能使我们的免疫系统强壮起来。

2. 这样吃，势必增强你的免疫力

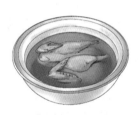

1. 一天一碗鸡汤：鸡肉含有人体所必需的多种氨基酸，营养丰富。其中所含的半胱氨酸可以增强机体的免疫力。研究证明，喝鸡汤可预防感冒和流感等上呼吸道感染性疾病，有利于加速痊愈

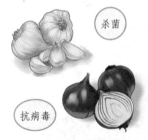

2. 吃大蒜、洋葱：大蒜和洋葱有助于改善体质。大蒜含大蒜素，能抗病毒，提高机体免疫力，但应生食，因为大蒜素加热后会失效。洋葱也可有效地抵抗病毒和细菌

3. 饭前 1 小时吃水果，可消除食物消化过程中对免疫系统的不良刺激，保护免疫系统。蔬菜中含大量干扰素诱生剂，有防病抗癌之功效。但这种有益成分很娇嫩，不耐高温，在 100℃ 时即呈不稳定状态，故宜生吃蔬菜

3. 提升免疫力食谱

① 茯苓山药肚

材料：茯苓 50 克，山药 20 克，猪肚 250 克，调味品适量。

做法：将猪肚洗净，纳茯苓、山药于猪肚内，扎紧肚口，淋上料酒，撒上食盐，加水炖烂，去药渣，将猪肚切片，调味服食。

功效：可健脾益肾，适用于脾虚精亏、性交不射精、面色少华、倦怠乏力、头晕耳鸣等。

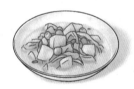

② 番木瓜粥

材料：番木瓜 50 克，大米 100 克，白糖适量。

做法：将木瓜洗净，切细备用。大米淘净，放入锅中，加清水适量煮粥，待熟时调入木瓜、白糖，再煮一两沸即成，每日 1 剂，连续 3～5 天。

功效：可利湿消肿，适用于水肿、腹泻、肥胖病等。

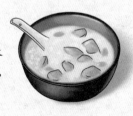

③ 枸杞肉丝

材料：枸杞子 100 克，青笋 150 克，猪瘦肉 250 克，调料适量。

做法：将猪肉丝洗净、切丝、勾芡；青笋洗净、切丝；锅中放入大油烧热后，下肉丝、笋丝。烹入料酒，加白糖、食盐、味精炒匀，再下枸杞，翻炒数次，淋入芝麻油，炒熟即成。

功效：可阴阳双补，适用于阴阳两虚、肢体乏力、视物模糊、头目眩晕等。

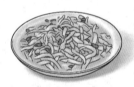

④奶油蘑菇汤

材料：蘑菇300克，猪瘦肉、牛奶、面粉各少许，猪油、盐、
　　　葱、料酒、鸡精各适量。

做法：将猪肉切成小丁，放到锅内煮，锅开撇去浮沫，加入葱、
　　　料酒，用微火煮烂；锅置火上，烧热放猪油，油热放入
　　　面粉用微火炒黄，炒出香味时，把煮烂的肉连汤分三次
　　　倒入锅内，搅拌成糊状；将蘑菇连汤和牛奶分2～3次
　　　倒入锅内，加盐、鸡精即可。

功效：此汤营养丰富，且易于吸收。

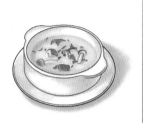

别拿主食不当事儿，吃不够就出麻烦

　　小于是一个广告模特。这阵子，她要为一份时尚杂志拍摄一组照片，为了能达到更佳的上镜效果，本来就很瘦的她又开始突击减肥。除了坚持每天1小时的强化运动以外，她把三餐改为两餐，并且只吃菜不吃主食，据说这是时尚达人最流行的减肥方法。结果一段时间以后，体重是下去了，但皮肤变得暗淡无光，气色也很差。如此憔悴的小于让杂志编辑和摄影师都大发脾气。

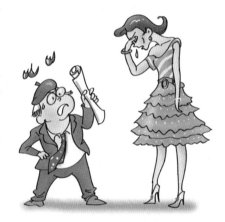

小于为了保持身材盲目节食，而且不吃主食，皮肤变得暗淡无光，气色也变得很差，让老板大发脾气。其实，这样对她的身体也很不好

　　小于可不是特例，现在因为减肥而不吃主食的人不知有多少。实际上这种方法对健康的伤害是相当大的，最后带给我们的也不是美丽。为什么不吃主食的时髦赶不得？让我们首先从迎粮穴说起。

　　鼻子旁边有两个穴位，叫作迎香穴；而在嘴巴两旁，也有两个穴位，叫作迎粮穴。现在，有很多素食主义者觉得，吃素就是吃蔬菜。还有些人认为菜是好东西，比饭好吃也比饭有营养，所以"少吃饭，多吃菜"的饮食观念也风行起来了。

　　我们知道，蔬菜要做得可口，需要放入大量的油。现在，这早就已经不是什么问题了，但过去的时候，人们缺衣少食，能吃饱就已经是最大的幸福了，要吃点有油水的东西可不是

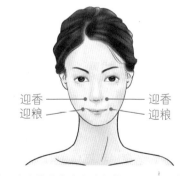

迎香　　　　　　　　　　迎香
迎粮　　　　　　　　　　迎粮

从四个穴位的名字上我们就可以看出，鼻子是用来闻香味的，而嘴巴是用来吃东西的

件容易的事情。所以，那时候，蔬菜的制作一般都是用水煮，只是加点盐，根本谈不上可口。而土豆、地瓜等种子类的食物，不需要加油，煮熟后就香喷喷的，很容易引起人的食欲，还容易饱腹。所以几千年来，我们的祖辈们都是将种子类的食物作为口粮的，蔬菜只是起辅助作用的。

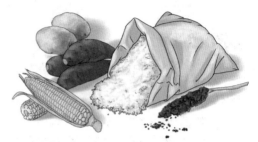

人要多吃大米、玉米、高粱、地瓜、土豆等主食

虽然饮食如此简单，但是那时候，人们体质还是相当不错，很少生病。现在那些以蔬菜摄入为主的素食者，动不动就上火、生病，体质弱得似乎一阵风就能吹倒。前面我们也提到主食的摄取量长期不足，对身体健康极为不利。

肥胖的根本原因在于摄取热量过多而消耗过少造成热量在体内的过度蓄积，而产生热量最多的营养成分是脂肪，所以胖人往往在食量过大、吃肉过多而运动过少的人群中产生。单从饮食上讲，米、面等主食中含有的脂肪成分并不算多，而副食中的油和

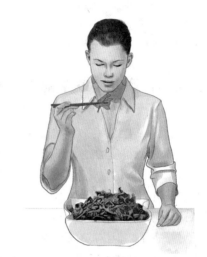

有的人为了减肥，就尽量少吃主食多吃菜，甚至一点主食都不吃，其实这也是不可取的

肉类中则比较多。多吃蔬菜不是坏事，但大部分蔬菜要用油烹调才可口，这样不仅容易造成热量蓄积，达不到减肥的目的，而且吃下去容易得病。

按照中国人的体质状况，一个成人每天应当至少吃 300 克米饭，如果长期只吃高蛋白、高脂肪、低纤维的菜，极容易得高血压、心血管病和肥胖病。即便没有，亚健康也会悄悄袭向你的身体。所以，我们一定要抛弃"少吃饭，多吃菜"的观点，把主食与副食科学合理地搭配起来。

管不住自己的嘴，你就会越来越胖

每当走在街上，我们都会无意中发现，现在的胖人真是越来越多了。特别是那些处于中年的男人女人们，很多都是大腹便便、满身赘肉的。肥胖不仅使我们看上去不那么美观，对我们的身体也是非常不利的。

为什么会出现这么多的肥胖的人呢？这难道只是因为生活水平提高了吗？其实，肥胖的最大原因就是管不住自己的嘴，吃了不该吃的，吃的时间不对，吃得太多……这些不健康的膳食习惯都会让你越来越胖。

不健康的膳食习惯

1. 三餐不正常，有一顿无一顿的

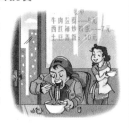

早晨赖床，11 点钟才吃早餐，到了中午当然不饿，两三点再吃吧，或者一直到晚上才吃一天中的第二顿饭，晚上夜生活丰富，又狂吃夜宵

对策：调整作息习惯，早睡早起，三餐规律进食，睡前 3 个小时不要吃东西，实在饿时可以吃个苹果或喝杯牛奶充饥

2. 总是习惯在外面就餐

一天三顿都要在外面吃，实在不愿出去的时候就叫外卖

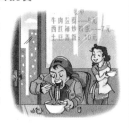

对策：想想餐厅里的卫生状况，自己学做几个饭菜，享受下制作美食的过程也不失为一种生活情趣啊

3. 偏爱垃圾食物

明明知道鸡排、薯片、汉堡是垃圾食物，但就是喜欢吃

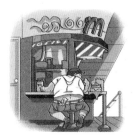

对策：想象常吃这些高热量、营养价值低的食物，会变得像发福的面包一样可怕

4. 剩下食物都吃到肚子里吧

虽然已经吃得很饱了，但是剩下倒掉总是觉得过于浪费，还是勉强吃都吃到肚子里吧

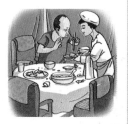

对策：大家都知道吃七八分饱对身体是最好的，所以就算是饭菜都剩下了，也不要把它们硬塞到肚子里去

5. 看到别人吃就会想吃

看到别人吃东西，就算不饿，也会想吃

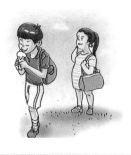

对策：嘴馋绝对是破坏身材的最大杀手，实在想吃东西的时候就吃点水果，或者是高纤苏打饼干吧，千万不要吃容易让人发胖的食品

6. 做什么事都要边吃边做

不论何时何地做什么，总觉得手上一定要拿点东西吃心里才会踏实

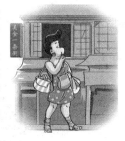

对策：培养专心做事的习惯，给自己设定一个目标，想着赶快完成手边的事就犒劳自己一下，这样时间不知不觉就会过去了，想吃东西的感觉也就不那么强烈了

7. 不爱喝水，渴了就想喝饮料

觉得白开水难以下咽，渴了就想喝饮料，吃饭的时候也要旁边放一瓶饮料才能吃得有滋味

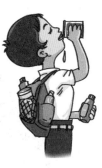

对策：随身带一瓶水，慢慢培养自己喝水的习惯。实在想喝饮料的话，就以无糖绿茶、乌龙茶等来取代

当然，减肥是一个很慢的一个过程。这就需要我们养成长久的健康的饮食习惯了。应该多吃些热量少的水果和蔬菜，如紫菜、芝麻、香蕉、苹果、菠菜、西芹、花生、番茄等。面包也可以对控制体重起到一定作用，但不能一次吃太多。

第3节

熟知膳食宝塔，做个营养健康人

构建健康饮食金字塔

健康饮食金字塔是新的健康饮示指南，也是一种新的饮食模式，在预防心血管疾病、矮小症等疾病上具有重要的指导意义。

依健康饮食金字塔来合理搭配饮食，加上保持理想体重和每日做适量运动，便能有效减少患慢性疾病的机会。

饮食之道，最重要的是均衡和分量恰当。因为每样食物所含的营养各有不同，依从健康饮食金字塔进食各种食物，便可以吸收不同的营养，满足身体的需要。

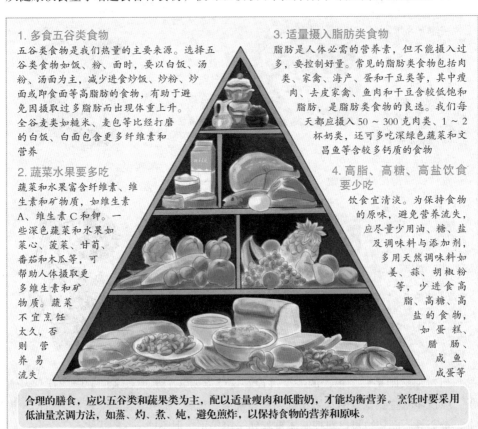

1. 多食五谷类食物
五谷类食物是我们热量的主要来源。选择五谷类食物如饭、粉、面时，要以白饭、汤粉、汤面为主，减少进食炒饭、炒粉、炒面或即食面等高脂肪的食物，有助于避免因摄取过多脂肪而出现体重上升。全谷麦类如糙米、麦包等比经打磨的白饭、白面包含更多纤维素和营养

2. 蔬菜水果要多吃
蔬菜和水果富含纤维素、维生素和矿物质，如维生素A、维生素C和钾。一些深色蔬菜和水果如菜心、菠菜、甘荀、番茄和木瓜等，可帮助人体摄取更多维生素和矿物质。蔬菜不宜烹饪太久，否则营养易流失

3. 适量摄入脂肪类食物
脂肪是人体必需的营养素，但不能摄入过多，要控制好量。常见的脂肪类食物包括肉类、家禽、海产、蛋和干豆类等，其中瘦肉、去皮家禽、鱼肉和干豆含较低饱和脂肪，是脂肪类食物的良选。我们每天都应摄入50～300克肉类、1～2杯奶类，还可多吃深绿色蔬菜和文昌鱼等含较多钙质的食物

4. 高脂、高糖、高盐饮食要少吃
饮食宜清淡。为保持食物的原味，避免营养流失，应尽量少用油、糖、盐及调味料与添加剂，多用天然调味料如姜、蒜、胡椒粉等，少进食高脂、高糖、高盐的食物，如蛋糕、腊肠、咸鱼、咸蛋等

合理的膳食，应以五谷类和蔬果类为主，配以适量瘦肉和低脂奶，才能均衡营养。烹饪时要采用低油量烹调方法，如蒸、灼、煮、炖，避免煎炸，以保持食物的营养和原味。

你吃对"维生素"了吗

维生素家族永远对追求健康的人敞开大门。尽情地融入它们，和每种维生素交朋友，相信它们能给你带来健康和美丽。

维生素A，呵护你的眼睛	
作用	具有抗氧化、防衰老和保护心脑血管的作用，还可以保持视力正常，预防夜盲症和眼干燥症
摄入不足的坏处	皮肤干燥、有呼吸道感染迹象，或眼睛干涩、畏光、多泪、视物模糊等
维生素A含量丰富的食物	动物肝脏、鱼肝油、奶制品、蛋、鱼卵、胡萝卜、菠菜、豌豆苗、青椒、红薯等

经常在电脑前工作的人或经常开车的人应适量多服用维生素A；服用长效避孕药的女性应减少摄入维生素A；维生素A在体内不易排出，过量服用容易导致积聚，引起维生素A中毒

维生素C，美丽健康之源	
作用	促进伤口愈合，抗疲劳并提高抵抗力
摄入不足的坏处	牙龈紫肿而且容易出血，皮肤易出血，伤口不易愈合；不能适应外界环境变化，容易感冒
维生素C含量丰富的食物	新鲜蔬菜如青菜、韭菜、菠菜、辣椒等，新鲜水果如橙子、红枣、山楂、猕猴桃等

人工合成的维生素补充剂，效果不如从天然食物中摄取的维生素C好

维生素D，身体骨质保卫者	
作用	调节人体内的钙平衡，促进钙和磷的吸收代谢，保持骨骼健康
摄入不足的坏处	多汗、儿童软骨症、成人骨质软化症
维生素D含量丰富的食物	鱼肝油，含油脂的鱼类如三文鱼、沙丁鱼等，以及全脂牛奶、人造奶油、蛋等

日光浴是促进维生素D在体内合成的重要途径，在日常膳食条件下，只要经常接触阳光，一般不会产生维生素D缺乏症

维生素E，留住美丽青春	
作用	抗氧化作用，延缓衰老，保护心脑血管
摄入不足的坏处	四肢乏力、易出汗、皮肤干燥、头发分叉、痛经
维生素E含量丰富的食物	食用油如麦胚油、玉米油、花生油、芝麻油、豆类、粗粮等

服用避孕药的妇女和怀孕、哺乳、更年期的妇女应适当增加维生素E的摄取

维生素B，给你健康奇效		
维生素B₁	作用	参与神经传导、热量代谢，可提高机体活力
	摄入不足的坏处	长时间消化不良、手脚发麻、多发性神经炎和脚气病等
	含量丰富的食物	粗粮、杂粮、谷物、坚果和豆类以及瘦肉和动物内脏
尽管谷物里含有大量的维生素B₁，维生素B₁主要还是存在于胚芽、米糠和麸皮中，精细加工容易被破坏，所以要多吃粗粮		
维生素B₂	作用	参与体内许多代谢和热量产生过程，对保护皮肤黏膜、肌肉和神经系统的功能有重要作用
	摄入不足的坏处	口臭、头痛、精神倦怠、皮肤和头发出油、头皮屑增加
	含量丰富的食物	肉、蛋、奶、鱼类等
维生素B₂的天敌是紫外线、水、碱性物质、磺胺类药物和酒精。服用避孕药的女性应大量补充维生素B₂，长期精神紧张、压力大的人，应当增加用量		
维生素B₃	作用	维持免疫功能，防止器官衰老
	摄入不足的坏处	肌肉痉挛，外伤不易愈合，孕妇出现过度的恶心、呕吐
	含量丰富的食物	动物类食物如牛肉、鸡肉、鱼肉和动物内脏等，全谷物食物如燕麦、小麦麸、麦芽等，豆类如豌豆、大豆等，坚果类如花生、胡桃等
服用抗结核药物、雌激素避孕药的人，长期在高温环境中工作的人应该增加维生素B₃的摄入量		
维生素B₁₂	作用	防止贫血，提高血液携氧能力，增强记忆力
	摄入不足的坏处	皮肤苍白、贫血、毛发稀少、食欲不振、呕吐、腹泻
	含量丰富的食物	动物类食物
只有动物类食物含有维生素B₁₂，所以纯素食者最容易缺乏维生素B₁₂		
叶酸	作用	缓解压力和贫血，预防贫血、口腔溃疡
	摄入不足的坏处	贫血、口疮、身体虚弱、乏力、失眠、健忘、躁动不安
	含量丰富的食物	食物中都广泛含有叶酸
叶酸对于预防人体血管硬化有非常重要的作用，妊娠、哺乳期应增加对叶酸的摄入。叶酸与维生素C同服，会抑制叶酸在胃肠中的吸收		

补好矿物质，生命健康无忧

矿物质是构成人体组织和维持正常生理功能所必需的各种元素的总称，是人体必需的七大营养素之一。虽然在人体内的总量不及体重的5%，也不能提供热量，但在人体组织的生理作用中发挥着重要的功能，是构成机体组织的重要原料。

在人体的新陈代谢过程中，每天都有一定数量的矿物质通过粪便、尿液、汗液等途径排出体外，因此必须通过饮食予以补充。但是由于某些微量元素在体内的生理作用剂量与中毒剂量极其接近，过量摄入它们不但无益，反而有害。矿物质的功效很多，不同的矿物质能带给你不同的呵护，让你轻松惬意地享受健康。

1

钙元素，给你健康骨骼

钙对骨骼的生长发育意义重大。孕妇缺钙，可使胎儿骨骼畸形；婴儿缺钙，易患佝偻病；儿童缺钙，影响骨骼的发育。中年女性容易缺乏钙质，进而发生骨质疏松，出现腰、背、腿痛或肌肉痉挛等症状

存在于骨骼和牙齿中的钙，使机体具有坚硬的结构支架；钙还是多种酶的激活剂，并能调控人体的激素水平；钙对保持细胞膜的完整性、肌肉的兴奋及细胞的多种功能均有极为重要的作用；钙和磷都是构成牙齿的主要原料，牙齿会因缺钙变得疏松，容易被口腔中的细菌腐蚀而生成龋齿

长期缺钙会造成人体钙代谢紊乱，引发甲状旁腺功能亢进。中年女性的许多不适症，诸如骨质疏松、食欲不振、情感淡漠、心律失常、记忆力衰退、手足麻木、肌肉痉挛、多汗多尿、易疲劳、抽搐、瘙痒等，大多与长期钙供应不足有关

补钙不一定非要吃药，可以多喝些骨头汤、牛奶、豆浆，多吃些豆腐、豆制品、虾皮等含钙丰富的食物。绿色蔬菜如油菜、香菜、空心菜、芹菜、香椿、黑木耳的含钙量也很高，而且吸收与利用率也高，胆固醇含量也较少，多吃绿色蔬菜，同样能够补充钙质

2

铁元素，注入新鲜血液

铁以两种不同的形式存在于我们的机体中：一种是"血红素"铁，是血红蛋白的基本组成成分；一种是所谓的"非血红素"铁，储存于体内。铁与蛋白质结合，构成血红蛋白和肌红蛋白，维持机体的正常生长发育；参与体内氧气和二氧化碳的运转、交换和组织呼吸过程，是体内许多重要酶系的组成成分

铁缺乏可引起缺铁性贫血，使人体质虚弱，皮肤苍白，易疲劳，头晕，对寒冷过敏，气促，甲状腺功能减退。对女性而言，由于月经的原因，铁的损失要比男性多，因此女性更易贫血，膳食中要注意补充富含铁的食物。但要注意，摄入过量的铁将产生慢性或急性铁中毒

成年女子每日铁供给推荐量为18毫克。膳食中铁的良好来源主要有：肝脏、牛肾、甘蔗、鱼子酱、鸡内脏、可可粉、鱼类、马铃薯、精白米、黄豆、菠菜、莴苣、韭菜、糙米、大米、小米、麦麸、芝麻、海带、腰子、杏仁等

3

锌元素，绽放生命之花

锌元素在人体中承担着重要的生理功能，是人体不可缺少的微量元素，对儿童的生长发育起着重要的促进作用。成人每天只需要13～15毫克的锌，但缺少了它，就会出现食欲减退、皮肤粗糙、发育迟缓，以及贫血等，长期缺锌还会造成性功能减退甚至不育

锌的主要生理功能包括参与蛋白质、碳水化合物、脂类、核酸的代谢，参与基因表达，维持细胞膜结构的完整性，促进机体的生长发育和组织再生，保护皮肤和骨骼的正常功能，促进智力发育，改善正常的味觉敏感性。缺锌最常见的病因是膳食不平衡

锌主要通过饮食补充。食物中含锌量多的有牡蛎、麦芽，其次是瘦肉、鲜虾、鱼类、牛奶、核桃、花生、大豆、芝麻、紫菜、动物肝脏等

4

钾元素，保护你的心脏

钾是第19号元素，在人生命活动中的重要性是不可忽视的。钾对人体的贡献，主要是帮助肌肉和心脏保持正常功能。血钾过高或过低都会引起肌肉和心脏功能异常，严重者甚至危及生命

钾是人体生长和发育所必需的元素，维持着细胞内液的渗透压。钾和细胞外液钠合作，维持神经肌肉的应激性和正常功能，并维持细胞与体液间水分的平衡，使体内保持适当的酸碱度

钾是细胞内酶、蛋白质代谢必不可少的成分，并参与了多种酶的功能活动。钾能有效利用蛋白质修复破坏的组织，还能刺激中枢神经发出肌肉收缩所需的神经冲动，通过肾脏清除潜在的有害废物，帮助细胞代谢。细胞内钾的缺乏，将直接影响细胞的正常代谢，长期缺钾则会引起细胞变性、萎缩

靠不吃主食减肥的人，失去的不仅是体重，体内的钾含量也会下降，这会造成体力减弱、反应迟钝。大量饮用咖啡、酒或爱吃甜食的人容易疲劳，其实是缺钾造成的，所以这样的人应该补充钾

钾广泛分布于食物中。肉类、家禽、鱼类、各种水果和蔬菜都是钾的良好来源。含钾比较丰富的食物主要有：脱水水果、糖浆、马铃薯粉、米糠、海草、大豆粉、香料、向日葵子、麦麸和牛肉等

5

铜元素，铁的最佳搭档

铜是人体内30余种酶的活性成分，是血浆铜蓝蛋白的重要组成部分，还是保持循环完整性的重要元素。铜和铁一起参与造血过程，如果缺铜，人就会贫血

铜还影响铁的代谢，缺铜使肠减少对铁的吸收，使肝、脾内的"铁库"储存的铁量减少，血清铁含量降低。含铜的超氧化物歧化酶对机体有解毒作用，对人体抗衰老、防止皮肤老化等也有重要作用

铜广泛分布于食物之中，主要食物来源有：豆类、全麦、动物内脏、虾、杏仁、梨、甜菜、大蒜、蘑菇、坚果、燕麦、橘子、核桃、小萝卜、葡萄干、大豆、海鲜和绿叶蔬菜

6

铬元素，调节体内血糖

铬是第24号元素，因以多种不同颜色的化合物形式存在，被称为"多彩的元素"。铬的浓度随年龄增长而减少，随着体内铬的减少，衰老也逐渐发生。铬是胰岛素参与糖代谢过程的重要元素，又是体内葡萄糖耐量因子的重要组成部分，缺铬可引起糖代谢紊乱而发生糖尿病。铬对蛋白质代谢也有影响

铬的最好来源是肉类，尤其是肝脏和其他内脏。啤酒酵母、未加工的谷物、麸糠、坚果类、乳酪也能提供较多的铬；软体动物、海藻、红糖、粗砂糖中的铬的含量高于白糖；家禽、鱼类和精制的谷类食物含有很少的铬。长期食用精制食品和大量的精糖，可促进体内铬的排出，因而会造成铬的缺乏

7

钼元素，让你精气十足

钼在人体中的总含量为5～9毫克，虽然很少，但对人体的影响是很大的。钼不仅与头发的颜色有关，还与我们的精神状态有关。有它，可感到精力充沛、神气十足；无它，会感到疲惫不堪

钼还是醛氧化酶的组分，参与醛类的新陈代谢，可解除某些醛类物质对人体的毒害。钼对维持心肌热量代谢也有重要作用，是心肌中某些酶的组分，并且是维持动脉壁弹性的必要元素之一。钼对抗体的免疫力有影响，还能调节甲状腺的功能

8

碘元素，促进身体发育

人体内的碘总量为 20～50 毫克，对身体和智力发育的发展至关重要。它是维持人体代谢功能的甲状腺素的重要组成部分。碘缺乏的典型特征是甲状腺肿大、头发变脆、肥胖和胆固醇增高、甲状腺功能减退

缺碘的孕妇所生的孩子可能患有呆小症，这是一种以甲状腺功能低下、甲状腺肿大、智力生长发育迟缓为特征的疾病。成人轻度缺碘将出现疲劳、肌无力、黏液分泌过多等症状

正常人对碘的摄取主要是从食物、饮水和食盐中获得。芦笋、大蒜、蘑菇、海盐、芝麻、大豆、南瓜、萝卜、菠菜等含有丰富的碘

9

硒元素，防癌自有高招

硒是抗氧化剂谷胱甘肽过氧化物酶的催化剂。该酶能抵抗细胞膜上脂质的过氧化作用，防止自由基和过氧化物的过量生成和积累。自由基会促使机体老化，形成不能被细胞代谢的脂褐素

硒的生理功能主要有：参与免疫功能的维持，保护细胞膜和细胞；促进机体的生长和繁殖；保护心血管和心肌的健康；降低心血管病的发病率，使心绞痛减轻或消失；提高工作效率

10

磷元素，运转生命活动的齿轮

磷是人体遗传物质核酸的重要组分，也是人类热量转换的关键物质三磷腺苷（ATP）的重要成分，还是多种酶及生物膜磷脂的组分，是构成骨骼、牙齿的重要成分，可谓是运转人体生命活动的齿轮

磷是人体所有细胞中的核糖核酸、脱氧核糖核酸的构成元素，是生物体所有细胞的必需元素，在生物体的遗传代谢、生长发育、热量供应，以及维持细胞膜的完整性、发挥细胞功能等方面都是不可缺少的

磷广泛分布于动植物性食物当中，芦笋、啤酒酵母、玉米、乳制品、蛋、鱼、干果、大蒜、豆类、坚果、芝麻、向日葵、南瓜子、肉类、禽类、糙米等都是富含磷的食物

11

氟元素，牙齿的保护伞

许多人都知道氟是人体必不可少的微量元素，而且人体所需的氟，主要来源于饮水。氟是一种必需但敏感的元素，多了少了都会致病。缺氟可以引起龋齿。现在龋齿发病率越来越高，不仅在儿童中普遍存在，成年人中也屡见不鲜，被世界卫生组织列为了当今世界除心脑血管病和肿瘤之后的第三种最重要的疾病

饮用水加氟的成本低，效率高，效果好。食用或饮用含氟的食物或饮料，也是弥补人体缺氟的一项措施。食品中，鱼类、各种软体动物和蔬菜含氟比较丰富，饮料、葡萄酒、茶叶中含氟量也较大

膳食纤维：人体的"清道夫"

膳食纤维是人体的消化酶在消化食物时，难以消化的食物组成部分的总体，简单地说，就是植物的细胞壁，其中包括纤维素、木质素、戊糖、果胶等。谷皮、麸皮、蔬菜和水果的根、茎、叶主要就是由纤维素组成的，因此这些食物为膳食

纤维的主要来源。

纤维素虽然不能被人体吸收，但具有良好的清理肠道的作用，被人们称为"肠道清道夫"，并因此成为了营养学家推荐的六大营养素之一，是有利于人体健康的物质。

食物纤维素包括粗纤维、半粗纤维和木质素。食物纤维素是一种不会被消化吸收的物质，过去认为是"废物"，现在认为它在保障人类健康、延长生命方面有着重要作用。

膳食纤维对人体的作用	
1	有助于肠内大肠杆菌合成多种维生素
2	纤维素比重小、体积大，在胃肠中占据空间较大，使人有饱腹感，利于减肥
3	纤维素体积大，进食后可刺激胃肠道，使消化液分泌增多，胃肠道蠕动增强，可防治糖尿病和便秘
4	高纤维饮食可通过胃排空延缓、肠运转时间改变、可溶性纤维在肠内形成凝胶等作用而使糖的吸收减慢，亦可通过减少肠激素如抑胃肽或胰升糖素的分泌，减少对胰岛B细胞的刺激，减少胰岛素释放与增高周围胰岛素受体敏感性，使葡萄糖代谢增快
5	糖尿病患者进食高纤维素饮食，不仅可改善高血糖，减少胰岛素和口服降糖药物的应用剂量，还有利于减肥，并可防治便秘、痔疮等疾病
纤维素的主要生理作用是吸附大量水分，增加粪便量，促进肠蠕动，加快粪便的排泄，使致癌物质在肠道内的停留时间缩短，对肠道的不良刺激减少，从而预防肠癌	

生命的标志——蛋白质

蛋白质是一种高分子化合物，是人体的主要组成物质之一，是生命活动的物质基础。没有蛋白质就没有生命。蛋白质在体内参与组成各种组织和器官，并参与构成多种重要的生理活性物质，如催化生物化学反应的酶、调节代谢平衡的激素等。所有蛋白质都由20种氨基酸组成。人体内的各种蛋白质因氨基酸组成的数量和排列顺序不同而不同，结构、功能也因此千差万别，形成了生命的多样性和复杂性。

日常生活中富含蛋白质的食物主要有：

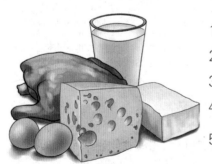

1　牲畜的奶，如牛奶、羊奶、马奶等

2　畜肉，如牛、羊、猪、狗肉等

3　禽肉，如鸡、鸭、鹅、鹌鹑、鸵鸟等

4　蛋类，如鸡蛋、鸭蛋、鹌鹑蛋等及鱼、虾、蟹等

5　大豆类，包括黄豆、大青豆和黑豆等，其中黄豆的营养价值最高，是婴幼儿食品中优质的蛋白质来源

此外，芝麻、瓜子、核桃、杏仁、松子等干果类的蛋白质的含量均较高。

人体最耐用的能源——脂肪

脂肪是人体必需的三大营养素之一，包括脂和油。常温下呈固态者称脂，呈液态者称油。脂肪对人体有很多作用：它是人体的浓缩能源，是食物中产生热量最高的一种营养素；它可以为我们提供身体必需的脂肪酸；它是某些维生素借以被人体吸收的载体；脂肪还能维持人体体温；此外，脂肪还能增加食品风味，增强饱腹感。

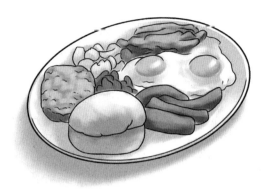

脂肪是食物中的一个基本构成部分，包括各种动物性油脂和植物性油脂，在坚果和油炸食品中含量较大

植物性油脂指花生油、豆油、芝麻油、向日葵油以及谷类的油等。它们含有丰富的不饱和脂肪酸。亚油酸、亚麻酸在豆油和紫苏子油中较多。动物脂肪包括动物的体脂、奶脂和禽肉类的脂肪，含饱和脂肪酸和单不饱和脂肪酸较多，而多不饱和脂肪酸则较少。含磷脂较多的食物有蛋黄、肝脏、大豆、麦胚和花生等；含胆固醇丰富的食物有动物脑、肝、肾等内脏和蛋类，肉类和奶类也含有一定量的胆固醇。

人体热量最主要的来源——碳水化合物

碳水化合物亦称糖类化合物，是人体热量最主要的来源，供给人体所需热量的70%左右。它由碳、氢、氧三种元素组成，所含氢氧的比例为2：1，和水中所含氢氧的比例一样，故称碳水化合物。碳水化合物是人体正常生理活动、生长发育和体力活动的主要热量来源，尤其是神经系统、心脏的主要能源以及肌肉活动的燃料。

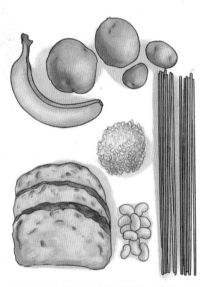

糖是构成人体组织的重要成分，血液中的葡萄糖（血糖）、乳汁中的乳糖与其他物质结合而成的核糖蛋白、糖脂素等都是构成细胞和组织、调节生理功能必需的物质。足够的碳水化合物供给可节约蛋白质消耗、减少脂肪过度分解中不完全代谢产物酮体的积蓄，还有保肝解毒作用。

一般说来，对碳水化合物没有特定的饮食要求。主要是应该从碳水化合物中获得比例合理的热量摄入。另外，每天应至少摄入 50 ~ 100 克可消化的碳水化合物以预防碳水化合物缺乏症。

碳水化合物的主要食物来源有：蔗糖、谷物（如水稻、小麦、玉米、大麦、燕麦、高粱）、水果类食物（如甘蔗、甜瓜、西瓜、香蕉、葡萄）、坚果、蔬菜（如胡萝卜、番薯）等

好水可提高你的生命质量

水，是生命的摇篮，和空气一样，是人类和一切动植物赖以生存的物质。一切生物都离不开水，水对人的健康起至关重要的作用。

水是维持人体的主要成分之一，约占体重的60%。人体器官、组织含水量一般都在70%以上，而血浆、脑脊液等则在90%以上，我们的骨头也含有16%～46%的水分。人体每时每刻不断地呼吸，从汗腺、尿或粪中排出水分，一般说来，人每天尿量约1500毫升，从肺排出水约400毫升，皮肤汗腺蒸发水分约600毫升，粪中水分约100毫升，共计2600毫升。如果没有水的补充，必将导致缺水。人体假如丧失了15%～20%的水，生命就处于危险之中，因为新陈代谢的全过程，几乎每一环节都需要水。一般来说，我们每天从食物中摄入的水约1600毫升，机体在代谢过程中还会产生内生水约400毫升，其余必须靠外界水的补充而获得，盛夏天热出汗，体内缺水更多，需要补充的水也就更多，因此多多饮水有益健康。

不仅人体的新陈代谢离不开水，在其他方面也是离不开水的。

水的作用

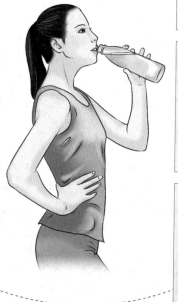

1. 调节体温
人的正常体温为37℃左右。这是水的功劳，没有水的调节是无法实现这种恒定的。人体的血液中80%是水。血液在全身循环流动，通过血液流动的量和快慢，使体温一直保持不变

2. 有利于稳定情绪
炎热的盛夏，人们情绪不稳定，易出现心烦意乱、失眠多梦等症状。心情烦躁、情绪不稳时，慢慢饮用少量的白开水，有一定安神镇静之效。睡眠前少量饮水，可以将你带入甜甜的梦乡

3. 有利于氧气供给
人体的胃肠道也能吸收氧气，而这些氧气是由饮食（主要是水携带的）。另外，夏日多饮水有益呼吸，适当饮水可使肺部组织保持湿润，肺叶伸缩自如，可顺利地吸进氧气，排出二氧化碳

4. 有利于降脂减肥
每日饮水8～12杯，能使肥胖者每周减肥0.5千克。冷开水易为组织所吸收，可消耗热量，还能令血管收缩，减慢脂肪的吸收。在节食减肥时，多饮水虽减重较慢，但所减脂肪较多，效果也较好

5. 水可以保护眼睛
当灼热物体接近眼睛或在阳光下劳作时，眼中的泪水可形成一层很薄的水蒸气，有阻止高温传导的作用；当切洋葱、大葱时，眼睛会受到刺激，因而流出泪来，对自身加以保护

6. 水是最好的美容液
平时喝足量的水，可使组织细胞体液充足，皮肤细嫩有光泽，并富有弹性，还可以减少皱纹，延缓皮肤衰老。皮肤里有了水，人体才会有健康的体形，否则肌肉会干瘦，失去光泽和弹性

水除了有上面这些重要的功能外，还有许多特殊功能：有利于排出结石，有利于预防中风，有助于减少心脑血管疾病的发生，等等。

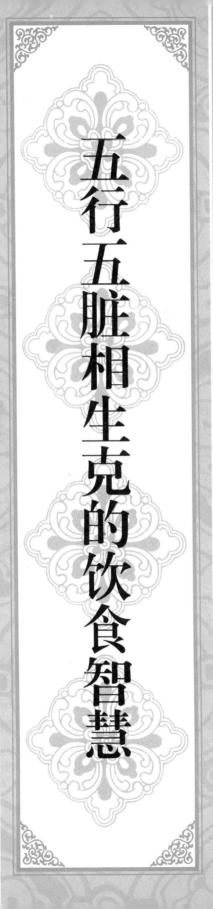

第二章

五行五脏相生克的饮食智慧

第1节

五行五脏相对应，和谐平衡才健康

五行相生相克，五脏自成一体

中医理论认为，人体各系统固有的功能活动处于一个动态平衡之中。在此平衡下，人体本身就存在着对外界环境的适应力、对损伤组织的修复力以及对各种疾病的抵抗和自愈能力。也就是说，人体本身就是一个最和谐的灵体，它不需要任何外在的东西，只依靠自身的能力就可以达到和谐。

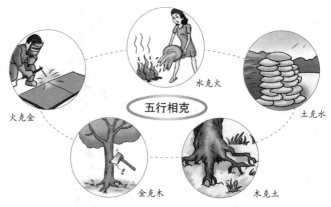

火克金　水克火　土克水　金克木　木克土　五行相克

那么，人体内部的这种和谐是靠什么来维持的呢？中医们把这一切归结为脏器之间存在着相生相

> 在五行学说中，存在着相生相克的关系，即：木生火，火生土，土生金，金生水，水生木，而木克土，土克水，水克火，火克金，金克木。传统中医理论正是根据五行学说来指导临床诊断和治疗的。如木克土，联系到五脏，肝属木，脾属土，那么肝就可以抑制脾，所以中医治疗脾脏方面的疾病往往是肝脾共治，这也是"扶土抑木"的原则。再比如，肝色属青，味属酸，如有面色发青、喜食酸味等症状，一般也可诊断为肝经受病

克的密切关系上。古代的中医学家将五行理论整理后，再依照各个脏器的特性对应到五行之中就得出了：心属火，肝属木，脾属土，肺属金，肾属水。

五行关系讲究的是平衡，如果五脏中的任何一个脏器的能力较其他脏器强或弱，就会破坏这种平衡。例如夏天天气炎热，自然容易产生心火太旺的症状，但是冬天肾气不足时，水克不住火，也会造成心火太旺的症状出现。所以，心火旺的人冬季就应该早睡晚起，做一些力所能及的运动，多晒太阳，以保养肾阳。

可见，五脏之间是相互滋生、相互制约的，它们共同维持整体的内环境稳定状态。脏腑功能正常协调，化生的精、气、血、津、液充足，脏腑形神得以充养，是身体健康的基本保障。五脏六腑间的协调，是通过相互依赖、相互制约、生克制化的关系来实现的。有生有制，就可以保持一种动态平衡，以保证生理活动顺利进行。

治未病：养护脏腑要遵照五行对应关系

《黄帝内经》有个最重要的医学理念："圣人不治已病治未病，不治已乱治未乱。"对这句话通常有两种解释：一是中医注重预防，在没生病前就要把致病因素弄清楚，从而将疾病消灭于未形成之前；另一种解释是，高明的中医不治已经生病的这个脏器，而是要治还没有生病的脏器。举个例子，如果得了肝病，就暂时把肝放在一边不治。首先我们要弄清楚肝病是由什么造成的。中医认

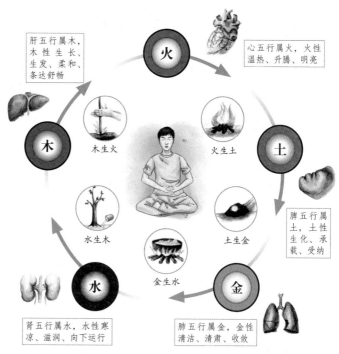

为水生木，水是肾，木是肝，肝病在很大程度上是由肾精不足造成的，所以我们要先把肾水固摄住，让肾精充足了，肝病自然就好了。还有一点就是木克土，如果患有肝病，可能还会伤及脾脏，因为脾是土。

中医认为，人是一个各部分相互联系的不可分割的整体。人身体的各器官以及意识状态都不是孤立的，而是相互联系在一起的，所以在治疗疾病方面也要有整体的观念，不能只见局部，不见整体。中国人有句俗语叫"头痛医头、脚痛医脚"，是来形容医术非常差的医生的。当患者出现疾病的症状时，医术高明的中医会仔细观察病人，利用医术和长期积累的经验，找出疾病的真正根源。

而在这一寻找根源的过程中，我们所根据的就是五脏六腑与五行之间的对应关系。比如我们刚才举的例子当中，肾属水，肝属木，根据水生木的原则，相对应地去处理肾脏与肝脏之间的关系，就可以算正确运用了"不治已病治未病"的中医理念。

脏腑气血的盛衰从根本上决定了人能否长寿

"福如东海长流水，寿比南山不老松"常常是人们相互之间最美好的祝愿。从古代帝王的长生不老之梦到现代人对健康的孜孜以求，长寿堪称一个比钻石更久远的话题。虽然如今我们知道了长生不老是不可能的，但"尽天年而去"还是我们一直追寻的目标。那么，是否长寿究竟是由什么来决定的呢？

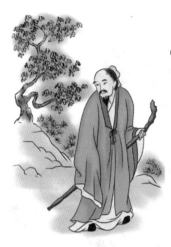
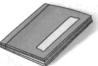
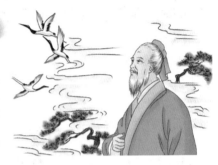

《黄帝内经》中有"寿夭论"："人之寿夭各不同，或夭或寿，寿者身心健康，年益寿延；夭者形神不保，病多寿折。"

五脏六腑的气血盛衰是决定人之寿夭的根本因素，人体衰老的进程与脏腑强弱状况直接相关。脏腑居于体内是看不见的，但脏腑的活动状况却可以通过外部形体的特征表现出来

　　《内经》就是通过观察人的面部特征来测知脏腑功能的强弱，从而判断人之寿夭的。《内经》认为长寿者的面部特征一般是"基墙高以方""三部三里起""骨高肉满"等。内为肾所主，肾为先天之本，肉为脾所主，脾为后天之本，肉丰骨高表明脏腑先天和后天的精气都比较旺盛，因而人能够长寿。古人在审美上以"方面大耳"为美，其实也是从健康的角度出发，认为面部丰满、五官端正证明此人的五脏六腑发育良好，生命力旺盛。

　　五脏六腑的气血状况既对人如此重要，那么它们的盛衰又是由什么决定的呢？中医认为其主要受到先天和后天两个因素的影响。

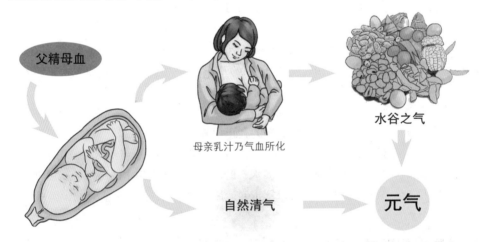

父精母血

母亲乳汁乃气血所化

水谷之气

自然清气

元气

人的先天禀赋直接影响脏腑的气血强弱。每个人均由父母之精阴阳交感结合而生，要受到父母的精气强弱的影响。而且，妊娠阶段是胎儿脏腑组织发育的时期，母体营养状况、情志状况、外感邪气等都可能通过气血影响胎儿

后天调养适度也能长寿。中医讲养生就是一种健康的生活习惯，衣食住行"法于阴阳，合于术数"，即"饮食有节，起居有常，不妄作劳"等等，顺应自然规律去养护脏腑，就能脏气安定，神气内守而不外泄，气血强盛，终尽天年

第2节

金生水，对应肺——肺主皮毛

肺为相傅之官，脏腑情况它全知道

肺在五脏六腑中的地位很高，《黄帝内经》中说："肺者，相傅之官，治节出焉。"也就是说，肺相当于一个王朝的宰相，一人之下，万人之上。宰相的职责是什么？他了解百官，协调百官，事无巨细都要管。肺是人体内的宰相，必须了解五脏六腑的情况，所以《黄帝内经》中有"肺朝百脉"，就是说全身各部的血脉都直接或间接地会聚于肺，然后敷布全身。所以，各脏腑的盛衰情况，必然在肺经上有所反应，中医通过观察肺经上的"寸口"就能了解全身的状况。寸口在两手桡骨内侧，是桡动脉的搏动处，手太阴肺经的经渠、太渊二穴就处在这个位置。中医号脉其实就是在观察肺经。

肺主要有三大功能，即主气、主肃降、主皮毛。

1. 主气

肺的第一大功能是主气，主全身之气。肺不仅是呼吸器官，还可以把呼吸之气转化为全身的一种正气、清气而输送到全身。《黄帝内经》提到"肺朝百脉，主治节"。百脉都朝向于肺，因为肺处于皇帝之下，万人之上，是通过气来调节治理全身的

2. 主肃降

肺的第二大功能是主肃降。肺居西边，就像秋天。秋风扫落叶，落叶簌簌而下。因此肺在人身当中，起到肃降的作用，即可以肃降人的气机。肺是肺循环的重要场所，它可以把人的气机肃降到全身，也可以把人体内的体液肃降和宣发到全身各处，肺气的肃降是跟它的宣发功能结合在一起的，所以它又能通调水道，起到肺循环的作用

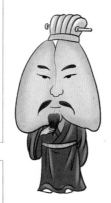

3. 主皮毛

肺的第三大功能是主皮毛。人全身表皮都有毛孔，毛孔又叫气门，是气出入的地方，都由肺直接来主管。呼吸主要通过鼻子进行，所以肺又开窍于鼻

肺是人体内的宰相，管理着人体的五脏六腑，五脏六腑的情况也能通过肺反映出来。肺还"朝百脉"，即汇聚全身血脉，然后敷布全身

肺的功能决定了它在身体中的地位是宰相，那么日常该如何养护我们的肺呢？

中医提出"笑能清肺"，笑能使胸廓扩张，肺活量增大，胸肌伸展，能宣发肺气，调节人体气机的升降，消除疲劳，驱除抑郁，解除胸闷，恢复体力，使肺气下降，与

肾气相通，并增强食欲。清晨锻炼，若能开怀大笑，可使肺吸入足量的大自然中的"清气"，呼出废气，加快血液循环，从而使心肺气血调和，保持人的情绪稳定。

要养护肺，应注重饮食，多吃蒜。中医认为大蒜味辛、性温，可健胃、杀菌、散寒，适合于肺病患者食用。

饮食养肺还应多吃玉米、黄豆、黑豆、冬瓜、番茄、藕、甘薯、猪皮、贝、梨等，但要按照个人体质、肠胃功能酌量选用。此外，养肺要少抽烟，注意作息，保持洁净的居室环境。

每天坚持跑步、散步、打太极拳、做健身操等运动，以增强体质，提高肺脏的抗病能力。同时，应注意保持周围空气的清新，因为肺的主要生理功能是进行体内外气体交换，吸清呼浊，即吸入氧气，呼出二氧化碳，保证机体对氧的需求，所以日常生活中肺的养生保健最重要的是周围空气的清新。不管是家里还是单位，多开窗通风，保持干净，不要让垃圾长时间在屋里滞留。

五味五色入五脏：肺喜白，耐辣

食物有五色五味之分。食物的味道与颜色不同，其作用也各有区别。

中医认为五脏各有所喜。《灵枢》有云："酸走筋，辛走气，苦走血，咸走骨，甘走肉。"又有："酸先走肝，苦先走心，甘先走脾，辛先走肺，咸先走骨。"中医认为，"酸、甜、苦、辣、咸"五味各不相同，均衡进食各种味道的食物对健康十分有利。

辣入肺。辣有发汗、理气之功效，人们常吃的葱、姜、蒜、辣椒、胡椒等食物所含的"辣素"既能保护血管，又可调理气血，疏通经络，经常食用可预防风寒感冒，例如葱、姜善散风寒、治感冒，胡椒能祛寒止痛，茴香能理气。但患有便秘、痔疮和神经衰弱者不宜常食辣味食物。辣类的食物是走气的。肺主气，如果肺出现了问题，就不能吃辣味食物。

下面为大家介绍两种食物中的养肺高手：

1. 秋梨枇杷膏，生津润肺好榜样

《本草纲目》谓枇杷"止渴下气，利肺气，止吐逆，主上焦热，润五脏"。枇杷含有苦杏仁苷，能够润肺止咳、祛痰，治疗各种咳嗽。此外，枇杷中所含有机酸，能刺激消化腺分泌，增进食欲，助消化，止渴解暑；枇杷果实及叶可抑制流感病毒，有助于预防感冒；枇杷叶可晾干制成茶叶，有泄热下气、和胃降逆之功效，为止呕之良品。脾虚泄泻者忌食枇杷，糖尿病患者也忌食。另外，枇杷仁有毒，禁食。

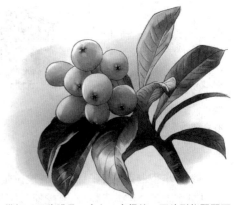

枇杷，又称腊兄、金丸、卢橘等，因外形似琵琶而得名

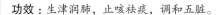

材料：雪梨 6 个，枇杷叶 5 片，蜜糖 5 汤匙，南杏 10 粒，蜜枣 2 粒，砂纸 1 张。

做法：先将 5 个雪梨切去 1/5 做盖，再把梨肉和梨心挖去；然后把枇杷叶、南杏和蜜枣洗净，放进梨内；再将余下的 1 个梨削皮、去心、切小块，将所有梨肉和蜜糖拌匀，分放入每个雪梨内，盖上雪梨盖，放在炖盅里，封上砂纸，以小火炖 2 小时即成。

功效：生津润肺，止咳祛痰，调和五脏。

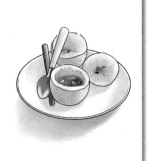

肺色是白色，属秋天。白色的食品有补肺的作用。白木耳、百合、莲子有温肺止咳、益气滋阴的功效。白色的牛奶、豆浆富含蛋白质和钙，是营养型食品，宜每天进食。大米和小麦是人类的主食，含淀粉和蛋白质，亦需每天食用。但冬瓜相比于南瓜，白木耳相比于黑木耳，白萝卜相比于胡萝卜，白薯相比于红薯，蛋清相比于蛋黄，则多少显示出白色食物在营养上略显单薄。因此，白色食物最好作为配料与其他有色食物搭配食用，以求取长补短。

2. 杏仁补肺、润肠又养颜

中国人称名中医为"杏林高手"，此语出于三国。当时名医董奉常为人免费治病，病人家里为酬谢他，就在其宅旁种杏树一株，数年后，蔚成杏林，号称"董仙杏林"。从此，杏林即成为中医界的誉称。

《本草纲目》记载，杏仁味苦，性温，有小毒，入肺、大肠经，有止咳定喘、生津止渴、润肠通便之功效。李时珍说："杏仁能散能降，故解肌、散风、降气、润燥、消积，治伤损药中用之。治疮杀虫，用其毒也。治风寒肺病药中，亦有连皮尖用者，取其发散也。"

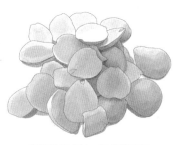

杏的种子杏仁，又名苦杏仁

古代医圣孙思邈，在《千金方》中建议老年人逢到寒来暑往的季节多吃杏仁。这个方子，对头晕者也有奇效。

杏仁分苦杏仁和甜杏仁两种，临床应用多以苦杏仁为主。苦杏仁能止咳平喘，润肠通便，可治疗肺病、咳嗽等疾病；甜杏仁和日常吃的干果大杏仁偏于滋润，有一定的补肺作用；杏仁还有美容功效，能促进皮肤微循环，起到润泽面容、减少面部皱纹形成和延缓皮肤衰老的作用。另外，用其制成粉霜乳膏涂于面部，可在皮肤表面形成一层皮脂膜，既能滋润皮肤，保持皮肤弹性，又能治疗色素痣等各种皮肤病。

我们平时如果偶感风寒，咳嗽不止，也可以试试喝杯杏仁茶或百合杏仁粥。

①杏仁茶

材料：甜杏仁、糯米面、白糖各适量。

做法：将甜杏仁磨细备用，锅中加清水适量煮沸后，放入甜杏仁及糯米面调匀，再下白糖，煮至熟即可服食。

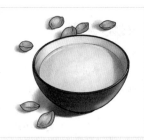

②百合杏仁粥

材料：新鲜百合球根100克，杏仁粉20克，米100克，白胡椒粉、盐适量。

做法：百合球根洗净，剥成小瓣，加在米中与适量的水熬煮成粥。起锅前，再加入杏仁粉及调味料，拌匀即可。

功效：百合可润肺，调经活血，润滑皮肤，杏仁可排毒。皮肤粗糙干皱的人多多食用，可使肌肤丰满、润泽、白皙。风寒咳嗽、聚痰、腹泻者忌食。

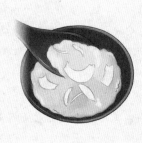

补肺要多吃蔬菜水果

现代都市人，经常会发现自己没做什么重体力活或者剧烈运动就气喘吁吁，还会偶尔咳嗽，这些小毛病都是肺的问题。平时养肺可多吃一些瓜类的蔬菜水果，也可吃一些核桃和蛤蚧类的食品。食补的话，可以吃一些枸杞、山药、桑葚、生薏仁等。

下面再给大家推荐几款养肺的食谱：

①南杏猪肺汤

材料：猪肺1只，杏仁（注意要选用南杏仁，不能用北杏仁）、调味料适量。

做法：把猪肺反复冲水洗净。将猪肺切成片状，用手挤，洗去猪肺气管中的泡沫。再将杏仁与猪肺一起放入瓦煲内加水煲煮，调味即可。

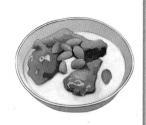

功效：南杏是杏树种子的一种，性味甘、平，无毒，含有苦杏仁苷、脂肪油、糖分、蛋白质、树脂、扁豆苷和杏仁油等，是滋养缓和性润肺止咳之物，因为含脂肪油较丰富（约50%以上），所以润之功较好。猪肺，性味甘、平，能治肺虚咳嗽、咯血，有补肺的功用。可用于一般人因秋冬气候干燥而出现的燥热咳嗽。秋冬时节，肺气不开，干咳无痰，大便燥结，喉咙干燥，此方对缓解这些症状有一定功效。

② 沙参玉竹老鸭汤

材料：老鸭1只（注意，一定要用老鸭），沙参、玉竹各30～50克，调味料适量。

做法：将老鸭去毛和内脏，洗净，和沙参、玉竹一起放入瓦锅内，文火煲1个小时以上，调味即可。

功效：沙参，一般指北沙参，性味甘、微寒，入肺、胃经。含生物碱、淀粉、沙参素等。能够滋阴清肺，养胃生津以及除虚热，治燥咳。玉竹，性味甘、微寒，入肺、胃经。玉竹质润多液，含铃兰苦苷、铃兰苷、山柰酚苷、槲皮醇苷、维生素A、淀粉和黏液质等。能养阴润燥，润肠通便。老鸭，性味甘、温，无毒，入脾、胃、肺、肾经，能滋阴补血。此汤能够治疗肺燥、干咳等症，对病后体虚、津亏肠燥等引起的便秘亦有效，还是一道非常具有滋补性的汤肴。

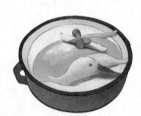

③ 莲子百合煲瘦肉

材料：猪瘦肉250克，莲子、百合各30克，调味料适量。

做法：将瘦肉洗净切片，同莲子、百合放入碗中，加适量水，隔水炖熟，调味即可。（特别注明：隔水炖的意思是给盛食物的碗等容器盖上盖子，在蒸锅里面蒸。）

功效：百合，味甘微苦，性平。入心、肺经。含秋水仙碱等多种生物碱和淀粉、蛋白质、脂肪、维生素等。具有润肺止咳、养阴清热、清心安神、益气调中等功效。莲子，《本草经》说它"主补中，养神益气力"。《本草纲目》还认为莲子有"交心肾，厚肠胃，固精气，强筋骨，补虚损，利耳目，除寒湿"的功能。中医学认为，猪的主要部分均有益效。猪瘦肉有丰富的动物性蛋白，与百合和莲子搭配协调，能产生更好的效果。莲子百合煲瘦肉其实是一个富于营养的搭配，除了润燥养肺之外，还可以治疗神经衰弱、心悸、失眠等，也可以用作病后体弱人群的滋养强壮之食补品，总之是一份常吃不坏的良菜。

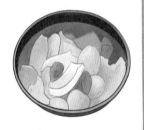

中医认为肺为娇贵的脏器，不耐寒热，最喜清气熏蒸，最恶燥气炎逼。而香烟为热毒燥邪，长期吸烟，最易伤肺，燥热侵袭肺脏，致肺气郁闭，火毒上熏，灼液成痰，最终会引起多种症状。

在这里，我们介绍两种食疗方法，以期通过"食疗"来预防烟源性疾病，减少吸烟的危害。

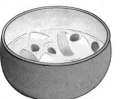

① 川贝雪梨猪肺汤

取猪肺 120 克，洗净切片，放开水中煮 5 分钟，再用冷水洗净。将川贝母 9 克洗净打碎；雪梨连皮洗净，去蒂和梨心，梨肉连皮切小块。各物料全部放入沸水锅内，文火煮 2 小时，调味后随量饮用。

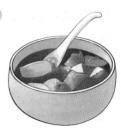

② 杏仁雪梨山药糊

取杏仁 10 克，雪梨 1 个，山药、淮山米粉、白糖适量。将杏仁用开水浸泡，去衣，洗净；雪梨去皮，洗净，取肉切粒。然后把杏仁、雪梨粒放搅拌机内，搅拌成泥状。用清水适量，把杏仁泥、梨泥、山药、淮山米粉、白糖调成糊状，倒入沸水锅内（沸水约 100 毫升），不断搅拌，煮熟即可。随量食用。

秋养肺，饮食应以"少辛增酸"为原则

秋季的三个月，是万物收获的季节。此时秋风劲急、秋高气爽，收敛过于生发，天气下降，地气内敛，外现清明，人们也应该早睡早起，收敛精神，使之不致外散，以缓和秋季肃杀的伤伐，使神气安定。这是秋季养生的法则，如果违背了这个法则，就会损伤五脏六腑，到了冬季便会出现顽固不化的泄泻，供给冬季收藏的就减少了。

那么，秋天我们应该如何"养肺"呢？

1. 要在饮食上进行调养

秋天秋高气爽，气候干燥，应防"秋燥"。秋季的膳食应贯彻"少辛增酸"原则，尽可能少食辛味之品，多食酸味果蔬。秋季易伤津液，故饮食还要以防燥护阴、滋阴润肺为基本准则，多食芝麻、核桃、糯米、蜂蜜、乳品等可以起到滋阴润肺、养血的作用。年老胃弱的人，可采用晨起食粥法以益胃生津。初秋，湿热交蒸，人体脾胃内虚，抵抗力下降，而气候渐冷，故又应适当多食些温食，少食寒凉之物。

2. 需要从生活习惯和精神上进行调养

早睡早起

秋季，自然界的阳气由疏泄趋向收敛、闭藏，在起居方面要合理安排睡眠时间，早卧早起。晚上 10 点就睡觉，11 点就能养肝胆之气，不然你的肝胆是养不起来的。嗜酒的男人一般肝胆都不好，再加上晚上睡觉晚，易导致肝病上身

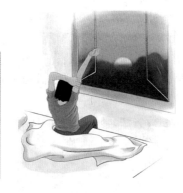

在这里要特别提醒老年朋友，随着年龄的增加，老年人的气血阴阳俱亏，会出现昼不精、夜不眠的少寐现象。古代养生专家说，老人宜"遇有睡意则就枕"，也就是说什么时候困了什么时候就睡，这是符合养生原则的

使志安宁

肾藏志，顺应了秋收之气，就能使肾经不妄动。所以，秋季人们的性生活要有所收敛。动物交媾都是春天和夏天最疯狂，秋天和冬天就非常少见，有些动物甚至干脆冬眠了

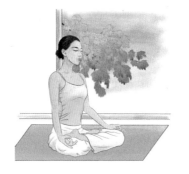

动物是最遵守自然法则的，要不是因为外来伤害送命的话，绝对是尽享天年的。而现在的人又怎么样呢？很多人从来不遵守自然之法则行事，所以耗损了身体的精气，从而导致了疾病的发生

内心宁静

秋季日照减少，花木开始凋谢，常使人产生凄凉、抑郁、烦躁等情绪变化。中医认为，"喜、怒、思、忧、恐"五志之中，肺在志为忧，忧的情绪很容易伤肺，因此秋季养肺就要注意精神情志方面的养生，培养乐观情绪，可以参加登山赏红叶等有意义的活动

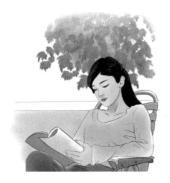

肺是秋季人体最脆弱的脏器。秋季燥邪入侵，最易伤肺。为保护肺气，此时建议"少言"。因为说话过多会伤气，其中最易受到伤害的是肺气和心气。秋季要多喝水、豆浆，多吃粥，还可适当多吃些萝卜、莲藕、荸荠、梨、蜂蜜等润肺生津、养阴清燥的食物。另外，中医认为"形寒饮冷则伤肺"，所以要戒冷饮

虫草鹅，颐养肺腑的宝物

鹅是食草动物，从生物学价值上来看，鹅肉是优质蛋白质食物，含有人体生长发育所必需的各种氨基酸，其组成接近人体所需氨基酸的比例。鹅肉中的脂肪含量较低，仅比鸡肉高一点，比其他肉要低得多。每 100 克鹅肉含蛋白质 108 毫克，钙 13 毫克，磷 37 毫克，热量 602 千焦，还含有钾、钠等十多种微量元素。

中医养生学主张"秋冬养阴"，鹅肉性味甘平、鲜嫩松软、清香不腻，秋冬吃鹅肉符合这样的养生观念。鹅肉具有养胃止渴、补气之功效，能解五脏之热。用鹅血、鹅胆、鹅肫等制成的鹅血片、鹅血清、胆红素、去氧鹅胆酸药品，可用于癌症、胆结石等疾病的治疗。

中医认为，"五脏六腑皆令人咳，非独肺也"。意思是说，咳嗽不仅是人体肺的病变，而且与人体的五脏六腑都有关，即心、肝、脾、肺、肾五脏功能失常，都能引起咳嗽。《随息居饮食谱》记载，鹅肉补虚益气，暖胃生津，尤适宜于气津不足之人，凡时常

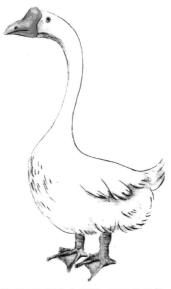

鹅肉不仅脂肪含量低，而且品质好，不饱和脂肪酸的含量高达 66.3%，亚麻酸含量高达 4%，均超过其他肉类，对人体健康有利；鹅肉脂肪的熔点亦很低，质地柔软，容易被人体消化吸收

口渴、气短、乏力、食欲不振者，可常食鹅肉。此外，用鹅肉炖萝卜还可大利肺气，有助于止咳、化痰、平喘。有的人秋冬容易感冒，经常吃一点鹅肉，对治疗感冒和急慢性气管炎有良效。

《本草纲目》中记载："鹅肉利五脏，解五脏热，止消渴。"正因为鹅肉能补益五脏，常食鹅肉汤，对于老年糖尿病患者还有控制病情发展和补充营养的作用，因为据中医理论，糖尿病是中焦火旺所致。综上观之，鹅肉蛋白质含量高，富含"好脂肪"，营养也更均衡，因此和鸡鸭比起来"占了上风"。

下面就给大家介绍几款虫草鹅的做法：

① 黄芪山药鹅肉煲

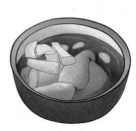

材料：鹅700克，黄芪30克，党参15克，山药30克，枣（干）10克。

做法：将鹅宰杀，去毛及内脏，洗净；黄芪、党参、山药、红枣洗净，塞入鹅肚内，用线缝合，放入砂锅中，加清水适量，用旺火煮沸；转小火慢炖至鹅肉熟烂，加精盐调味，去掉鹅肚内的药材即可。

② 特色炆鹅：热气腾腾浓香溢

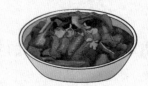

顺德人喜欢在秋冬季节吃鹅，营养又滋补；而炆鹅又是各种鹅肉做法中最吸引人的。特制的铁锅内，用酱料腌过的鹅肉与姜、蒜、烧肉同炆，锅内热气腾腾，整个房间浓香四溢，这就是顺德有名的特色农家炆鹅。

> 特色炆鹅选用五六斤重的黑鬃鹅，不能过大，不然肉质过肥。宰杀后切块，用特制的酱料将肉块腌好，焖成五六分熟，然后装入炆锅，加入姜、蒜、烧肉和汁料，用电炉炆15分钟左右就能吃了。炆锅内热汁滚滚，夹起一块鹅肉，蘸点腐乳等调料，入口浓香。腌制鹅肉时已经把一些皮下脂肪去除了，吃起来不会觉得肥腻。

③ 鹅肉炖宽粉

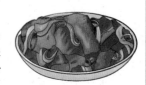

材料：鹅肉500克，宽粉条250克，酱油20克，盐10克，大葱25克，姜25克，味精3克，料酒6克，八角2克，花椒2克，香油30克，植物油50克。

做法：将带骨鹅肉剁成块，放入沸水锅中焯透，捞出备用；宽粉条切成段；在锅内放入植物油烧热，放入鹅肉块煸炒，见鹅肉紧缩，边缘似有离骨时放葱段、姜片炒出香味；添入高汤1000克，加入宽粉条，再加酱油、香油、料酒、味精、精盐、八角、花椒，盖上锅盖，用大火烧开；用小火保持沸腾状，大约10分钟，然后停火焖锅。

黛蛤散，小方轻松为你镇咳

平时，我们会觉得喉咙不舒服，咳嗽两声，或者鼻腔发痒，打两个喷嚏，看似平淡无奇的一点小事，其实是肺在给你传输信号。

"肺如钟，撞则鸣"，意思是说，肺就好像是铜钟一样，只要受到了刺激和侵害，就会以声音的形式来提醒你：打喷嚏、咳嗽，就是肺在提醒你，它受刺激了。

那么饮食上吃点什么能镇咳呢？

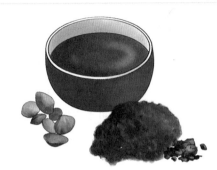

一个是我们常吃的蛤蜊，吃剩下那个壳，用火烧焦（中医上管它叫煅化），然后打碎成面；还有一种中药就是青黛，也碾成面。按10：1的比例混合，水冲代茶饮。或把粉末放在嘴里就水吃下

这里的青黛是清肺热的，海蛤粉是补肾阴的。我们管这粉末叫黛蛤散

肺病食茼蒿，润肺消痰避浊秽

湖北有一道"杜甫菜"，用茼蒿、菠菜、腊肉、糯米粉等制成。为什么要叫作杜甫菜呢？这里还有一个传说。杜甫一生颠沛流离，疾病相袭。他在四川夔州时，肺病严重，生活无着。年迈的杜甫抱病离开夔州，到湖北公安县，当地人做了一种菜给心力交瘁的杜甫食用。杜甫食后赞不绝口，肺病也减轻了很多。后人便称此菜为"杜甫菜"，以纪念这位伟大的诗人。

杜甫菜能有这种食疗效果，是因为它里面含有茼蒿。据《本草纲目》记载，茼蒿性温，味甘、涩，入肝、肾经，能够平补肝肾，宽中理气，主治痰多咳嗽、心悸、失眠多梦、心烦不安、腹泻、脘胀、夜尿频繁、腹痛寒疝等病症。

现代医学也证明了茼蒿的各种医疗作用。下面介绍几种源自《本草纲目》的茼蒿贴心食疗方：

1 促进消化	茼蒿含有有特殊香味的挥发油，有助于宽中理气、消食开胃、增强食欲，并且其所含粗纤维有助于肠道蠕动，促进排便，达到通腑利肠的目的
2 润肺化痰	茼蒿内含丰富的维生素、胡萝卜素及多种氨基酸，性平，味甘，可以养心安神、润肺补肝，稳定情绪，防止记忆力减退；气味芬芳，可以消痰开郁，避秽化浊
3 降血压	茼蒿含有一种具有挥发性的精油，以及胆碱等物质，具有降血压、补脑的作用
需要注意的是，茼蒿辛香滑利，胃虚泄泻者不宜多食	

① 茼蒿蛋白饮

材料：鲜茼蒿 250 克，鸡蛋 3 个。

做法：将鲜茼蒿洗净备用，鸡蛋取蛋清备用；茼蒿加适量水煎煮，快熟时，加入鸡蛋清煮片刻，调入油、盐即可。

功效：对咳嗽、咳痰、睡眠不安者，有辅助治疗作用。

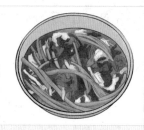

② 茼蒿炒猪心

材料：茼蒿 350 克，猪心 250 克，葱花适量。

做法：将茼蒿去梗，洗净切段，猪心洗净切片备用；锅中放油烧热，放葱花煸香，投入猪心片煸炒至水干，加入精盐、料酒、白糖，煸炒至熟。加入茼蒿继续煸炒至猪心片熟，茼蒿入味，加入味精即可。

功效：开胃健脾，降压补脑。适用于心悸、烦躁不安、头昏失眠、神经衰弱等病症。

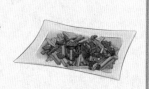

消气解肿，肺气肿的食疗王道

严格地讲，肺气肿不是一种病，而是慢性气管炎、支气管哮喘等病症的并发症。肺气肿是肺脏充气过度时，细支气管末端、肺泡管、肺泡囊和肺泡膨胀或破裂的一种病理状态。慢性气管炎、支气管哮喘、空洞型肺结核、矽肺、支气管扩张等长期反复发作，易造成肺泡壁受损，弹性减弱，甚至多个肺泡融合成一个大肺泡，使肺泡内压力增大，血液供应减少而出现营养障碍，最终形成肺气肿。

我们平时预防肺气肿要戒烟，注意保暖，严防感冒入侵，还要多吃富含维生素 A、维生素 C 及钙质的食物。含维生素 A 的食物如红薯、猪肝、蛋黄、鱼肝油、胡萝卜、韭菜、南瓜、杏等，有润肺、保护气管之功效；含维生素 C 的食物如大枣、柚、番茄、青椒等，有抗炎、抗癌、防感冒的功能；含钙食物如猪骨、青菜、豆腐、芝麻酱等，能增强气管抗过敏能力。香菇、蘑菇含香菇多糖、蘑菇多糖，可以增强人体抵抗力，减少支气管哮喘的发作次数，预防肺气肿。

肺气肿患者要多吃蛋白质类食品，以修复因病变受到了损伤的组织，提高机体的免疫力。因病人血液偏酸性，应多食蔬菜、水果等碱性食物，供给充足的蛋白质和铁，多吃瘦肉、动物肝脏、豆腐、豆浆等，提高抵抗力，促进损伤组织的修复。还要多饮水以将痰液稀释，保持气管通畅。每天饮水至少 2000ml（其中包括食物中的水分）。

同时，肺气肿患者还要禁食一些食物：避免吃容易引起过敏的食品，如鱼、虾、蛋等；急性发作期，应禁饮酒和浓茶，忌食油腻辛辣之物；还要辅以低盐饮食；每顿饭不宜过饱，以免增加心脏负担；还要限制牛奶及其制品的摄入（奶制品可使痰液变稠，不易排出，从而加重感染）。

另外，再为大家推荐几款健康食谱：

① **虫草炖老鸭**

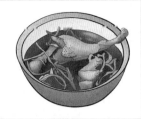

材料：老鸭 1 只，冬虫夏草 15 克。

做法：将老鸭去毛及杂肠，再将冬虫夏草置于鸭腹内，加水适量，隔水炖烂，加佐料食用，每周 1 次，连服 1 个月。

功效：适用于肺虚证。

② **核桃仁糖**

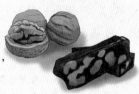

材料：核桃仁 30 克，萝卜子 6 克，冰糖适量。

做法：先将核桃仁、萝卜子研成末，再将冰糖融化，掺入药末，制成糖块，每日嚼食。

功效：适用于上盛下虚，气逆喘咳症。

③ **蘑菇炒肉片**

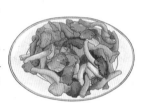

材料：蘑菇（鲜蘑）250 克，猪肉（瘦）120 克，花生油 25 克，料酒 10 克，盐 3 克，大葱 5 克，姜 3 克，胡椒粉 1 克。

做法：将猪瘦肉洗净，切成长 3 厘米、厚 0.5 厘米的薄片；姜、葱洗净，姜切片，葱切段；将鲜蘑菇切片；鲜蘑菇放入热油锅中煸炒；加入料酒、盐、胡椒粉、味精，调好口味炒熟食用。

功效：本品具有温肺化痰、理气消食之功效，适用于肺阻塞、痰饮留于肺胃、气喘、咳逆、胸肋疼痛等症。

④ **黄芪山药羹**

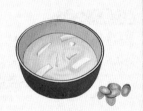

材料：山药（干）150 克，黄芪 30 克，白砂糖 20 克。

做法：黄芪洗净，鲜山药切成薄片；将黄芪放锅中，加水适量，煎煮半小时，滤去药渣，再放入鲜山药片，再煎煮半小时，加糖或盐调味即成。

功效：黄芪补气生血，能增强机体代谢和免疫功能，有保肝作用。山药健脾益肾补肺，含有蛋白质、脂肪、淀粉、维生素等多种营养成分，且易被消化吸收，患慢性肝炎、精神疲乏、气短懒言、面色苍白、大便溏薄者适宜食用。

⑤ **猪腰核桃**

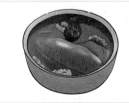

材料：猪腰子 180 克，杜仲 30 克，核桃 30 克。

做法：将猪腰与杜仲、核桃肉同煮熟。

功效：益肾助阳，强腰益气。适用于肾虚不固引起的遗精盗汗。

以食养肺益气，让支气管炎知难而退

支气管炎是由炎症所致的呼吸系统疾病，分为急性和慢性两种类型。急性支气管炎通常发生在感冒或流感之后，可伴有咽痛、鼻塞、低热、咳嗽及背部肌痛。慢性支气管炎往往是长期吸烟所致，可伴有呼吸困难、喘鸣、阵发性咳嗽和黏痰。

预防支气管炎主要依靠食物构建坚固的人体免疫系统。在感冒高发季节多吃些富含锌的食品有助于机体抵抗感冒病毒。肉类、海产品和家禽含锌最为丰富。此外，各种豆类、坚果类以及各种种子亦是较好的含锌食品，有很好的治疗效果。各类新鲜绿叶蔬菜和各种水果都是补充维生素 C 的好食品。富含铁质的食物，如动物血、奶类、蛋类、菠菜、肉类等也都有很好的预防效果。

支气管炎患者要依据体质的寒热选择不同的食物，如属寒者用生姜、芥末等，属热者用茼蒿、萝卜、竹笋、柿子、梨等。体虚者可用枇杷、百合、胡桃仁、蜂蜜、猪肺等。饮食宜清淡，低钠能起到止咳平喘、化痰的功效。

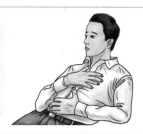

要补充维生素，多吃一些新鲜蔬菜和水果。多补充蛋白质。瘦肉、豆制品、山药、鸡蛋、动物肝脏、绿叶蔬菜等食物含优质的蛋白质，应多吃

可治疗支气管炎的常见食品：梨、莲子、柑橘、百合、核桃、蜂蜜、菠萝、白果、鲜藕、大白菜、小白菜、菠菜、油菜、胡萝卜、西红柿、白萝卜、枇杷等

支气管炎患者忌食腥发及肥腻之物。腥发之物，特别是海腥类，有带鱼、黄鱼、角皮鱼、虾、蟹等。多食油炸排骨、烤羊肉串、肥肉、动物内脏、动物油等，会损伤脾胃，易助湿生痰。

下面为支气管炎患者推荐几款食谱：

① 南瓜大枣粥

材料：南瓜 300 克，大枣 15 枚，大米 150 克，蜂蜜 60 克。

做法：将南瓜洗净，切成小块，大枣、大米洗净备用。锅内加水适量，放入大枣、大米煮粥，五成熟时，加入南瓜，再煮至粥熟，调入蜂蜜即成。

功效：南瓜有消炎止痛、补中益气、解毒杀虫等功效，适用于慢性支气管炎、咳嗽、痰喘。

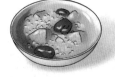

② 大葱糯米粥

材料：大葱白 5 段（长 3 厘米），糯米 60 克，生姜 5 片。

做法：共煮粥，粥成后加米醋 5 毫升，趁热食用。

功效：适用于急性支气管炎。

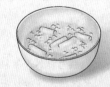

绿茶杏仁汤

材料：绿茶 2 克，甜杏仁 9 克，蜂蜜 25 克。

做法：将甜杏仁入锅，加适量水煎汤；煮沸片刻后，加入绿茶、
蜂蜜再煎沸数分钟即可。

功效：清热润肺，解毒祛痰，抗癌，适用于鼻咽癌、肺癌、乳
癌等的辅助治疗。

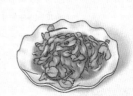

④ **糖醋蜇头**

材料：海蜇头 300 克，姜 4 克，白砂糖 5 克，醋 5 克，盐 3 克，
香油 5 克。

做法：将蜇头用清水浸泡 24 小时，（期间多次换水），捞出切
成片，放入开水锅中烫一下，捞出放盘中；炒锅注油烧
热，下姜末烹锅，加入醋、糖、盐、香油适量清水烧开
拌匀，倒入碗内凉透，浇在蜇头上即成。

功效：海蜇具有清热、化痰、消积、通便之功效，用于阴虚肺
燥、高血压、痰热咳嗽、哮喘、瘰疬痰核、食积脾胀、
大便燥结等症。

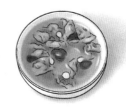

⑤ **蜜枣猪肺汤**

材料：猪肺 500 克，杏仁 20 克，百合（干）10 克，蜜枣 30 克，
盐 3 克。

做法：猪肺洗净，切片；洗净杏仁、百合、蜜枣；把适量清水
以高火烧滚，放入猪肺、杏仁、百合、蜜枣，中火煮
40 分钟，下盐调味即可。

功效：滋阴润肺，止咳化痰，干燥天气最适宜。

以食理虚润肺，拒绝哮喘来访

哮喘属于一种慢性非特异炎症性疾病。每当
发病时，患者会感到发作性胸闷、喘息、气促或
咳嗽，常于夜间和清晨发作。

春季是哮喘的高发季节，老年人是哮喘的高
发人群。要有效预防哮喘的滋生，就要多进食红
枣，饮枣茶，喝枣粥，补脾润肺，体弱多病及脾
胃虚弱的人更是如此。还要多吃核桃，核桃油润
燥化痰、温肺润肠，能有效预防哮喘。全谷类和
鱼类食物也能有效预防哮喘。

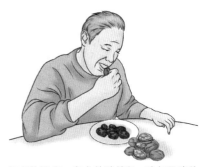

年老体弱者，宜食补肺益肾、降气平喘的
食物，如老母鸡、乌骨鸡、猪肺、甲鱼、
菠菜、南瓜、栗子、白果、枇杷等。平时
亦可用冬虫夏草蒸肉，白果炖猪肺，或山
药、萝卜煮粥，以减轻症状，增强体质

哮喘病人饮食忌过甜、过咸，甜食、咸食能生痰热，可以引发哮喘病；勿喝冷饮及含气饮料，雪糕、冰棒、可乐等冷饮及含气饮料易诱发哮喘；忌吃刺激性食物，如辣椒、花椒、茴香、芥末、咖喱粉、咖啡、浓茶等；忌吃产气食物，如地瓜、芋头、土豆、韭菜、黄豆、面食等；过敏性哮喘者，忌食易引起过敏的食物，如鱼、虾、鸡蛋、羊肉、巧克力等。

下面为哮喘病人推荐两款食谱：

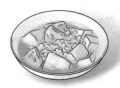

① 薏米煮猪肺

材料：猪肺 1 个，薏米 150 克，萝卜 150 克。

做法：将猪肺洗净切块，萝卜洗净切块，和薏米一起放入砂锅，加水文火炖煮 1 小时，加调料即可食用。

功效：理虚润肺，止咳平喘，适用于支气管哮喘、慢性支气管炎。

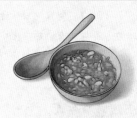

② 核桃杏仁蜜

材料：核桃仁 250 克，甜杏仁 250 克，蜂蜜 500 克。

做法：先将杏仁放入锅中煮 1 小时，再将核桃仁放入收汁，将开时，加蜂蜜 500 克，搅匀至沸即可。每天取适量食用。

功效：适用于老年肺肾不足，咳嗽痰多，肠枯便燥之症。

清凉素淡食物，轻轻松松为肺"消炎"

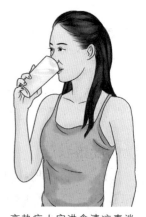

肺炎是由多种病源菌引起的肺充血、水肿、炎性细胞浸润和渗出性病变，症状为发热、咳嗽、胸痛、呼吸困难等。肺炎的成病原因很多。刺激性的物质，如食物、汽油等吸入下呼吸道后易引发吸入性肺炎。维生素 A 是呼吸道健康的必需物质，缺乏时可导致呼吸道易感染性增强，引发肺炎。

预防肺炎要注意调养饮食，补充足量优质蛋白、维生素、微量元素，适当多吃些滋阴润肺的食物，如梨、百合、木耳、芝麻、萝卜等。尽量多喝水，吃易消化的食物，以利湿化痰，及时排痰。当痰多时，应停进肉类、油脂，俗话说"鸡生火，肉生痰"。忌烟酒以避免过度的咳嗽。

肺炎患者饮食上应注意补充矿物质，多吃新鲜蔬菜或水果。这样还有助于控制水和电解质的失调。多吃含铁丰富的食物，如动物肝脏、蛋黄等。多吃含铜量高的食物，如牛肝、麻酱、猪肉等，也可吃虾皮、奶制品等高钙食品。

肺炎患者要戒除吸烟习惯，避免吸入粉尘和一切有毒或

高热病人宜进食清凉素淡、水分多、易吸收的食物，如果汁、米汤、绿豆汤等。退热后，体质虚弱，但无呕吐、腹泻的病人，可给予流质饮食，同时增加瘦肉、猪肝、新鲜蔬菜、水果，以加强营养；食欲渐好者，可给予半流质饮食，如粥、软面、菜泥等

有刺激性的气体；肺炎高热期，患者应禁食坚硬、高纤维的食物，以免引起消化道出血；禁食生葱、大蒜、洋葱等刺激性食品，防止咳嗽、气喘等病状的加重。

1. 肺炎急性期的食疗方

　　风寒闭肺型：咳嗽，痰稀白，不渴，舌色淡。

①葱姜粥

材料：葱白3根，生姜3片，粳米50克。

做法：以上材料共煮粥，趁热服。

功效：有祛寒宣肺作用。

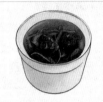

②鱼腥草芦根汤

材料：鱼腥草30克，芦根30克，红枣12克。

做法：以上材料加水煮30分钟饮用。

功效：有清热化痰作用。

2. 肺炎恢复期食疗方

　　1.脾气虚型：面色黄，食欲不好，消化不良，大便不调，舌淡。

①参枣粥

材料：党参12克，红枣15克，粳米50克。

做法：以上材料加水煮粥食用。

功效：有益气健脾作用。

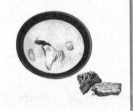

②麻黄根鱼粥

材料：麻黄根15克，鲫鱼1条，粳米50克。

做法：将麻黄根加水煮20分钟，去渣留汁。把鱼去鳞及内脏，洗净，同粳米一起放入汁中煮粥食用。

功效：有健脾止汗作用。

　　2.肺阴虚型：干咳无痰，口渴欲饮，午后低热，舌红苔少。

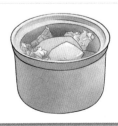

①银耳冰糖梨

材料：银耳12克，梨1个，冰糖12克。

做法：将梨去皮及核，切成块。银耳用清水洗净，与梨同放入锅中，小火煮30分钟，加入冰糖融化后食用。

功效：有润肺止咳作用。

②罗汉果猪肺汤

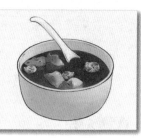

材料：罗汉果1个，杏仁10克，猪肺250克。

做法：用清水将猪肺洗净，切成块状并挤出泡沫。杏仁用水浸洗去皮。将以上食物与罗汉果加水煲汤，加盐后食用。

功效：有补肺止咳化痰的作用。

下面再给肺炎患者两款通用的食谱：

①绿豆荸荠粥

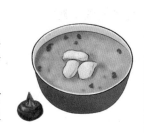

材料：绿豆60克，荸荠100克，大米100克。

做法：将荸荠洗净去皮，切成小块；绿豆、大米洗净，备用。锅内加水适量，放入绿豆、大米煮粥，六成熟时加入荸荠块，再煮至粥熟即成。每日1～2次，可长期服食。

功效：绿豆有清热解毒、利尿消肿、润肤解暑等功效，荸荠有清热解毒、祛风化痰、利湿止渴等功效，适用于急、慢性肺炎。

②雪梨汁饮

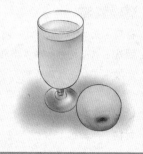

材料：雪梨250克。

做法：将雪梨洗净，去皮，切薄片。用凉开水浸泡2小时。然后用洁净的纱布包裹绞汁即成。一次饮完，每日1～3次。

功效：生津润燥，清热化痰，对肺炎咳嗽、消渴、便秘有一定作用。

给肺癌病人的中医药膳方

肺癌发生于支气管黏膜上皮，亦称支气管肺癌。肺癌一般指的是肺实质部的癌症。肺癌目前是全世界癌症死因的第一名，每年的死亡人数都在上升。而女性肺癌的发生率尤其有上升的趋势。

肺癌病人的饮食应是比较好解决的。牛奶、鸡蛋、瘦肉、动物肝脏、豆制品、新鲜的蔬菜水果等都是不错的选择。不过，要注意的是，肺癌病人忌腥、油腻、辛辣食物和烟、酒等的刺激。此外，要尽量增加病人的进食量和进食次数。

对于肺癌的饮食治疗，中医里有几款药膳很不错，可以参考一下：

① 荸荠无花果汁

材料：新鲜荸荠 500 克，无花果 150 克。

做法：先将新鲜荸荠放入清水中浸泡片刻，将外表皮刷洗干净，转入温开水冲一下，切去荸荠头、尾，连皮切成片或小块，盛入碗中备用。再将无花果洗净，切成片或小块，与荸荠同放入家用搅拌机中，视需要可酌加冷开水适量，搅打成浆汁，用洁净纱布过滤（滤渣勿弃），收取滤汁即成。早晚 2 次分服，或当饮料分数次饮用，当日吃完；鲜荸荠、无花果滤渣也可同时嚼食咽下。

功效：清热养阴，化痰抗癌。通治各型肺癌，对咳痰困难者尤为适宜。

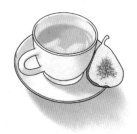

② 鸭粥

材料：青头雄鸭 1 只，葱白三茎，粳米适量。

做法：青头鸭去毛及内脏后，切细煮至极烂，再加米、葱白煮粥。或先煮鸭，用鸭汤直接煮粥。

功效：滋阴补血，利水消肿。适用于肺癌胸腹水者。鸭肉味甘、微咸，性偏凉，能入脾、胃、肺、肾经，是治疗一切水肿病的首选食疗品。鸭粥，主虚劳、肺热、咳嗽、肺痈、肺痿等症，又消水肿。扶正而利水，不妨正气，且兼滋补。

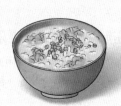

③ 黄芪粳米粥

材料：炙黄芪 50 克，人参 5 克，粳米 150 克，白糖少许，清水适量。

做法：炙黄芪、人参切成薄片，用冷水浸泡半小时，入砂锅煎沸，再改用小火煎取浓汁。把粳米和药液、清水加在一起，文火煮至粥熟后，入白糖少许，稍煮即可食用。

功效：补气扶虚，健脾益胃。适用于肺癌正气不足，食欲不振者。芪、参和粳米同煮为粥，不仅能起到协同作用，还有助于参、芪的有效成分在肠胃中的消化吸收。

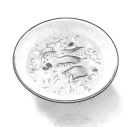

④ 太子鸡

材料：太子参 15 克，鸡（或鸭、猪）肉适量。

做法：将太子参洗净，与洗净的鸡肉同入锅内，用小火炖煮至鸡肉熟烂，加入调料再煮两沸即成。佐餐当菜，吃鸡肉、饮汤，太子参可同时嚼食。

功效：益气健脾，补精填髓。主治肺癌术后身体虚弱，气血不足。

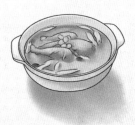

> **⑤首乌牛肉汤**
>
> **材料**：制何首乌30克，牛肉250克，黑豆150克，桂圆肉30
> 克，红枣10枚，熟竹笋50克，生姜片、精盐、味精、
> 植物油、猪油各适量。
>
> **做法**：将黑豆浸泡一夜，用水煮开，水滚后把水倒去，再加6
> 杯水煮。牛肉清水洗净，用刀切成小块，竹笋和生姜片
> 也要切细丝，一起放进煲内与黑豆同煮；水滚时，去
> 除泡沫。再加入洗净的何首乌、桂圆肉和红枣（去核），
> 待煮软之后，加植物油、猪油、精盐和味精调味即成。
> 佐餐当菜，吃肉饮汤。
>
> **功效**：滋补肝肾，补气养血。主治肺癌等癌症化疗后出现的头
> 发及眉毛脱落、头昏目眩等症。

忧伤肺——10种快乐的食物，让你远离"心理感冒"

随着来自生活、工作的压力的不断膨胀，"抑郁"变成了一个时尚词汇、一种流行习惯。作为现代人的"精神杀手"，抑郁症被世界卫生组织与癌症并列为21世纪最需要预防的疾病之一。

抑郁症是一种都市高发的情绪障碍。有人称其为心灵感冒。抑郁症是每个人都可能面对的情绪风暴。

抑郁症是以情绪低落、悲伤、失望、活动能力减退及思维、认知功能迟缓为主要特征的一类情绪障碍。它是一种"全身性"疾病，可能威胁到患者的生命，尤其在病情严重时，死亡率可高达30%。目前，全球每年用于抑郁症的医疗费约为600亿美元。

常见的抑郁症状

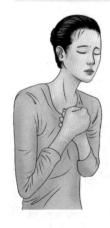

1　情绪低落和沮丧，甚至无法多忍受一刻这种感觉，每天早晨及上午最明显

2　悲观、失望、愧疚、无助感、无望感、感觉自己一无是处！憎恨自己，责备自己，甚至脑海中不断涌现出想处罚及伤害自己的冲动念头

3　常哭泣，易怒，烦躁不安，犹豫不决，无法集中心思做事，头脑不清，对平常能引起快乐的事物全变得提不起劲来

4　无法一觉安眠到天亮，整天疲累在床，睡眠过多，噩梦连连

5　食欲改变，不是降低就是极端怕饿，体重下降，胃肠不适或便秘、头痛、头晕、胸闷、心悸、频冒冷汗、肢体沉重、失去性欲或是女性月经失调

6　强迫性地一再想到"死亡"，自杀或活不下去的念头挥之不去！

若以上描述有与你相符之处，项目愈多则抑郁指数愈高，且症状持续的时间愈长，愈有可能患有抑郁症。当你的抑郁反复发作时，应该检讨一下你的生活和人生目标，听从自己的内心做出调整。不要讳疾忌医，应及时、坦率地和心理医生谈论自己的病情。如果被确诊患有抑郁症，就应该在医生指导下进行心理治疗或者开始服用抗抑郁药物。

愉快的心情来自饮食。科学研究证明，心情愉快与大脑分泌某些激素的多少有关，而这些激素的分泌可以通过饮食控制。控制好了这些激素的分泌，就可以达到使人快乐的目的。经研究，人们发现以下食物有这种作用：

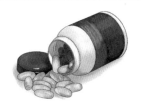

①鱼油

哈佛大学的研究报告指出，鱼油中的 Omega-3 脂肪酸，与常用的抗抑郁药有类似作用，即阻断神经传导路径，增加血清素的分泌量。这项研究将解答精神病患者在消化脂肪酸的酵素上，是否有生理上的先天缺陷。

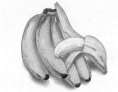

②香蕉

香蕉含有一种被称为生物碱的物质。生物碱可以振奋精神和提高信心，而且香蕉是色胺素和维生素 B_1 的超级来源。它们都可以帮助大脑制造血清素。

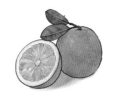

③葡萄柚

葡萄柚有强烈的香味，可以净化繁杂思绪，也可以提神。此外，葡萄柚里大量的维生素 C，不仅可以维持红细胞的浓度，使身体有抵抗力，还可以抗压。

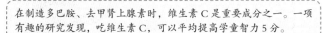

在制造多巴胺、去甲肾上腺素时，维生素 C 是重要成分之一。一项有趣的研究发现，吃维生素 C，可以平均提高学童智力 5 分。

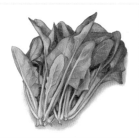

④菠菜

缺乏叶酸也会导致精神疾病，包括抑郁症及早发性的失智等。研究发现，那些被控制无法摄取足够叶酸的人，在 5 个月后，都会出现无法入睡、健忘、焦虑等症状。研究人员推论，缺乏叶酸，会导致脑中的血清素减少，导致抑郁症。几乎所有的绿色蔬菜、水果都含有叶酸，其中菠菜含量最多。

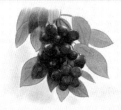

⑤樱桃

鲜艳欲滴的樱桃可以让人放松心情。女性痛经时，可以试试樱桃。美国密西根大学的研究发现，樱桃中有一种叫作花青素（anthocyanin）的物质，可以降低炎症发病率，密大的科学家们认为，对抗炎症吃 20 粒樱桃比吃阿司匹林有效。

⑥大蒜

大蒜虽然会带来不好的口气，但也会带来好心情。德国曾有过一项针对大蒜对胆固醇的功效的研究。研究人员从病人回答的问卷中发现，他们吃了大蒜制剂之后，感觉自己不疲倦，不焦虑，不容易发怒了。研究人员万万没想到，大蒜竟有这种特别的"副作用"。

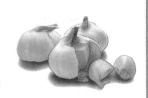

⑦南瓜

南瓜之所以和好心情有关，是因为它们富含维生素 B_1 和铁，这两种营养素都能帮助身体将其所储存的血糖，转变成葡萄糖。葡萄糖正是脑部唯一的燃料。

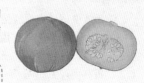

南瓜派也被认为是菜单上"最聪明"的甜点。因为每吃一口南瓜派，就会同时摄取 3 种类胡萝卜素，这对预防心脏病、抗老化都十分有用。而南瓜既可进行中式调理，也可做成西式的南瓜汤、南瓜派

⑧低脂牛奶

研究发现，让有经前症候群的妇女吃了 1000 毫克的钙片 3 个月之后，四分之三的人都不再紧张、暴躁或焦虑了。日常生活中，钙的最佳来源是牛奶、乳酪和酸乳酪。幸运的是，低脂或脱脂的牛奶拥有最多的钙。

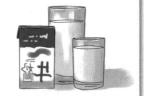

⑨鸡肉

英国心理学家班顿和库克给受试者吃了 100 微克的硒之后，受试者普遍觉得精神很好，更为协调了，美国农业部也发表过类似的报告。硒的丰富来源有鸡肉、海鲜、全谷类等。

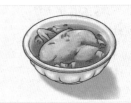

⑩全麦面包

碳水化合物可以帮助血清素的增加，麻省理工学院的渥特曼博士就说："有些人把面食、点心这类食物当作一种可以吃的抗抑郁剂。"吃复合性的碳水化合物，如全麦面包、苏打饼干，虽然效果慢一点，却更合乎健康原则。

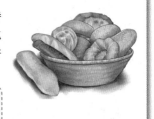

近来，人们发现微量矿物质硒能提振情绪，全谷类也富含硒。别忘了，全麦面包的嚼劲、口感也是使它得分的因素之一

我们也可利用聚会来调节不良情绪，一周至少要有 3 天与朋友共餐、学唱歌或上舞蹈课。亲近大自然，尽量外出，不要待在家里。森林浴、海边漫步、爬山或踏青，都能使你放松心情。与陌生人对话，多去热闹的地方，在闹市中感受人潮的涌动。

第 3 节

木生火，对应肝——肝主疏泄

肝为"将军之官"，藏血疏泄都靠它

肝脏相当于一个国家的将军，将军是主管军队的，是力量的象征。清代医学家周学海在《读医随笔》中说："医者善于调肝，乃善治百病。"由此，我们可以看出肝对人体健康具有总领全局的重要意义。

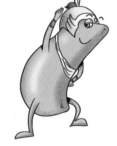

肝脏的生理特征和功能归纳

1. 肝主疏泄

疏泄，即传输、疏通、发泄。肝脏属木，主生发。它把人体内部的气机生发、疏泄出来，使气息畅通无阻。气机如得不到疏泄，就是"气闭"，气闭会引起很多的病理变化，譬如出现水肿、瘀血、女子闭经等。肝就能起到疏泄气机的作用。如肝气郁结，就要疏肝理气。肝还有疏泄情志的功能。肝还疏泄"水谷精微"，就是人们吃进去的食物变成营养物质，肝把它们传输到全身

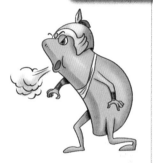

2. 肝藏血

肝脏有储藏、调节全身血量的作用。当人体活动的时候，机体的血流量增加，肝脏就排出储藏的血液，以供机体活动的需要；反之亦然。故《黄帝内经》有"人卧血归肝"之说。肝藏血还表现在调整月经方面，血液除了供应机体营养的需要外，其余部分，在女子则下注血海成为月经，因此女子月经正常与否，与肝藏血、司血海的功能密切相关。肝有血海之称，妇科有女子以肝为先天之说

3. 肝主筋膜

筋膜，就是人体上的韧带、肌腱、筋膜和关节，对骨节肌肉等运动器官有约束和保护作用。筋膜正常的屈伸运动，需要肝血的濡养来支持。肝血充足则筋力劲强，使肢体的筋和筋膜得到充分的濡养，肢体关节才能运动灵活，强健有力；反之亦然。肝体阴而用阳，所以筋的功能与肝阴肝血的关系尤为密切

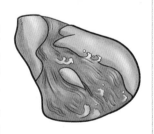

肝脏统领健康全局，肝脏出了问题，其他器官就会跟着"倒霉"，所以我们必须加强对肝脏的护养。养护好肝脏最重要的就是饮食调养。应多吃些韭菜等温补阳气的食物。韭菜又叫阳草，含有丰富的营养物质，春天常食韭菜，可增强人体脾、胃之气。此外，葱、蒜也是益肝养阳的佳品。大枣性平味甘，养肝健脾。还可适当吃些荞麦、荸荠、菠菜、芹菜、莴笋、茄子、马蹄、黄瓜、蘑菇等。这些食物均性

凉味甘，可润肝明目。适时服用银耳之类的滋补品，能润肺生津、益阴柔肝。常饮菊花茶，可以平肝火、祛肝热。少吃酸味的食物，多吃甘味的食物以滋养肝脾两脏，对防病保健大有裨益。

除此之外，还有一个绝妙的方法就是每天按揉两侧太冲、鱼际和太溪三个穴位，每穴 3 分钟。具体步骤是：早晨起床后先按揉肝经上的太冲穴、肺经上的鱼际穴和肾经上的太溪穴 3 分钟；晚上临睡前用热水泡脚，然后依次按揉鱼际、太冲和太溪穴，每次每穴 3 分钟，再加按肺经上的尺泽穴。

人体疾病与肝脏功能失常的关系	
1. 肝开窍于目	肝的精气充足，就会眼睛明亮，黑白清晰，炯炯有神，七、八十岁目不眩花。如果肝火上延，可见双目肿赤；肝虚，则双目干涩、视物不清，重则患青光眼、白内障、视网膜脱落等症
2. 肝主筋，其华在爪	肝精气充足，方能养筋。筋壮，肢体才能灵活自如，指甲才能丰满、光洁、透明，呈粉色；肝虚，筋气不舒，活动迟钝，指甲则脆弱、凹陷、不透明、缺少血色
3. 肝气条达，心平气和	肝气条达顺畅，人的精力旺盛，心平气和，与人交往亲和友善。如果肝瘀气滞，则会易生怒火，目光凶灼，脸呈绛色，体内臭气鼓胀，不愿听人讲话
4. 肝阴足，血气旺	肝阴，包括血液和全身筋与肌肉运动时所需要的润滑液。肝阴足，身体轻松，内心自信，不温不火；肝阴虚，则会头晕眼花，迎风流泪，腰膝酸软，筋张弛不利，失眠多梦，惊恐不安，烦躁，委屈，爱哭，女性则会表现为过早闭经或经血不止

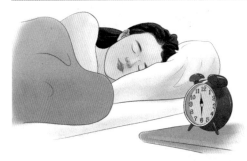

养好肝还要注意时辰养生法

凌晨 1 点到 3 点是肝经值班的时间，这个时段是肝脏修复的最佳时间。我们的思维和行动都要靠肝血的支持，废旧的血液需要淘汰，新鲜血液需要产生，这种代谢通常在肝脏气血最旺的丑时完成，而且这个时候人体的阴气下降，阳气上升，所以我们一定要配合肝经的工作，好好地休息，让自己进入深度睡眠的状态。只有这样才能够使肝气畅通，让人体气机生发起来。另外，虚火旺盛的人在这个时候熟睡，还能够起到降虚火的作用

养肝三要：心情好、睡眠好、饮食好

春季人体新陈代谢与肝脏关系极大，春季养生宜顺应阳气生发的特点，以养肝为第一要务，中医认为，春季肝气旺盛而生发，但是如果肝气生发太过或是肝气郁结，肝脏就容易受到损伤，到夏季就会发生寒性病变。

1. 心情好：慎激动，少争执，莫惊乱

中医认为，肝属木，应春季生发之阳气；若疏于自我调控和驾驭情绪，肝气抑郁，则易生病。肝主惊，惊则气乱。

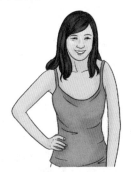

春季要减少纷争，尽量避免过激而影响情绪。要乐观开朗，多培养兴趣爱好

2. 睡眠好：睡眠要充足，时间要规律，环境要安静

《黄帝内经》云："人卧血归于肝。"睡眠时，人体内进入肝脏的血流量大量增加，有利于增强肝细胞的功能，提高解毒能力，并加快营养物质的代谢，抵御春季多种传染病的侵袭。因此，保证充足的睡眠和提高睡眠质量有助于春季养肝。

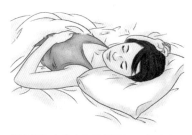

青少年和中年人每天须保证 8 小时的睡眠，60 岁以上老年人应在 7 小时左右，80 岁以上的老年人则要睡 8 ~ 9 小时。体弱多病者可适当增加睡眠时间

睡姿讲究"卧如弓"，以右侧卧位为宜。保证安静的睡眠环境，卧室内空气保持新鲜，不在卧室摆放不利于睡眠或夜间耗氧量大的花草，温度、湿度适宜，床铺、被褥干净舒适，都有利于获得优质的睡眠。

3. 饮食好：平补为主，少酸增甘，少油腻，忌生冷

春季是吐故纳新，采纳自然阳气养肝的好时机，而适当运动则是最好的方法之一。中医认为，肝主筋，坚持锻炼能舒筋活络，有益肝脏健康。每个人都可以根据自身情况选择适宜的运动方式，如散步、慢跑、做体操、打太极拳、打球、郊游和爬山等。

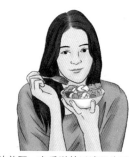

平补养肝，春季滋补以清平为要，适当多吃些温补阳气的食物，少酸增甘，忌吃油腻、生冷、黏硬食物，以免伤肝脾。注意摄取足够的维生素和矿物质

下面给大家介绍几款养肝食谱：

① 胡萝卜粥

材料：胡萝卜 5 根，粳米 125 克。

做法：将胡萝卜洗净后切丝，与淘洗干净的粳米同入锅中，加清水适量，用大火烧开后再用小火熬煮 30 分钟左右，直至煮成稀粥。

功效：养肝明目，补脾健胃。

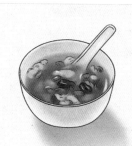

② 枸杞红枣羊肝汤

材料：羊肝 100 克，枸杞子 30 克，红枣 10 枚，桂圆肉 15 克，姜片、精盐各适量。

做法：将枸杞子、红枣、桂圆肉去杂，洗净。羊肝洗净，切成片。瓦煲内加清水适量，用大火煲至水滚后，放入枸杞、红枣、桂圆肉和姜片，改用中火继续煲 30 分钟，再加入羊肝片继续煲至熟透，加入精盐调味即成。

功效：补肝明目，养颜强身。

③佛手菊花饮

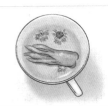

材料：佛手 10 克，菊花 10 克，白糖适量。

做法：水煮佛手、菊花，去渣取汁。

功效：疏肝清热。

④香菇煲瘦肉

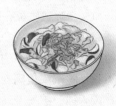

材料：香菇 20 克，猪瘦肉 100 克，调料适量。

做法：香菇洗净，用温水泡发，去菇蒂，放入砂锅内，加水适量，用文火熬汤，至香菇熟烂，再加瘦肉，肉熟调味即成。

功效：补肝肾，健脾胃。

五味五色入五脏：肝喜绿，耐酸

我们来看看五色五味食物是如何养护我们的将军之官的。

酸味食物有促进消化和保护肝脏的作用，常吃不仅可杀灭胃肠道内的病菌，还有防感冒、降血压和软化血管的功效。以酸味为主的西红柿、山楂、橙子等食物均富含维生素 C，可防癌抗衰老，防止动脉硬化，也具有美容增白的作用。

下面对大家推荐两款养肝美食：

①橙子草莓果汁

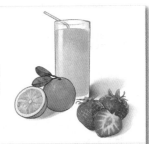

材料：橙子 1 个，草莓 250 克，蜂蜜、葡萄适量。

做法：橙子切成两半榨汁，取汁液备用。草莓洗净后去蒂，然后与橙子汁一起放入果汁机里榨汁，最后放入蜂蜜、葡萄搅拌均匀即可。

功效：增强抵抗力，提神养颜。

②香油拌菠菜

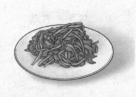

材料：菠菜、香油适量。

做法：将新鲜菠菜洗净，放入煮沸的水内，焯 2 分钟，捞出，控干水后，放入凉开水中浸 2 分钟，捞出后，用手挤去水，切段，加入香油，拌匀即可食用。

功效：防治妇女面部蝴蝶斑。

食物的五色中，肝喜欢绿色，肝的颜色是青色，属春天。青色食品多补肝。在春天应适当多吃青笋、青菜、青豆、菠菜等青色食品。

除了在食物选择上脏腑各有喜好外，在一些日常锻炼中各个脏腑器官也会有自己的选择。六字诀也是锻炼脏腑的好方法。常练六字诀，可强化体内组织功能，以呼吸导引的方式诱发、调动脏腑潜能，从而更好地抵抗疾病的侵袭，防止随着人的年龄增长而出现早衰。

保肝润肺还是离不开中草药膳

中医认为，肝为五脏之一，位于胁下，主藏血和疏泄。肝主升主动，体阴而用阳。肝与形体志窍的关系表现在：肝藏魂，主谋虑，肝在体合筋，其华在爪，在志为怒，在液为泪，开窍于目。《素问》中说："肝者，罢极之本，魂之居也。其华在爪，其充在筋，以生血气。"肝与胆互为表里。肝在五行属木，通于春气。

肺居胸腔，在诸脏腑中，位最高，故称"华盖"。肺叶娇嫩，不耐寒热，易被邪侵，故又称"娇藏"。肺与大肠相为表里。肺主气、司呼吸，主宣发和肃降，主通调水道。肺开窍于鼻，鼻是肺之门户，如肺气调和，则鼻窍通畅。

下面，我们就为大家推荐几款保肝润肺的药膳：

---

① 沙参心肺汤

材料：沙参15克，玉竹15克，猪心、猪肺各一个，葱、食盐适量。

做法：将沙参、玉竹洗净后用纱布袋装好，扎上袋口备用；将猪心、肺用水冲洗干净，挤尽血水与药袋一起放入砂锅内，再将洗净的葱段放入锅内，加入适量水，置武火上煮沸捞去浮沫，改文火炖至肉烂，加适量食盐即成。

用法：每月两次，佐餐，食肉喝汤。

功效：此汤可养阴润肺。用于气阴不足的咳嗽、肺结核、口干舌燥、便秘等。

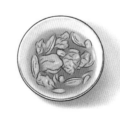

---

② 宫廷玉银蛋膜

材料：玉竹15克，银耳、红枣、蛋白各适量。

做法：取玉竹、红枣、银耳微洗，浸泡于水中数时。再以慢火炖煮至汤汁浓稠即可。加上适量冰糖即为食羹，冰过将更美味。取适量羹汁，待冷再加少许蛋白拌匀，抹面部可美容。

用法：每日适量食用。

功效：玉竹、红枣与银耳三者具有养阴润燥、滋润养颜等作用。经常食用本羹可滋养肺阴，外布津液，提升免疫力，养容悦色。

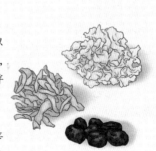

③元宫荔枝膏

材料：乌梅取肉（250克），肉桂500克（去皮），砂糖1300克，麝香2.5克（研），生姜汁250克，熟蜜700克。

做法：用水15公斤，熬至一半，滤去滓，下砂糖、生姜汁，再熬去滓，沉淀少时，入麝香搅匀，澄清如常，任意服。

用法：每日1～3服，每服酌量。

功效：润肺，生津止渴，去烦。

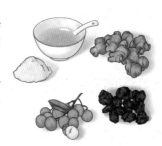

④西施舌

材料：净西施舌（即蛤蜊）500克，净冬笋、芥菜叶柄、水发香菇、葱白、白酱油、绍酒、湿淀粉、鸡汤、芝麻油、熟猪油各适量。

做法：将西施舌破开洗净，芥菜叶柄洗净，切成菱角形片，每个香菇切成3片，冬笋切成薄片，葱白切成马蹄片，将白酱油、绍酒、鸡汤、湿淀粉拌匀，调成卤汁；将西施舌肉放入六成热的湿水锅中汆一下，捞起沥干，炒锅在旺火上舀入熟猪油烧热，放入冬笋片、葱片、芥菜片，颠炒几下，装进盘中垫底；炒锅放在中火上，下熟猪油烧热，倒入卤汁烧黏，放进汆好的西施舌肉，颠炒几下，迅速起锅装在冬笋等料上，淋上少许芝麻油即成。

用法：每日适量食用。

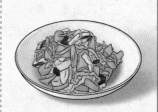

功效：汤汁醇厚，口感爽滑，营养丰富，可润肺、化痰、益精、滋阴明目。

春季阳气萌，养肝要先行

公司同事大李，最近一段时间不知道怎么回事，春天万象更新的勃勃生机似乎一点儿也没影响到他，一上班就想跟别人吵架，心里老像憋着一团火，搞得大家都避而远之，周末去父母家也是脸色沉郁。被当中医的老爸一问，才知道他最近在公司负责了一个大项目，一个多月来每天都要加班到11点，单位离家又远，每天睡眠不足5个小时。老爸一听就明白了，他这是长期睡眠不足，肝失所养，加上春天又是四季中肝火最旺的时候，就导致了肝气不疏、肝郁气滞，老是想发火。

像大李这种状况可能是肝出了问题，春季应该多吃养肝温补阳气的食物。李时珍在《本草纲目》中引《风土记》主张"以葱、蒜、韭、蓼、蒿、芥等辛嫩之菜，杂和而食"。除了蓼、蒿等野菜现已较少食用外，葱、蒜、韭可谓养阳的佳蔬良药。

1. 吃甜少酸

春季肝气旺，会影响到脾，容易出现脾胃虚弱病症。摄入过多的酸味食物，会使肝功能偏亢。

2. 吃新鲜蔬菜

冬季摄入维生素和矿物质不足，会引发口腔炎、口角炎、舌炎、夜盲症和某些皮肤病等。

3. 补充热量抗春寒

春寒料峭，人体要消耗一定的热量来维持体温，所以早春时节饮食应以高热量、高蛋白的食物为主。

4. 抗病毒食物防感染

春季，细菌、病毒开始繁殖，应选择有抗病毒功效的食物。

肝在中医五行当中属木，它的功能就像树木生长时的情形，春天草木萌发，焕发生机，正是肝气最足、肝火最旺的时候。这时候人最容易生气发火。如果再不注意休息，就会出现大李那种情况，严重影响自己的健康。

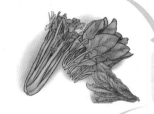

1. 多吃些甜食，能加强脾的功能。可适当食用人枣、红糖、胡萝卜、洋葱、芹菜和韭菜等

2. 进入春季要多吃新鲜蔬菜，如菠菜、荠菜、芹菜和油菜等。注意水果不能代替蔬菜

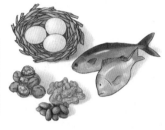

3. 除了谷类外，应选用黄豆、芝麻、花生、核桃和杏仁等食物，鸡蛋、鱼、虾、兔肉和豆制品等食物能增强人体耐寒力

4. 油菜、辣椒、小白菜、菠菜、胡萝卜、南瓜、豆类、蛋黄和水果等可提高人体免疫力

5. 肝胆是相表里的，肝脏的火气要借助胆经的通道才能往外发，所以很多人会莫名其妙地感到嘴苦、肩膀酸痛、偏头痛、乳房及两肋胀痛、臀部及大腿外侧疼痛。按摩肝经上的太冲穴，就可以起到止痛的效果。因为出现上述疼痛的地方就是胆经的循行路线，通过胆经来抒发肝之郁气，是最为顺畅的

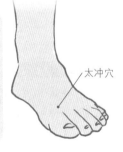

太冲穴

此外，春天阳气萌生，肝火旺盛，人体的阳气开始不断地往外宣发，皮肤毛孔也会舒展开。这时很容易感染风寒，因此很多人都会染上咳嗽，尤其是夜里咳嗽不止。这是因为肺属金，正好可抑制肝火（肝属木）的宣发（金克木），但春天是木旺之时，肝气最强大，任谁也抑制不了，于是就出现了"木火刑金"的情形。此时肺脏外有风寒束表，宣发功能受阻，内有肝火相逼，火气难发，于是只有借咳嗽来排解内火和外寒。所以，春天千万不要少穿衣服，以免着凉，导致久咳不止。老百姓常说要"春捂

秋冻"就是这个原因。

春天，还容易有其他症状产生。有人经常会腿抽筋，有人经常会腹泻，有人经常困倦，这又是一种情形，就是"肝旺脾虚"。五行中肝属木，脾属土，二者有相克的关系。肝气过旺，气血过多地流注于肝经，脾经就会相对显得虚弱，脾主血，负责运送血液灌溉到周身，脾虚必生血不足，运血无力，造成以上诸般症状。这时可以服用红枣、山药薏米粥以健脾养血。脾血一足，肝脾之间就平和无偏了，这些症状也就能得到缓解了。

柴胡疏肝解郁效果好

中医认为，柴胡性凉、味苦，微寒，入肝、胆二经，具有和解退热、疏肝解郁、升举阳气的作用，常用以治疗肝经郁火、内伤胁痛、疟疾、寒热往来、口苦目眩、月经不调、子宫脱垂、脱肛等症。《本草纲目》记载其"治阳气下陷，平肝、胆、三焦、包络相火"。《神农本草经》则说其"去肠胃结气，饮食积聚，寒热邪气，推陈致新"。黛玉平日肝气郁结，脾胃不健，故用黑逍遥，用鳖制柴胡，养肝阴，疏肝郁，抑制柴胡升提之性，可谓用药精当。

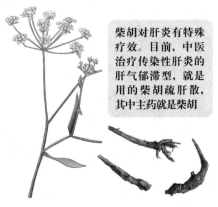

柴胡对肝炎有特殊疗效。目前，中医治疗传染性肝炎的肝气郁滞型，就是用的柴胡疏肝散，其中主药就是柴胡

柴胡还组成许多复方，如：小柴胡汤为和解少阳之要药；逍遥散能治疗肝气郁结所致的胸胁胀痛、头晕目眩、耳鸣及月经不调；补中益气汤主药有柴胡、天麻、党参、黄芪等，能治疗气虚下陷所致的气短、倦怠、脱肛等症；柴胡疏肝散还能治疗乳腺小叶增生症。

但肝阳上亢、肝风内动、阴虚火旺或气机上逆者忌用或慎用。

柴胡粥疏肝解郁

材料：柴胡 10 克，大米 100 克，白糖适量。

做法：将柴胡择净，放入锅中，加清水适量，水煎取汁，加大米煮粥，待熟时调入白糖，再煮一、二沸即成，每日1～2剂，连续服用3～5天。

功效：和解退热，疏肝解郁，升举阳气。适用于外感发热、少阳寒热往来、肝郁气滞所致的胸胁乳房胀痛、月经不调、痛经、脏器下垂等。

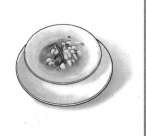

当然，除了在饮食上调整肝气外，还可以运用我们自身的大药——经络。太冲穴是肝经上最重要的穴位，是治疗各类肝病的特效穴位。太冲穴能够降血压，平肝清热，

清利头目，和菊花的功效非常相似，而且对女性的月经不调也很有效，所以刺激它可以疏肝解郁，还可以使偏旺的肝火下降。

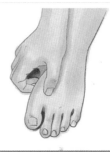

太冲穴在足背上第一、二脚趾缝向上大约有两指宽的地方，在两个骨头之间，按下去有很强的酸胀或胀疼感。刺激太冲穴的最佳时间是春季，因为在五行中，肝属木，而木与春季对应，春季是万物生发的季节，肝木之气上升，这个时候多揉两侧太冲，泻肝火，可以有效预防脑血管疾病。当然，在夏、秋、冬三季按揉太冲穴也有不错的效果

具体操作方法：21～23点是肝经经气运行最旺的时辰，每天这个时候先用热水泡脚，然后按揉两侧太冲，每穴5分钟，以出现酸胀或者胀疼之感为度。按揉时右脚顺时针旋转，左脚逆时针旋转。坚持一段时间，肝气郁结的症状就会慢慢消失

每天一杯三七花，保肝护肝全靠它

三七花具有保肝明目、降血压、降血脂、生津止渴、提神补气之功效。食用方法简便，可用开水泡饮，或同茶共同泡饮，每次4～6朵；每天一杯三七花，不仅保肝，而且可治疗多种疾病。

1. 高血压病	将三七花、槐花、菊花各10克混匀，分3～5次放入瓷杯中，用沸水冲泡，温浸片刻，代茶饮用
2. 急性咽喉炎	将三七花3克与青果5克，盛入瓷杯中，冲入沸水泡至微冷时，可代茶饮。每日按此比例泡3次饮用
3. 清热、平肝、降压	将三七花10克揉碎，用开水冲泡，代茶饮
4. 眩晕	将三七花10克与2个鸡蛋同煮至熟，捞出蛋敲碎壳，再次放入煮30分钟，食蛋饮汤，可分两次食饮
5 耳鸣	将三七花5～10克与酒50克混匀，入锅中放水煮沸，待冷食用。连服1周为1个疗程

三七花不仅可代茶饮，而且能做成美味的食物。

① 三七花茄汁香蕉

材料：香蕉500克，干三七花末5克，番茄酱150克，全蛋淀粉、白糖、油、精盐、苏打粉、湿淀粉各适量。

做法：香蕉去皮，切成滚刀块，加全蛋淀粉、苏打粉、精盐蘸裹均匀，干三七花末泡软备用；净锅加油，烧至六成热时，投入蘸裹均匀的香蕉块，炸至外皮酥脆、色泽呈金黄时捞起，滗去余油；锅内留底油，下入番茄酱、白糖、泡软的三七花末翻炒，待白糖融化后，用湿淀粉勾芡，然后投入炸好的香蕉块，推匀起锅即可。

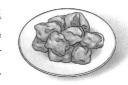

功效：清热平肝，消炎降压，润肺止咳，开胃滑肠。

②三七花煮鹅肝汤

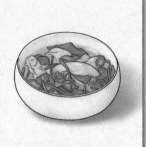

材料：三七花 10 克，鹅肝 150 克，绿菜心 50 克，姜葱汁 30 克，湿淀粉 25 克，高汤、香油、鸡精、胡椒粉、精盐各适量。

做法：鹅肝切成片，加精盐、胡椒粉、湿淀粉拌匀入味；绿菜心洗净备用；汤烧沸，下姜葱汁、精盐、三七花、鹅肝片，至鹅肝片断生时，下绿菜心、鸡精推匀，起锅盛入汤碗内，淋香油即可。

功效：补肝平肝，清热明目，降压降脂。

日食荔枝三五颗，补脾益肝效果佳

荔枝因为四大美人之一杨贵妃的喜爱而声名煊赫。也许大家应该想想，杨贵妃吃荔枝，究竟是喜爱它清甜的味道，还是压根儿就是把它当作美容必需品而食用的呢？从中医的理论上看，荔枝确实具有让面部皮肤红润，并使头发乌黑的效果。

荔枝，从产地来说，得离火之气较多，所以能补益人体内的离火。

《本草纲目》记载，它能"补脾益肝，生津止渴，益心养血，理气止痛"。它主治烦渴、顽固性呃逆、胃寒疼痛、肿瘤、疮疡、恶肿、牙痛、崩漏、贫血、外伤出血等病症，还能明显改善失眠、健忘、慢性疲劳等症状，更能增强人体免疫力，降血糖，有糖尿病的朋友可以多吃。

老人五更泻或有口臭者吃 3 ~ 5 天的荔枝粥，症状就可以得到改善。做法：干荔枝 5 ~ 7 枚去壳，粳米或糯米 50 克同入锅，加适量水煮成稀粥。此粥晚餐食用，具有温阳益气、生津养血的功效。

普通人每次食用荔枝不要过量，少吃一点儿，觉得身体舒服就好。

荔枝很甜，但仍有人吃后会出现低血糖的症状，所以，高血糖的患者不要对甜食过于紧张，像荔枝这样的美味水果，偶尔吃些，对身体是没有伤害的。

荔枝除了生吃之外，还有很多风味独特的吃法，如把荔枝做成美味的菜肴：

①百合荔枝

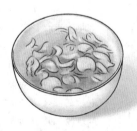

材料：鲜荔枝 400 克，红百合花、白百合花各一朵，冰糖适量。

做法：荔枝去皮，红、白色百合花用清水洗净；将白色百合花和去皮荔枝投入冰糖同烧至汁浓；再下入红百合花即可。

功效：百合性微寒，味甘，与荔枝一起烹制具有养颜、安神、润肺、止咳的功效。

②荔枝红枣汤

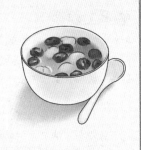

材料：荔枝干7只，红枣7只，红糖适量。

做法：将荔枝去壳，与红枣一起放入小锅内，加水上火，焖煮成汤，再加红糖稍煮即成，饮汤食果。

功效：荔枝有补脾益肝、悦色、生血养心的功效；红枣有安中益气作用。二者同煮成汤，相辅相成，每日食1次，连食数日，有补血作用。

玉米是清湿热、理肝胆的宝石

玉米原产于南美洲。在7000年前，南美洲的印第安人就已经开始种植玉米了。西欧殖民者入侵美洲后，发现了玉米这种适合旱地种植的粮食作物，于是将其种子带回了欧洲。这样，玉米就在亚洲和欧洲传播开了。玉米传入中国大约是在16世纪中期，也就是明代的时候。18世纪时，玉米又传到了印度。到现在，玉米遍布世界各大洲，也已经成为人们餐桌上非常熟悉的食物了。

中医认为，玉米味甘性平，具有调中开胃、益肺宁心、清湿热、利肝胆、延缓衰老等功效。新鲜玉米的前端，总是垂着一缕长长的须，通常被称作玉米须。玉米须对肾病、糖尿病有很好的治疗效果。也有医家说，慢性肾炎患者每天用60克玉米须煎汤服用，早晚两次，持续半年，疗效颇好。此外，玉米须性平微温，利尿、泻热、平肝、利胆，曾多次被用于治疗肝方面的疾病。

用玉米须煮汤，有一种淡淡的清甜味道，可滋养身心。《岭南采药录》中还记载了一个方子，即用玉米须和猪肉一起炖汤服用，可以防治糖尿病。另外，玉米还是有待开发的健脑食品。

下面给大家推荐几款玉米菜肴的做法：

①玉米排骨汤

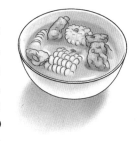

材料：玉米、猪肉排、葱、姜。

做法：选择猪肉排是因为既可以喝汤，又可以吃肉，而且不需要花太多的时间炖汤，将排骨剁成块状，长短随意；玉米去皮、去丝，切成小段。姜块切出一两片，葱打结；肉排入锅，加水煮开，滚一滚，煮出血污浮沫，倒掉水。砂锅内重新放清水，将排骨、姜、葱一起放入锅中，滴入少许白酒，点火，待砂锅内水煮开后，转小火煲约30分钟，再放入玉米，一同煲制10～15分钟；煲好后去掉姜片、葱结，加入适量的盐调味即可。

② 豌豆烩玉米

材料：豌豆、玉米、草鱼、鸡肉、胡萝卜、盐、料酒、胡椒粉、淀粉、葱、姜、蒜、香油。

做法：将豌豆粒、玉米粒解冻，分别用沸水焯一下备用，胡萝卜洗净去皮切小丁，鱼肉洗净切小丁，加盐、料酒、胡椒粉、淀粉上浆，鸡肉切小丁备用，葱、姜、蒜切末；炒锅倒油烧至三成热，下入上好浆的鱼肉滑熟捞出，再把鸡肉用同样的方法滑散捞出；锅内注入油，下入葱、姜、蒜末炒香，烹料酒，放入胡萝卜丁、玉米粒、豌豆粒炒熟，再放入鸡肉、鱼肉、清汤，加盐调味，用水淀粉勾芡，淋入香油，即可出锅。

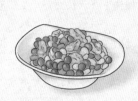

对付脂肪肝，三分治加七分养

近年来，随着人们生活水平的不断提高，脂肪肝发病率呈上升趋势，我们应认识到脂肪肝的危害。饮食会导致脂肪肝，同样，脂肪肝也可以通过平衡膳食来预防和控制。

李时珍在《本草纲目》中介绍了许多舒肝和气的食物，下面，我们来看看脂肪肝患者吃些什么才能有效去脂护肝。

① 玉米须冬葵子赤豆汤

材料：玉米须60克，冬葵子15克，赤小豆100克，白糖适量。

做法：将玉米须、冬葵子煎水取汁，入赤小豆煮成汤，加白糖调味。分2次饮服，吃豆，饮汤。

功效：有舒和肝气、消痰化浊之功。

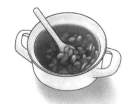

② 山楂茶

材料：生山楂30克。

做法：将山楂加水煎汤，代茶饮用。每日2剂。

功效：散瘀，消积化滞。

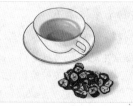

③ 荷叶粥

材料：鲜荷叶1大张，粳米50克，冰糖适量。

做法：将荷叶洗净切丝，加水煎汤，去渣，放入洗净的粳米煮为稀粥，调入冰糖服食。每日1剂。

功效：清热解暑，升助脾阳，散瘀止血。

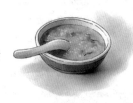

④乌龙茶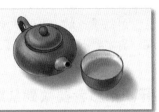

材料：乌龙茶3克，冬瓜皮10克，山楂10克。

做法：将山楂和冬瓜皮煎汤，去渣，用汤冲泡乌龙茶饮用。

功效：此茶能消脂减肥，对肥胖型脂肪肝患者有良效。

	防治脂肪肝的民间验方
1	白萝卜200克，切丝；鲜茼子秆100克，切段。植物油80毫升，烧热后放花椒20粒，待炸焦后捞出，加白萝卜煸炒，烹入鸡汤少许，炒至七成熟时加茼子秆、食盐、味精，出锅前用淀粉勾芡，淋香油少许，即可食用。适用于脂肪肝或肝病兼有胸腹胀满、痰多的患者
2	西瓜皮200克，刮去蜡质外皮，洗净；冬瓜皮300克，刮去绒毛外皮，洗净；黄瓜400克，去瓤，洗净。均切成条块或细丝，用盐腌12小时后，取出三皮加味精、香油食用。对脂肪肝或肝病口臭、小便不利有功效
3	紫菜蛋汤：紫菜10克，鸡蛋1只，按常法煮汤
4	冬瓜皮、西瓜皮、黄瓜皮洗净一同入锅，加入适量水，熬煮取汁当茶饮。有利水消肿之功效
5	金钱草砂仁鱼：金钱草、车前草各60克，砂仁10克，鲤鱼1尾，盐、姜各适量。将鲤鱼去鳞、鳃及内脏，同其他三味加水同煮，鱼熟后加盐、姜调味
6	黄芝泽香饮：黄精、灵芝各15克，陈皮、香附各10克，泽泻6克。将以上各味加水煎煮，取汁。分2～3次饮服
7	当归郁金楂橘饮：当归、郁金各12克，山楂、橘饼各25克。将上述4味同加水煎煮取汁。分2～3次饮服

最后，大家还要注意下脂肪肝的饮食禁忌。食疗很重要，但是脂肪肝患者还应注意，不要因为疏忽而吃错了食物，否则不仅会让食疗的功效大打折扣，还会加重病情。

	脂肪肝患者注意事项
1	少食刺激性食物，如葱、姜、蒜、辣椒、胡椒等；严禁喝咖啡和含酒精的饮料
2	少用油煎、炸等烹饪方法，多用蒸、煮、炖、熬、烩等方法
3	不宜食用蔗糖、果糖等纯糖食品
4	不宜食蛋黄、甲鱼、葵花子
5	低脂低糖低盐饮食：选用脱脂牛奶，烹调时尽量选用植物油，少食动物内脏、鸡皮、肥肉、鱼籽、脑髓等高脂肪、高胆固醇的食物，少食煎炸食物，少吃甜食，每天盐的摄入量控制在5克之内
6	晚餐不宜吃得过饱，睡前不要加餐
7	忌用动物油；植物油的总量也不能超过20克。忌食煎炸食品

除了食疗，我们还可以用经络来治疗脂肪肝，三焦经当令之时，按揉肝俞穴和期门穴各5～10分钟。坚持三个月的食疗加按揉穴位，配合每天练习脊柱调息法，脂

肪肝会得到明显的改善。

　　肝就像我们家里的抽油烟机，是帮助人体排出毒素的，如果抽油烟机里布满油垢，肯定就不能再抽油烟了。你只要像擦洗抽油烟机一样，使其干净无污物就行了。

肝硬化患者要做到从细节爱惜自己

　　肝硬化是指由一种或多种原因，肝脏长期或反复受到伤害，导致广泛的肝实质受损，肝细胞坏死，纤维组织增生，肝正常结构紊乱，肝质变硬的一种疾病。肝硬化患者如果不重视自己所患的疾病，就可能患上肝癌。"逆水行舟，不进则退"是对肝病最恰如其分的比喻。所以，我们要关注肝脏，从生活的一点一滴做起，以达到预防的目的。

1. 肝硬化患者不宜长期服化学药物

病理解剖发现，肝硬化的肝脏发生了弥漫性的肝细胞变性、坏死、再生、炎症细胞浸润和间质增生。因此，肝硬化患者的肝脏，解毒以及合成肝糖原和血浆蛋白的功能下降了。此时如果病人还口服化学药物，肝细胞变性、坏死、再生、炎症细胞浸润和间质增生的过程就会加速。这就是许多肝硬化病人越治越坏的原因

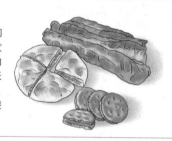

肝硬化患者注意事项

4. 肝硬化需要食疗

伴随肝硬化疼痛的时常还有全身虚弱、厌食、倦怠和体重减轻等症状。要调节这些症状，主要还是要靠饮食。肝硬化患者的饮食以低脂肪、高蛋白、高维生素和易于消化的饮食为宜，应做到定时、定量、有节制。早期可多吃豆制品、水果、新鲜蔬菜，适当进食糖类、鸡蛋、鱼类、瘦肉；当肝功能显著减退并有肝昏迷先兆时，应对蛋白质摄入适当加以控制，提倡低盐饮食或无盐饮食

2. 肝硬化患者不能吃硬食

比如油条、饼干、烙饼等，因为它们易引起食道静脉曲张。食管镜可以发现，食道壁上趴着许多像蚯蚓一样的东西，这就是曲张的静脉。这些曲张的静脉一碰就破，破了就要大出血，这是肝硬化病人最危险的并发症。避免大出血的唯一办法就是不吃硬东西

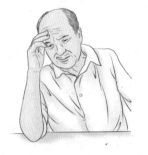

3. 肝硬化患者不宜动怒

快乐可以增加肝血流量，活化肝细胞。而怒气不仅伤肝，也是古代养生家最忌讳的一种情绪："怒气一发，则气逆而不顺。"动不动就想发脾气，在中医里被归类为"肝火上升"，意指肝管辖范围内的自律神经出了问题。在治疗上，一般会用龙胆泻肝汤来平肝熄火。通过发泄和转移，也可使怒气消除，保持精神愉快

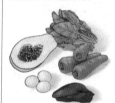

　　另外，肝硬化患者在饮食方面也应该有所禁忌。一般来说，肝硬化患者应禁食酒、坚硬生冷食物和刺激性食物，也不宜进食过热食物，以防并发出血；胆汁性肝硬化患者应禁食肥腻、多脂和高胆固醇食物；有腹水时忌盐或低盐饮食；昏迷时，应禁蛋白质；食道静脉曲张时忌硬食，应给流质或半流质食物；消化道出血时应暂时禁食，以静脉补充营养。

① **软肝药鳖**

材料：鳖 1 只，枸杞子 50 克，淮山药 50 克，女贞子 15 克，熟地 15 克，陈皮 15 克。

做法：将众多食材一并放入锅中，加水煎汤，鳖熟后去药渣，加调料食用即可。

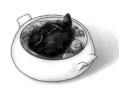

② **牛肉小豆汤**

材料：牛肉 250 克，赤小豆 200 克，花生仁 50 克，大蒜 100 克。

做法：混合加水煮烂，空腹温服，分两天服完。连服 20 ～ 30 天。

功效：滋养，利水，除湿，消肿，解毒，治疗早期肝硬化。

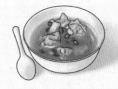

清肝饮食，让肝炎乖乖投降

肝炎是一种严重的传染病，而且是众多严重传染病中最为常见的一种，它通常被分为 5 种类型：甲型肝炎、乙型肝炎、丙型肝炎、丁型肝炎、戊型肝炎。其中，甲型肝炎和乙型肝炎是最常见的肝炎种类。

休息和补充营养是肝病患者的治疗手段。俗语说："三分治七分养"。因为药物所起的作用是有限的，而且，只有在保证了足够的休息和营养的基础上，药物才可能发挥其应有的作用。

要防治肝炎，可从以下方面入手：

	防治肝炎饮食方面的工作
1	采用高蛋白低脂肪的饮食
2	合理补充蛋白质。多吃鱼、虾、鸭、去皮鸡肉、牛奶、黄豆、玉米、糯米、菜花，少吃带皮鸡肉、瘦肉、高脂纯牛奶、牛肉、羊肉、兔肉等。植物性蛋白质，如豆制品、豆角、花生、芝麻、干果、玉米、谷类、瓜果等，对人体非常有益
3	常服蜂产品。蜂蜜具有滋补强壮作用，能兴奋造血功能，调节心血管功能，还有抗菌、降血糖、抗癌、抗溃疡作用，能促进损伤组织的再生，有利于创伤组织的愈合
4	喝酸奶。酸奶成分中的乳酸杆菌进入人体肠道内，可繁殖生长，抵制和杀灭肠道内的腐败菌
5	多吃西瓜。西瓜，性寒，具有清热解暑，除烦止渴，利尿降压的作用，所含的蛋白酶，可把不溶性蛋白质转化为可溶性蛋白质，因此对肝炎病人非常适合，是天然的治肝炎的食疗"良药"
6	适当饮茶。中医认为茶叶具有生津止渴、清热解毒、祛湿利尿、消食止泻、静心提神的功能。研究表明，茶叶中含有 400 多种化学物质，可以治疗放射性损伤，对保护造血机制，提高白细胞数量有一定功效。茶叶还可用以治疗痢疾、急性胃肠炎、急性传染性肝炎等病
7	补充营养：维生素 C，每天 3000 ～ 5000 毫克；维生素 B_{12} 及叶酸。研究表明，维生素 B_{12} 及叶酸，可以缩短疾病的恢复时间；钙及镁，每天 1500 ～ 1000 毫克

下面再给大家推荐几款调理肝炎的食谱：

① 田鸡煲鸡蛋

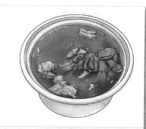

材料：田鸡 30 ~ 60 克，鸡蛋 2 个。

做法：将二者一起入锅同煲，饮汤吃蛋。

功效：具有清热利湿、退黄疸、滋阴润燥、扶正化邪等功效。

② 枸杞蒸鸡

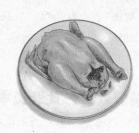

材料：枸杞子 15 克，母鸡 1 只（约重 1250 克）。

做法：将母鸡在鸡肛门部开膛，挖去内脏，去毛洗净。枸杞洗去浮灰，装入鸡腹内，然后放入钵内（腹部向上），摆上姜、葱，注入清汤，加盐、料酒、胡椒面，隔水蒸 2 小时取出，拣去姜、葱，调好口味即成。食用枸杞子和肉，多喝鸡汤。每日 2 次，分 4 ~ 6 次吃完。

功效：补脾益肾，养肝明目。主治慢性肝炎、肝肾阴虚、脾失健运。症状为肝区隐痛、头晕目眩、视物昏花、食欲不振、腿膝酸软无力。

拨开胆囊炎的层层迷雾

　　生活中有些人会偶尔感觉右上腹隐隐作痛，就怀疑是肝出了问题。于是去医院花了上百元做乙肝五项、肝功能、肝 B 超检查，结果却显示他的肝没有任何问题。回到家之后，疼痛还是没有任何好转，有的甚至更加厉害。这是怎么回事呢？这样的情况，大多数是因为得了胆囊炎，很多人却误认为是肝有问题。下面我们就来拨开胆囊炎的重重迷雾，让这些患者不再迷茫。

　　胆石症发病的高峰年龄为 40 ~ 50 岁，40 岁左右的妇女更多。我国胆囊炎的发病率呈逐年上升趋势，但大多数胆囊炎都与胆囊结石密切相关。它们犹如一对孪生兄弟，常常并存。

　　胆囊炎可分为急性和慢性，是细菌性感染或化学性刺激引起的胆囊炎性病变，与胆石症常常共同存在。胆囊炎患者应该注意饮食，食物以清淡为宜，少食油腻和炸、烤食物，保持大便畅通，多走动，多运动。要做到心胸宽阔，心情舒畅。坚持如此，并进行适当的饮食治疗，对胆囊炎能起到良好的防治作用，饮食治疗的目的是清除促进胆囊炎发病的因素和保持胆汁排泄的通畅。

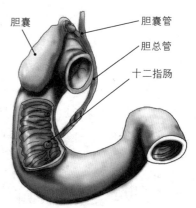

胆囊

胆囊管

胆总管

十二指肠

胆囊示意图

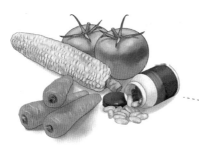

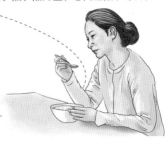

2. 饮食原则

急性胆囊炎：禁食，静脉输液维持营养；疼痛减轻时给低脂、低胆固醇、高糖流食。慢性胆囊炎：应选用低脂、低胆固醇半流食；全日脂肪限量为 20 ~ 30 克，并将脂肪分散在各餐中，不可集中于一餐；食物烹饪以炖、烩、蒸、煮为主，忌用油煎、炸食物

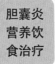

胆囊炎营养饮食治疗

1. 补充维生素

维生素 A 能保持胆囊上皮细胞组织的健全，防止细胞脱落。含维生素 A 的食品很多，如西红柿、胡萝卜、玉米、鱼肝油等。特别是胡萝卜，既能利胆，又能帮助脂肪的消化吸收

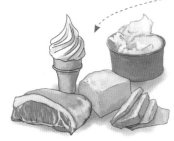

3. 控制高脂肪饮食

胆道疾病的发作常发生在饱餐（尤其是油腻食物）后的晚上或清晨，这是因为消化脂肪需要大量的胆汁，而患本病者由于胆囊的炎症及胆结石的存在，在胆囊急速收缩时会产生疼痛，如遇结石梗阻，则绞痛更为剧烈，并伴有恶心、呕吐。慢性胆囊炎患者在过食脂肪后，会出现隐痛，并有消化不良的表现，如嗳气、腹胀、厌食油腻等。故患本病者每日脂肪量应限制在 40 克和 50克之间，应禁食肥肉、猪油、黄油、奶油等，最好用植物油

胆囊炎患者也可以用民间的拔罐疗法来疗养，这是一种天然的治疗方法，无毒副作用

治胆囊炎按摩拔罐法

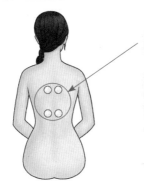

取穴：胆俞

治法：先在胆俞穴上拔罐，留罐 10 ~ 15 分钟。起罐后，用右手拇指在胆俞上用力按摩 15 分钟。

疗程：每天 1 次，6 次为 1 个疗程。

清胆利湿，食物是胆结石最佳的"溶解剂"

"胆绞痛，要人命"，这是对胆结石发作起来的苦痛的最佳描述。胆囊内胆固醇或胆红素结晶形成的一粒粒小团块就是胆结石，主要是因为人体内胆固醇和血脂过高形成的。胆结石平时可能无明显症状，但当结石异位或嵌顿在胆管时，就会开始发作，主要于晚餐后出现胆绞痛、胀痛，一般在中上腹或右上腹，向右肩放射，并伴有恶心呕吐、发热、黄疸等症状。

预防胆结石应注意饮食调节，膳食要多样化，此外，富含维生素 A 和维生素 C 的蔬菜和水果、鱼类及海产类食物则有助于清胆利湿、溶解结石，应该多吃。每晚喝一杯牛奶或早餐进食一个煎鸡蛋，可以使胆囊定时收缩，排空，减少胆汁在胆囊中的停留时间，有效预防胆结石。坚果类食物也是预防胆结石的绝佳选择。

胆结石患者在饮食上要注意降低胆固醇和血脂，逐步溶解或引导排除结石。多补充维生素 E、维生素 A、维生素 C 和高纤维，多吃粗粮、水果蔬菜和动物内脏等食物。

胆结石患者绝对不能吃内脏、蛋黄等富含胆固醇的食物；禁食马铃薯、地瓜、豆类、洋葱等容易产生气体的食物；脂肪含量多的高汤也在禁忌之列；少吃生冷、油腻、高蛋白、刺激性食物及烈酒等易助湿生热，使胆汁淤积的饮料；加工食品和高糖分的食物也要避免进食。

下面为胆结石患者推荐两款食谱：

① 清蒸鲑鱼

材料：鲑鱼 1 片（300 克），葱 60 克，姜、蒜、辣椒各 20 克，酒、水、生粉各 1 大匙，盐 1 / 2 小匙，蚝油、胡椒粉、糖各 1 小匙。

做法：鲑鱼洗净用调味料腌 15 分钟。葱切丝，蒜切片，辣椒切丝，取一半的量铺盘底，再把腌好的鱼放上。鱼表面淋上调匀的蚝油、胡椒粉、糖、酒、水等调味料，将剩余的葱丝等铺上，送入蒸笼大火蒸 10 分钟，用筷子刺鱼肉，不沾筷即可食用。

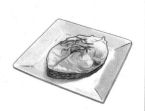

功效：清蒸鲑鱼能降低胆固醇，预防胆结石，滋味十分鲜美。

② 豆薯拌番茄

材料：豆薯（又称凉薯）200 克，大番茄 100 克，金橘酱 3 大匙，黑芝麻少许。

做法：将番茄、豆薯洗净切条状，放入容器里头。加入金橘酱、黑芝麻拌匀，凉拌 2 小时后即可食用。

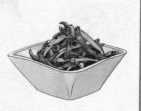

功效：清清凉凉的凉拌食谱，不但能消暑，还能预防胆结石、降低胆固醇。

胆结石、胆囊炎患者在饮食过程中应该注意以下 7 个要点：

1	饮食规律，忌暴饮暴食	5	多吃蔬菜、水果，保持大便通畅
2	优化进食环境	6	少吃辛辣品，禁饮酒
3	材料新鲜，烹调合理	7	控制脂肪，摄取蛋白质。
4	控制与维持体重		

第4节

水生木，相应肾——肾主生发

肾为先天之本，藏经纳气，为身体提供原动力

　　肾，俗称"腰子"，作为人体一个重要的器官，是人体赖以调节有关神经、内分泌、免疫等系统的物质基础。肾是人体调节中心，人体的生命之源，主管着生长发育，衰老死亡的全过程。

　　《黄帝内经》说："肾者，作强之官，技巧出焉。"这就是在肯定肾的创造力。"作强之官"，"强"，从弓，就是弓箭，要拉弓箭首先要有力气。"强"就是特别有力，也就是肾气足的表现，其实我们的力量都是从肾来的，肾气足是人体力量的来源。"技巧出焉"是什么意思呢？技巧，就是父精母血运化胎儿。这个技巧是你无法想象的，是由父精母血来决定的，是天地造化而来的。

　　肾的功能主要有四个方面：主藏精、主水液代谢、主纳气、主骨生髓。

1. 肾藏精，主生长发育和生殖

肾的第一大功能是藏精。精分为先天之精和后天之精。肾主要是藏先天的精气。精是维持生命的最基本的物质，基本上是呈液态的，所以属水，因而肾精又叫肾水。肾还主管人的生殖之精，是主生殖能力和生育能力的，肾气的强弱可以决定生殖能力的强弱

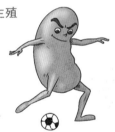

《内经·上古天真论》云："女子……七七，任脉虚，太冲脉衰少，天癸竭，地道不通，故形坏而无子也。丈夫八岁，肾气实，发长齿更……五八，肾气衰，发堕齿槁……而天地之精气皆竭矣。"

在生、长、壮、老的各个阶段，人体生理状态的不同，取决于肾中精气的盛衰，故《素问》说："肾者主蛰，封藏之本，精之处也。"平素应注意维护肾中精气的充盛，维护机体的健康状态

中医学认为，当生殖器官发育渐趋成熟时，肾中精气充盛。此时会产生一种叫天癸的物质，它可以促进人体生殖器官发育成熟和维持人体生殖功能

2. 肾主管水液代谢

《素问·逆调论》："肾者水脏，主津液。"这里的津液主要指水液。中医学认为人体水液代谢主要与肺、脾、肾有关，其中肾最关键。肾虚，气化作用失常，可发生遗尿、小便失禁、夜尿增多、尿少、水肿等症

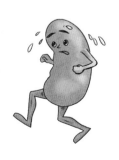

3. 肾主纳气

《医碥》载："气根于肾，亦归于肾，故曰肾纳气，其息深深。"气从口鼻吸入到肺，故肺主气。肺主的是呼气，肾主的是纳气，肺所接收的气最后都要下达到肾。肾不纳气，则呼吸浅表，或呼多吸少，动则气短

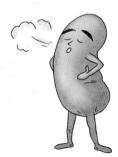

4. 肾主骨生髓

《素问·痿论》说："肾主身之骨髓。"《病机沙篆》指出："血之源在于肾。"《侣山堂类辨》认为："肾为水脏，主藏精而化血。"这里的髓包括骨髓、脊髓、脑髓。老年人常发生骨质疏松，就与肾虚，骨骼失养有关。中医认为血液生成的物质基础是"精"和"气"，精包括水谷精微和肾精，气是指自然之清气。慢性肾衰患者常出现肾性贫血，就与肾虚密切相关

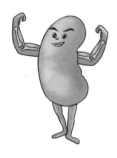

中医学认为，肾是先天之本，也就是一个人生命的本钱。肾中精气是构成人体的基本物质，与人体生命过程有着密切的关系。人体每时每刻都在进行新陈代谢。肾脏将这些有害物质通过尿排出体外，以调节机体水、电解质和酸碱的平衡，保持生命活动的正常进行。所以，要保持健康，延缓衰老，应保护好肾脏功能

五味五色入五脏：肾喜黑，耐咸

我们来看看五色五味食物如何养护我们的肾脏。

肾色为黑色，属冬天。黑色的食品有益肾、抗衰老的作用。冬季适宜养肾。因此，冬天应适当多吃黑桑葚、黑芝麻、黑米、黑豆、何首乌、熟地等黑色食品，它们都有补内益气、固肾延年的作用。特别是机体渐渐出现衰退现象的中老年人，应该多选食黑色食物。吃的食物越黑越健康，对于补肾尤其重要。中医理论也认为黑色食物滋养肾脏。黑色食物一般含有丰富的微量元素和维生素。我们平时说的"黑五类"，包括黑米、黑豆、黑芝麻、黑枣、黑荞麦，就是最典型的代表。

"黑五类"个个都是养肾的"好手"。这五种食物一起熬粥，更是难得的养肾佳品。

1. 黑米

也被称为"黑珍珠"，含有丰富的蛋白质、氨基酸以及铁、钙、锰、锌等微量元素，有开胃益

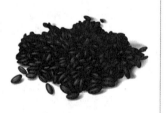

中、滑涩补精、健脾暖肝、舒筋活血等功效，其维生素 B_1 和铁的含量是普通大米的 7 倍。冬季食用对补充人体微量元素大有帮助，用它煮八宝粥时不要放糖

2. 黑荞麦

可药用，具有消食、化积滞、止汗之功效。除富含油酸、亚油酸外，还含叶绿素、卢丁以及烟酸，有降低体内胆

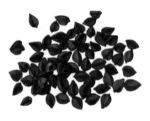

固醇、血脂和血压，保护血管功能的作用。它在人体内形成血糖的峰值比较延后，适宜糖尿病人、代谢综合征病人食用

3. 黑枣

有"营养仓库"之称的黑枣性温味甘，有补中益气、补肾养胃补血的功能；含有蛋白质、糖类、有机酸、维生素和磷、钙、铁等营养成分

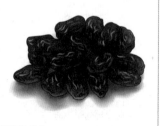

4. 黑豆

黑豆被古人誉为"肾之谷"，黑豆味甘性平，不仅形状像肾，还有补肾强身、活血利水、解毒、润肤的功

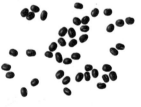

效，特别适合肾虚患者。黑豆还含有核黄素、黑色素，对防老抗衰、增强活力、美容养颜有帮助

5. 黑芝麻

黑芝麻性平味甘，有补肝肾、润五脏的作用，对因肝肾精血不足引起的眩晕、白发、脱发、腰膝酸软、肠燥便秘等有较好的食疗保健作用。它富含对人体有益的不饱和脂肪酸，维生素 E 含量为植物食品之冠，可清除休内自由基，抗氧化效果显著。对延缓衰老、治疗消化不良和治疗白发都有一定作用

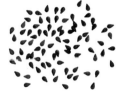

此外，李子、乌鸡、乌梅、紫菜、板栗、海参、香菇、海带、黑葡萄等，都是营养十分丰富的食物。肾不好的人，可以每周吃一次葱烧海参，将黑木耳和香菇搭配在一起炒，或炖肉时放点板栗，都是补肾的好方法。

五味之中，咸味入肾。咸为五味之冠，百吃不厌。咸有调节人体细胞和血液渗透压平衡，保持正常代谢的功效。因此，呕吐、腹泻、大汗之后宜喝适量淡盐水。咸类食物是走骨的，走骨就是走肾。如果病在骨上，就要少吃咸，这样才能把骨养好，把肾养好。

除了在饮食上调理肾脏外，还有一些其他的养护肾脏的小秘诀。在六字诀练习中，肾脏最喜欢"吹"字。

冬养肾，藏阳气保精气

冬季的主气为寒，寒为阴邪，很容易损伤人体内的阳气，阴邪伤阳后，人体阳气虚弱，生理功能受到抑制，就会产生一派寒象，常见情况有恶寒、脘腹冷痛等。另外，冬季是自然界万物闭藏的季节，人体的阳气也要潜藏于内，由于阳气的闭藏，人体新陈代谢水平相应降低，因而需要生命的原动力"肾"来发挥作用，以保证生命活动适应自然界的变化。人体的热量和热量，也就是人们常说的"火力"的总来源是肾，"火力"旺说明肾功能强，生命力也强，反之生命力就弱。

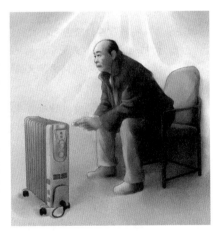

冬天，肾功能正常则可调节机体适应严冬的变化，否则将会导致心脏代谢失调而发病。因此，冬季养生的重点就是"防寒固肾"

中医认为，肾有藏精，主生长、发育、生殖、水液代谢等功能，可称之为"先天之本"。肾精亏损是引起脏腑功能失调、产生疾病的重要因素之一，故许多养生家把养肾作为抗衰老的重要措施。

可以说，人体衰老与寿命的长和短在很大程度上取决于肾气的强弱。《黄帝内经》指出："精者，生之本也"。《寿世保元》云："精乃肾之主，冬季养生，应适当节制性生活，不能恣其情欲，伤其肾精。"

在此，我们为大家推荐几款可以补肾壮阳的食谱。

① 杞鞭壮阳汤

材料：黄牛鞭 1000 克，枸杞 15 克，肉苁蓉 50 克，肥母鸡肉 500 克，花椒 6 克，猪油 30 克，黄酒 20 克，食盐、生姜适量。

做法：先将牛鞭用热水泡至发涨，然后顺尿道对剖成两块，刮洗干净，以冷水漂 30 分钟，待用；枸杞、肉苁蓉洗净后用纱布袋装好扎上口；将牛鞭、鸡肉放入砂锅中，置武火上煮沸，撇去浮沫，加入生姜、花椒、黄酒，用武火煮沸后改用文火炖，炖至六成熟时，用干净纱布滤去汤中的姜、花椒，加入装有枸杞、肉苁蓉的纱布袋，用文火炖至八成熟时，取出牛鞭，切成长 3 厘米的指条形，仍放入锅内，直到炖烂为止；鸡肉取出做别用，药包取出不用，再加食盐、猪油即成。

用法：每周一次，佐餐，食牛鞭喝汤。

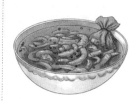

功效：本汤可滋补肝肾，壮阳益精。用于肝肾亏虚、损伤所致的阳痿、遗精、腰膝酸软、头昏耳鸣等。

② 虫草乌鸡

材料：冬虫夏草 10 克，乌鸡 1 只，枸杞 30 克，姜、葱、食盐适量。

做法：将乌鸡宰杀后，除去毛、内脏，洗净后备用；冬虫夏草、枸杞洗净，将冬虫夏草、枸杞、食盐、姜、葱段放入鸡腹中缝合，放入蒸锅中蒸至鸡肉熟烂即可。

用法：佐餐，肉、药同食。

功效：虫草乌鸡最大的特点就是益气补肾。用于肾气亏虚所致的头昏乏力、气短喘促、腰膝酸软、心慌汗多、久咳不愈等。

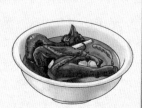

③ 羊肾韭菜粥

材料：羊肾 1 对，羊肉 100 克，韭菜、枸杞子、粳米各适量。

做法：将羊肾对半切开，切成丁状；羊肉、韭菜洗净切碎。先将羊肾、羊肉、枸杞子、粳米放锅内，加水适量，文火煮粥，待快熟时放入韭菜，再煮二三沸，每日食用。

用法：每日 1～2 次，温热食。

功效：补肾气，益精髓。主治肾虚劳损、腰脊疼痛、足膝痿弱、耳聋、消渴、阳痿、尿频、遗溺。《本草纲目》说：《千金》《外台》，深师诸方治肾虚劳损、消渴、脚气，有肾沥汤方甚多，皆用羊肾煮汤煎药，盖用为引向，各从其类是也。"

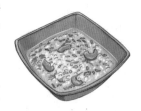

④元宫生地黄鸡

材料：雌乌鸡1只，生地黄、饴糖各250克。

做法：鸡去毛剖开鸡腹，除去肠、胆等内脏，洗净备用。细切生地黄，与饴糖相合调匀，放入鸡腹中，缝合切口。然后将鸡装入盆中，切口朝上，放蒸锅内蒸熟。

用法：空腹食肉后饮汁。不用盐、醋。

功效：滋阴补肾，益气养血。可用于多种气血亏虚、阴阳失调的虚损之证，症见腰背酸困、体倦乏力、盗汗食少、心悸气短、面色少华、唇燥咽干、双目干涩等。

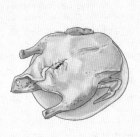

肾为坎卦，卦应水——补肾当属水中之物

按照易理，坎卦对应为水，所以在水中生长的动植物都较多地得了坎水之气，补益人体坎水（肾脏）的效果较好。以下是几种补益人体坎水之肾的动物类食品：

1. 鱼类

坎为水，鱼类生活在水中，得了坎水之气，可以直接补益人体之肾。所以，补肾首推鱼类。鱼可以依据自己的口味烹制，用鱼炖汤喝，滋补效果最好。

①番茄鱼片

材料：草鱼肉200克，番茄50克，油、料酒、淀粉、清水各适量。

做法：将草鱼肉切成厚片，加上料酒、淀粉上浆，放开水锅中汆熟，备用；锅内加适量油烧热，下番茄块炒软。倒入鱼片，加清水焖至八成熟。

功效：番茄可补充维生素C，增强免疫力，鱼肉可提供优质蛋白质、维生素、矿物质等多种营养素。

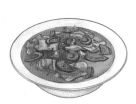

②核桃鳕鱼

材料：鳕鱼400克，核桃2个。葱丝、姜丝、盐、红辣椒丝、料酒各适量。

做法：鳕鱼洗净，将核桃仁取出，切成碎末；鳕鱼放入盘内，上铺葱丝、姜丝、红辣椒丝，再撒上核桃末，放入锅中隔水大火蒸约10分钟；把盐和料酒加在蒸好的鳕鱼上，再用大火蒸4分钟，取出即可。

功效：核桃仁和鳕鱼组合，给脑力成长提供所需的营养，能改善注意力不集中的毛病，对便秘也有一定的改善作用。

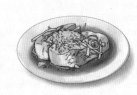

2. 贝类

较鱼类而言，贝壳类物种得坎水之气更多，补益效果更好。贝类一般性寒，鱼类一般性热，我们可以根据自己的体质来选择食用。

① 干贝酱虾仁

材料：虾仁 300 克，新鲜百合半个，青椒半个，鸡蛋 1 个。盐、胡椒粉、淀粉、干贝酱、料酒各适量。

做法：虾仁洗净后沥干水分再拌入盐、胡椒粉、淀粉、料酒腌10 分钟；鲜百合剥片，洗净，青椒去子，切条；虾仁过油，捞出沥干，另用 2 大匙油炒百合和青椒，接着放入虾仁同炒，再放盐和干贝酱，炒匀即可。

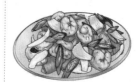

功效：干贝含丰富的钙质，有壮骨的功效，适合成长中的儿童。

② 蛤蜊鸡汤

材料：鸡腿 1 只，蛤蜊 250 克，麦冬、天冬各少许。盐、味精、姜片各少许。

做法：把麦冬、天冬放锅内，加水煮开，小火熬 20 分钟左右，取汤汁备用；把鸡腿洗净切成块，蛤蜊洗净；把鸡块、蛤蜊都放锅内，倒入熬好的麦冬汤，加姜片和适量水，入电锅蒸熟，取出后加盐、味精调味即可。

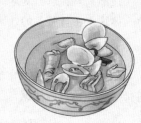

功效：麦冬、天冬具有益气生津的功效，蛤蜊滋阴清热，能促进人体对蛋白质的吸收。

3. 鸭

鸭通常生活在池塘和小河里，以浅水中的螺蛳为主要食物，所以也得了坎水之气，适合体质偏热的人食用。鸭最好清蒸或煮汤，不要经常吃烤鸭。烤鸭经过多种香料的腌制与烘焙，营养功效丧失很多，甚至可能引离火入坎水，过量食用不利健康。

① 清炒鸭片

材料：鸭脯肉 200 克，鸡蛋清 1 个，青椒 150 克。绍酒、精盐、味精、白糖、白汤、葱末、湿淀粉、猪油各适量。

做法：鸭脯肉切成块，用清水洗净沥去水，加精盐、蛋清、湿淀粉上浆，青椒去蒂、去子，切菱形片，入沸水锅余一下，捞出沥去水；将锅置旺火上烧热，加油烧至四成热，投入鸭片滑至嫩熟沥出；锅内留油少许，下葱末、青椒炒透，烹绍酒，加精盐、白糖、味精、白汤，用湿淀粉勾芡，倒入鸭片，淋油炒匀即可。

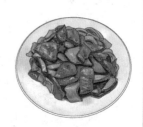

② **核桃鸭子**

材料：核桃仁 200 克，荸荠 150 克，老鸭 1 只，蛋清、玉米粉各少许。味精、料酒、盐、食油、葱、生姜、油菜末各适量。

做法：将老鸭宰杀后用开水氽一遍，装入盆内，加入葱、生姜、食盐、料酒少许，上笼蒸至熟透取出凉凉，去骨，把肉切成两块；把蛋清、玉米粉、味精、料酒、盐调成糊；把核桃仁、荸荠剁碎，加入糊内，淋在鸭子内腔肉上，将鸭子放入油锅内，用温油炸酥，沥去余油，用刀切成长条块，放在盘内，四周撒些油菜末即可。

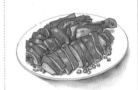

功效：此菜有补肾固精、温肺定喘、润肠壮腰的作用。

中医还认为，除了在饮食上下功夫外，适宜的运动也能改善体质，强壮筋骨，活跃思维，有利于营养物质的消化和吸收，从而使肾气得到巩固。因此，要保护肾气，就要适当地运动。以下专为肾虚患者介绍几种运动：

1. 缩肛功

平卧或直立，全身放松，自然呼吸。呼气时，做排便时的缩肛动作，吸气时放松，反复进行 30 次左右。早晚均可进行。能加快盆腔周围的血液循环，促进性器官的康复，对防治肾气不足引起的阳痿、早泄、女性性欲低下有较好的功效

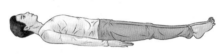

2. 强肾操

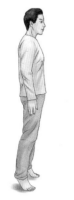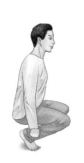

- 两足平行，足距同肩宽，目视前端。两臂自然下垂，两掌贴于裤缝，手指自然张开。脚跟提起，连续呼吸 9 次不落地。
- 再吸气，慢慢曲膝下蹲，两手背逐渐转前，虎口对脚踝。手接近地面时，稍用力抓成拳（有抓物之意），吸足气。
- 憋气，身体逐渐起立，两手下垂，逐渐握紧。
- 呼气，身体立正，两臂外拧，拳心向前，两肘从两侧挤压软肋，同时身体和脚跟部用力上提，并提肛，呼吸。以上程序可连续做多次

3. 手心搓脚心，健肾理气又益智

《五言真经》说道："竹从叶上枯，人从脚上老，天天千步走，药铺不用找。"说明人的健康长寿始于脚。同时，脚心是肾经涌泉穴的部位，而手心是心包经劳宫穴的部位，如果经常用手掌摩热搓脚心，既疏通了肾经，又活络了心包经，可谓一举两得，有健肾、理气、益智的功效

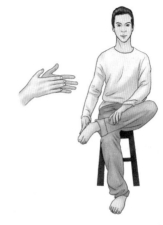

按摩方法：晚上，热水浴脚后，用左手握住左脚趾，用右手心搓左脚心，来回搓 100 次，然后再换右脚搓之

女怕伤肾，女人也需治肾虚

肾虚并不是男人的专利。女性阳气较弱，如果压力过大，饮食不注意预防寒凉，或是长期处于开放着冷气的环境中，更容易患肾虚，很快就会出现精神疲惫、记忆力下降、月经紊乱、反应迟钝、腰酸腿软、皮肤干燥、面容枯槁、骨骼脆弱等症状。

更年期女性肾虚比较常见，表现为失眠多梦、烦躁易怒、脱发、口干咽燥、出现黑眼圈与黄褐斑等"肾阴虚"的症状。年轻女性则多出现"肾阳虚"，由脾阳虚所引起，表现为畏寒怕冷、食欲不振、消化不良、精神萎靡等。

肾虚让女人不再健康美丽，要摆脱肾虚，需要做好三步工作。

1. 辨肾虚之阴阳
中医治疗，讲究对症寻因。而临床上，肾虚又可以分为多种，以肾阳虚、肾阴虚、肾气虚和肾精虚比较多见。虽然同为虚证，它们的症状表现却各有不同。所以，必须先弄清楚各种肾虚之间的区别，选择合适的护肾方法

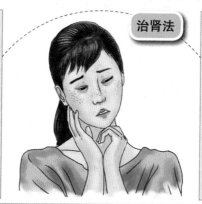

治肾法

2. 为自己设计一套个人护肾方法
从日常生活开始，除了做到劳逸结合，均衡饮食，平时多参与休闲活动、减轻精神压力、释放不良情绪外，多做一些简单的按摩和体操，也能达到护肾健肾的功效。例如经常活动腰部，可使腰部气血循环畅通，使肾气得到不断充养。还可以按摩脚心，脚心的涌泉穴是浊气下降的地方，经常按摩涌泉穴，可益精补肾，强身健体，防止早衰

3. 对症进补
药补不如食补的道理人人都知道，可是面对各种各样的肾虚，又是各有各的补法，所以我们要对症进补。例如，肾阳虚时需补虾、虫草、羊肉、狗肉、麻雀肉、韭菜等；肾阴虚时需补银耳、羊乳、猪脑、猪皮、鸽肉、龟肉、鳖肉、蚌肉、黑大豆、黑芝麻、樱桃、桑葚、山药、枸杞子等

下面，再为女性朋友推荐两道食疗菜肴：

① 鹿茸枸杞猪腰汤

材料：鹿茸 10 克，枸杞子 25 克，猪腰 2 个。

做法：将猪腰去内膜，切碎，然后将猪腰放入锅中，加生姜小
炒至熟，与鹿茸、枸杞子放入锅内隔水炖熟，调味即成
（进食时可加半匙白酒）。每星期可食用 1～2 次。

功效：补肾阳，适用于因肾阳亏损而造成的头晕、耳鸣、疲倦
无力、怕冷等。

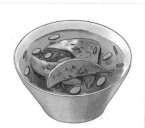

② 冬虫夏草淮山鸭汤

材料：虫草 15 克，淮山 20 克，鸭 1 只。

做法：将鸭和虫草、淮山放入锅内隔水炖熟，调味即可。

功效：滋阴补肾，适用于肾阴不足导致的失眠、耳鸣、腰膝酸
痛、口干咽燥等。

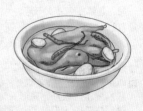

以食利尿消肿，肾炎患者的出路

肾炎主要分为急性肾炎和慢性肾炎两大类，两者都有其独特的特点。

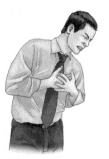

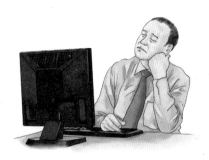

1. 急性肾炎

急性肾小球肾炎简称急性肾炎，是儿童及青少年人群的常见病，感染甲族 B 组溶血性链球菌是主要病因，是机体对感染链球菌后的变态反应性疾病。轻度患者会出现咽炎、扁桃体炎、中耳炎、丹毒、脓疱疮、浮肿等症状；重者短期内可有心力衰竭或高血压脑病而危及生命。此外，还可有恶心、呕吐、厌食、鼻出血、头痛、疲乏、抽搐等症状。急性肾炎的病程长短不一，短者仅数日，长者可达 1 年以上

2. 慢性肾炎

慢性肾小球肾炎简称慢性肾炎，青壮年是主要感染人群，是机体对感染溶血性链球菌后发生的变态反应性疾病，病变常常是双侧肾脏弥漫性病变。病情发展较慢，病程在 1 年以上，初期病人可毫无症状，但随病情的发展，会逐渐出现蛋白尿及血尿，病人疲乏无力，浮肿，贫血，抵抗力降低，血压升高。晚期病人可出现肾衰竭而致死亡。中医认为本病属"水肿""头风""虚劳"等范畴

1. 急性肾炎患者共享饮食疗法

如果患了急性肾炎，除了配合医生的药物治疗以外，还应该在饮食上注意保养。

下面是一些对急性肾炎十分有效的食疗方：

---

① 羊肺冬瓜饮

材料：羊肺、冬瓜各 250 克。

做法：将羊肺洗净，切成条状，锅中放油炒熟，冬瓜切片，加水适量，文火炖煮；可放葱、姜调味，不加盐。一日一剂，随意食用，一周为 1 疗程，间隔 3 日，继进下一疗程。

功效：可治疗急、慢性肾炎水肿。

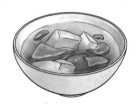

---

② 鲤鱼冬瓜饮

材料：鲤鱼 1 条（250 克重），冬瓜皮 100 克。

做法：煎汤频饮，可加少量秋石，不能用盐。

功效：鲤鱼滋补脾胃，又能利尿，每百克中含蛋白质 15 克，脂肪 12 克，还有钙、磷、铁等多种营养成分，配合冬瓜皮利水作用更强，具有补养与利尿之功。

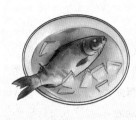

③胡萝卜缨

材料：胡萝卜缨 500 ~ 700 克。

做法：蒸熟服食。连服 1 周。

功效：可消肿。

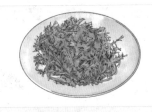

④三鲜冬瓜汤

材料：冬瓜 500 克，水发冬菇 100 克，罐头冬笋 100 克，菜油 50 克，鲜汤 1000 克。

做法：将冬瓜削皮，去瓤洗净，切成 0.5 厘米厚的片；冬笋切成 0.2 厘米厚的片；冬菇去蒂，切成薄片。锅洗净置旺火上，倒入菜油烧至七成热时，放入冬瓜微炒，掺入鲜汤。将冬瓜煮到快熟时，下冬笋片、冬菇片同煮至冬瓜变软，加入精盐调味起锅，入汤盆上桌即可。

功效：有利尿消肿之功。

⑤绿豆葫芦粥

材料：绿豆、葫芦壳、冬瓜皮、西瓜皮各 50 克。

做法：先煮绿豆，再将后几味食材切成碎块推入锅内一起煎煮，成粥后随意食用。

功效：利尿消肿。

⑥芥菜鸡蛋

材料：鲜芥菜 60 克，鸡蛋 1 个。

做法：将芥菜切碎煮半熟后放入鸡蛋，作为芥菜蛋汤顿服。1 日 2 次。

功效：此汤可补肾利水，消除肾炎引起的水肿。

2. 给慢性肾炎患者的食疗方

上面讲了急性肾炎，那么，慢性肾炎又应该怎样进行食疗呢？下面这些食疗方，原料大多选用《本草纲目》中记载的有补肾益肾功能的食物，对慢性肾炎均有良好的效果。

①党参煲猪肾

材料：党参、黄芪、芡实各 20 克，猪肾 1 个。

做法：先将猪肾剖开去筋膜洗净，与药共煮汤食用，一日一次。

功效：具有补气健脾固肾之功，适用于恢复期的慢性肾炎患者。

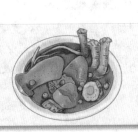

② 冬瓜煲鸭肾

材料：鸭肾 2 只，冬瓜 900 克，江瑶柱 3 粒。

做法：冬瓜洗净连皮切大块；鸭肾洗净，凉水涮过；江瑶柱浸软。把适量水煲滚，放入冬瓜、江瑶柱、鸭肾煲滚，再以慢火煲 2 小时，下盐调味。

功效：清热，补脑。

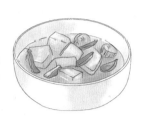

③ 乌鱼汤

材料：鲜乌鱼、茅根、冬瓜皮各 500 克，茶叶 200 克，生姜 50 克，冰糖 250 克，葱白 7 根。

做法：先将茶叶、茅根、冬瓜皮、生姜加水适量煎熬成汤，去渣后浓至 1000 毫升左右，放入鲜乌鱼（去肠，洗净），小火煮至鱼熟烂，加入冰糖、葱白。每日 3 次，分顿食之，喝汤食乌鱼。

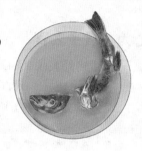

④ 熟地山药汤

材料：熟地、山药各 60 克，蜂蜜 500 克。

做法：将熟地、山药洗净倒入砂锅中，加冷水 1200 毫升，用小火煎煮约 40 分钟，滤取药液加水复煎，合并两次药液，倒入盆中，加蜂蜜，加盖。用旺火隔水蒸 2 小时，离火，待冷装瓶，备用。日服 2 次，每次 10 克，饭后温开水送服。

功效：对慢性肾炎病人、体弱者有调养作用。

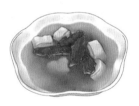

⑤ 车前子粥

材料：车前子 30 克，糯米 50 克。

做法：车前子包布包煎汁后，放入糯米同煮为粥，具有显著的利尿作用。

功效：利水消炎，养肝明目，祛痰止咳。

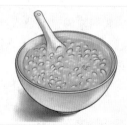

⑥ 复方黄芪粥

材料：生黄芪、生薏苡仁、糯米各 30 克，赤小豆 15 克，鸡内金（研末）9 克，金橘饼 2 枚。

做法：先以水 600 毫升煮黄芪 20 分钟，捞去渣，次入薏苡仁、赤小豆，煮 30 分钟再加入鸡内金与糯米，煮熟成粥，做一日量分二次服之，食后嚼金橘饼一枚，每日服一剂。

功效：补脾益肾，益气固涩。

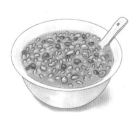

第5节

火生土，对应心——心主神明

心为"君主之官"，君安才能体健

《黄帝内经》说："心者，君主之官，神明出焉。故主明则下安，主不明，则十二官危。"君主，是古代国家元首的称谓，有统帅、高于一切的意思。把心称为君主，就是肯定了心在五脏六腑中的重要性，心是脏腑中最重要的器官。

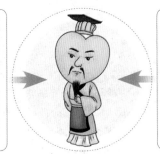

"神明"指精神、思维、意识活动及这些活动所反映的聪明智慧，它们都是由心所主持的。心主神明的功能正常，则精神健旺，神志清楚；反之，则神志异常，出现惊悸、健忘、失眠、癫狂等症候，也可引起其他脏腑的功能紊乱

心主神明还说明，心是人的生命活动的主宰，统帅各个脏器，使之相互协调，共同完成各种复杂的生理活动，以维持人的生命活动。如果心发生了病变，则其他脏腑的生理活动也会出现紊乱而产生各种疾病。因此，以君主之官比喻心的重要作用与地位是一点儿也不为过的

五味五色入五脏：心喜红，耐苦

我们来通过五色五味食物看看如何养护我们的心脏。从颜色上来讲，心脏喜欢"红"色的，从口味上来讲，心脏喜欢"苦"的。我们可以吃些赤小豆来补心，吃些苦味来降火。

下面就为大家介绍一款平时养心的佳品：

五行益寿养心粥

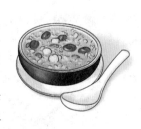

材料：红枣（去核）20枚，莲子（去心）20粒，葡萄干30粒，黄豆30粒，黑米适量（家里吃的人多，黑米就多放一些）。由于葡萄干和红枣本身具有香甜之味，此粥不用放糖，一样甜润可口。

做法：将以上五种食物浸泡一宿，共同煮烂后即可食用。工作忙，没时间煮粥的上班族可以把它们加工成粉末，每次用开水冲着吃，效果一样。

五行益寿养心粥虽然材料简单，但说起配方里的这些成员，却个个都大有来头。

1. 大枣是补肺金的
《长沙药解》称，它能生津润肺而除燥，养血滋肝而熄风，疗脾胃衰弱。而民间则一直有"一日吃三枣，终身不显老"的说法

2. 莲子是去心火的
《本草纲目》说，常吃莲子可以去心火，益肾水，安神，去心慌、心悸，止尿频和女性白带过多，美白肌肤，去眼袋，延缓衰老

3. 黄豆是补脾土的
《本草拾遗》认为，黄豆磨成粉"久服好颜色，变白不老"。常吃黄豆可以预防冠心病、高血压、动脉硬化、老年痴呆症，还可以减肥，调理月经和白带，增强记忆力

五行益寿养心粥的秘密

5. 黑米是补肾水的
民间有"逢黑必补"之说。《本草纲要》记载："黑米滋阴补肾，明日活血，暖胃养肝，补肺缓筋，乌发养颜，延年益寿。"黑米善补血，常吃黑米能益心火补心血，保持心血管活力，治疗头晕目眩、腰膝酸软、夜盲症、耳鸣，令人面色红润，延年益寿

4. 葡萄是补肝木中的气血的
《滇南本草》著："葡萄色有绛、绿二种，绿者佳，服之轻身延年。老人大补气血，舒经活络。泡酒服之，治阴阳脱症，又治盗汗虚症。"

夏季养心，防暑更要防贪凉

我们都有这样的经验：每到夏天就觉得心烦气躁。老辈人会告诉你："心静自然凉。"话虽简单，做起来可不容易。就算待在空调房里，还是会觉得心神不安。因为夏季属火，又因火气通于心，心性为阳，所以夏季的炎热最容易干扰心神，使心神烦乱，总觉得心里不得安宁，而心烦就会使心跳加快，心跳加快就会加重心脏的负担，诱发疾病。由此可见，我们夏季养生就重在养心。那么我们具体应该如何去做呢？

1. 要保证睡眠
中午的时候人们总是精神不振、昏昏欲睡，因此有条件的话可以增加午休的时间，以消除疲劳，保持精力充沛

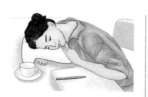

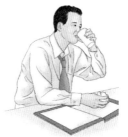

2. 要保证营养
夏季天热气压低，人吃饭少，营养补充不足。而且天亮得早，黑得晚，人劳作的时间加长，睡眠也不足。总的来讲，人体消耗大，一方面是出汗，一方面是活动时间长，人的体力会下降。所以，这时候更应该注意养自己的身体，增加营养，多吃绿叶蔬菜和瓜果

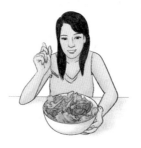

3. 要及时补水
要多喝凉白开水，不能用饮料代替水，因为饮料中含有糖分，含糖越多，渗透压也越高，越不容易为细胞吸收，容易引起体内缺水。这也是饮料不如水解渴的原因

4. 不能因暑贪凉

《黄帝内经》里说"防因暑取凉"，这是告诫人们在炎热的夏天，在解暑的同时一定要注意保护体内的阳气。因为天气炎热，出汗较多，毛孔处于开放的状态，这时机体最易受外邪侵袭。所以，不能只顾眼前的舒服，过于避热趋凉，如吃冷饮、穿露脐装、露天乘凉过夜、用凉水洗脚。这些都能导致中气内虚，暑热和风寒等外邪则会乘虚而入

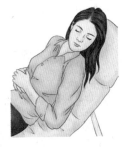

5. 保持心静

夏天人易心烦，在气温高、无风、气温日较差不明显时，人更容易心胸憋闷，产生烦躁和厌烦情绪，从而诱发精神疾病。因此夏季也是心脏病多发季节，因为心脏是五脏之神，夏天人容易郁闷气恼，所以会伤及心脏，从而诱发心脏病。养心应先做到心静，想要心静，首先应该懂得清心寡欲，因为心中少一分欲望，就会少一分烦恼，也就不会伤及心脏。另外，闭目养神也是养心的好办法，因为闭目养神可以帮助人赶走心烦杂乱

另外，夏天人们容易心火过旺，吃些味苦的食物有助于削减心火。因为这段时期出汗较多，中医认为此时宜多食酸味以固表。但是饮食又不可过寒，因为人体实际处于外热内寒的状态，所以冷食不宜多吃，多食则伤脾胃，会引起吐、泻。此时应食西瓜、绿豆汤、乌梅等解渴消暑。食疗方有荷叶茯苓、凉拌莴笋等，有清热解暑、宁心安神、补虚损、益脾胃的功效。

乌梅汤

材料：干乌梅、山楂、桂花、甘草、冰糖。

做法：干乌梅和山楂先加水泡开，连同少量的桂花和甘草将泡开的乌梅和山楂用纱布包起来。纱布包放在注满水的大锅里，大火煮沸，再加入适量冰糖。小火熬煮 6 ~ 7 小时，在水被熬去大约一半的时候出锅。

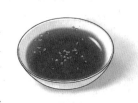

> 《本草纲目》中说用乌梅"煎汤代茶喝"可以治"泄痢口渴"。加入了山楂、甘草的乌梅汤可以治中热，去五心烦躁，解口渴。

中医认为，人体生命活动以五脏为中心，而心神则是五脏六腑和一切生命活动的统帅，心神主宰情志。《黄帝内经·灵枢》说："心者，五藏（脏）六府（腑）之主也……故悲哀愁忧则心动，心动则五藏（脏）六府（腑）皆摇……"。大意是说，心是五脏六腑的主宰者，悲哀愁忧等情志活动影响到人的心神，人的心神不稳，就会影响到脏腑的功能。

明朝万全《养生四要》中云："心常清静则神安，神安则精神皆安，以此养生则寿，没世不殆"，"心劳则神不安，神不安则精神皆危，使道闭塞不通，形乃大伤，以此养生则殃"。清代《老老恒言》则认为"养静为摄生首务"。这些精辟论述，给"养静""清静""心静"赋予了积极的意义。

下面，我们就为大家推荐几款可用于清心安神的药膳：

① 柏子仁酸枣仁炖猪心

材料：柏子仁 15 克，酸枣仁 20 克，猪心 1 个，食盐适量。

做法：柏子仁、酸枣仁研细末。猪心洗净血污，把柏子仁、酸枣仁粉连同猪心放入砂锅中，加水适量炖至熟即可食用。

用法：食猪心，喝汤。每次适量服用。每周一次。

功效：此药膳具有养心安神之功效。适用于心慌气短、失眠盗汗、大便秘结、五心烦热等心阴不足之症。

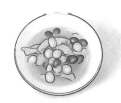

② 宋宫酸枣仁粥

材料：酸枣仁 30 克，鲜生地 60 克，粳米 100 克。

做法：将酸枣仁研末，以水研滤取汁。鲜生地洗净，捣烂绞取汁。用酸枣仁汁兑入适量清水，煮粳米为粥，将熟时再加入生地汁，煮三五沸即成。

用法：临睡前半个时辰，温热服之。

功效：滋阴清热，养心安神。可用于心肝血虚引起的失眠多梦、心烦、潮热盗汗、手足心热等症。枣仁味酸带甘，养心益肝，为治疗虚烦不眠的要药。

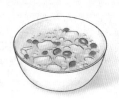

③ 冰霜梅苏丸

材料：盐梅肉 200 克，麦冬 50 克（去心），薄荷叶 50 克（去梗），柿霜 50 克，细茶 50 克，紫苏叶 25 克（去梗），人参 50 克。

做法：共研为细面，白糖 200 克为丸。

用法：每次服一两粒。随时食丸。

功效：霜以清肺，酸能收火，甘以治燥。本品能除内热，消烦渴，生津液，解酒毒，清头目，润咽喉，定心慌。及出外远行，暑热作渴，茶水不便，此药尤宜多备。

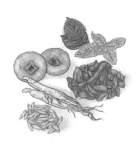

④ 玫瑰花烤羊心

材料：鲜玫瑰花 50 克，羊心 150 克，食盐适量。

做法：将鲜玫瑰花（或干品 15 克）放入小锅中，加入食盐，煎煮片刻，待冷备用。然后将羊心洗净，切成长小块，穿在烤签或竹签上，边烤边蘸玫瑰盐水，反复在明火上烤，烤熟稍嫩即可食用。

用法：空腹热食。

功效：补心安神。可用于心血不足、惊悸失眠、抑郁、健忘等症。

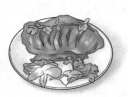

心脏有问题，耳朵先露出马脚

人体有病时，耳朵就会有反应。耳朵的形态、色泽和纹路的变化都能反映人体的健康状况。

关于具体的耳诊，很多中医书籍中都有记载，我们在这里只说一点，就是"冠脉沟"。冠脉沟是耳垂上的一条纹路，是判断冠心病的有效指标。如果谁的耳垂上出现了这条纹路，就说明他有患冠心病的可能，纹路越清晰说明问题越严重。

正是因为耳朵与脏腑有着密切的联系，按摩耳朵就能起到养护脏腑的作用。下面介绍几招耳朵自我按摩法，以便让大家预防疾病，保持健康。

1. 提拉耳朵

现代医学认为，提拉耳朵能刺激耳郭的末梢神经及微血管，使局部血液循环加快，并通过神经、体液的作用，对全身的生理活动起到一定的调节作用，同时还能改善神经内分泌功能

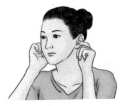

其方法是双手示指放在耳屏内侧，用示指、拇指提拉耳屏、耳垂，自内向外提拉，手法由轻到重，牵拉的力量以不感疼痛为宜，每次 3 ~ 5 分钟。此法可治头痛、头昏、神经衰弱、耳鸣等疾病

2. 搓耳

握住双耳郭，先从前向后搓 49 次，再从后向前搓 49 次，以耳郭皮肤略有潮红，局部稍有烘热感为宜。每天早、晚各进行 1 次。搓过双耳后会有一种神志清爽、容光焕发的感觉

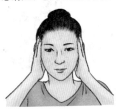

3. 双手扫耳

以双手把耳朵由后向前扫，这时会听到"嚓嚓"的声音。每次 20 ~ 30 下，每天数次

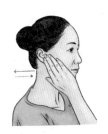

4. 搓弹双耳法

双手轻捏两耳垂，再搓摩至发红发热。然后揪住耳往下拉，再放手让耳垂弹回。每天 2 ~ 3 次，每次 20 下为宜

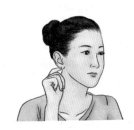

用透明的食物来补养我们的心脏

保养心脏的食物对心脏的好处有多大，不仅能从其粗糙程度上来辨别，而且能看出来。例如，那些看起来透明的食物，都是补养心脏的佳品。

1. 透明的食物非常常见，比如夏天吃的凉粉，小吃摊上一般都有，现吃现拌，味道不错。凉粉品种很多，比如绿豆凉粉、蚕豆凉粉、地瓜凉粉等，既可凉拌，又可清炒，是夏日养心不可缺少的美味佳肴

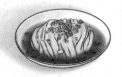

2. 藕粉和何首乌粉也是不错的补心食物。取适量的藕粉放在碗里，加少许水调和，然后用开水冲开即可。藕粉可以作为日常的调养制品食用，既便宜又方便，特别是家有老人、孩子，或者病人的情况下，藕粉更应常备常食

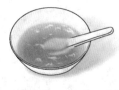

另外，还可以用藕粉做成各种食物，比如甜点，也算得上餐桌上的一道风景。透明的食品还有西米，可经常煮食，常见的消夏美食就有椰汁西米。除了透明的食物之外，一些粗制的粮食也是我们心脏的益友。

莲子性平温，最是养心助睡眠

与朋友聚会，吃吃喝喝是难免的，但如果狂喜加上暴饮暴食，那么你可要注意了，你的心脏未必能承受。外贸公司的鲁先生就有这样的经历。一次公司的庆功宴上，老板点名表扬了鲁先生的部门，鲁先生与同僚都相当高兴，结果乐极生悲，居然引发了心脏病，幸好抢救及时，要不然后果不堪设想。

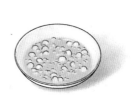

《本草纲目》记载，莲子甘、涩、平。归脾、肾、心经。具有补脾止泻，益肾涩精，养心安神的作用。晚上喝点莲子粳米粥可以养心助睡眠

欢喜过度会让人心气涣散，若再吃太多东西，就会出现中医所谓"子盗母气"的状况。"子盗母气"，是用五行相生的母子关系来说明五脏之间的病理关系。"子"指脾胃，"母"指心，是说脾胃气不足而借调心之气来消化食物，就会伤害到心。心也有很多的工作需要做，被脾胃盗走的心气过多，心一定会有所伤。

鲁先生的情况，就属于"子盗母气"。心脏病患者，特别是老年人，在鲁先生这样的情况下往往会心脏病突然发作。这就是乐极生悲了。

晚上老是心慌失眠，也是心气虚的表现。这个时候比较适宜喝莲子粥补心。

莲子粥

材料：嫩莲子、粳米。

做法：将嫩莲子发涨后，在水中用刷把擦去表层，抽去莲心冲洗干净后放入锅内，加清水在火上煮烂熟，备用。将粳米淘洗干净，放入锅中加清水煮成薄粥，粥熟后掺入莲子，搅匀，趁热服用。

除了常喝我们上面介绍的莲子粥养心以外，我们在平时饮食中也要注意以清淡为主，因为盐分过多会加重心脏的负担；不要暴饮暴食，且要戒烟限酒；多吃一些养心的食物，除了莲子以外，还有杏仁、黄豆、黑芝麻、木耳、红枣等，都对补养心脾很有好处。

南瓜能补中益气、益心敛肺

常吃南瓜，可使大便通畅，肌肤丰美，对女性还有美容功效。此外，《本草纲目》还说它能"补中益气"，《医林纪要》则载其能"益心敛肺"。中医学认为南瓜性温，

味甘，入脾、胃经，具有补中益气、消炎止痛、化痰止咳、解毒杀虫的功效。

南瓜不仅含有丰富的糖类和淀粉，还含有丰富的营养素，不仅对维护机体的生理功能有重要作用，更有较强的补血作用，可用于气虚乏力、肋间神经痛、疟疾、痢疾、支气管哮喘、糖尿病等症，还可驱蛔虫，治烫伤，解鸦片毒。

国内外专家在研究中也发现，长期食用南瓜，还有保健和防病、治病的功效。南瓜自身含有的特殊营养成分可增强机体免疫力，防止血管动脉硬化，具有防癌、美容和减肥作用，并可有效防治高血压、糖尿病及肝脏病变。不过，其驱虫作用主要在南瓜子，治疗糖尿病作用主要在嫩南瓜、嫩茎叶与花。防治高血压、冠心病、中风可炒南瓜子吃，每日用量以 20 ~ 30 克为宜。但是要注意，南瓜不宜与含维生素 C 的蔬菜、水果同食，也不可与羊肉同食，否则会引起黄疸和脚气病。

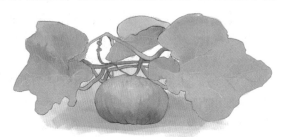

嫩南瓜维生素含量丰富，老南瓜则糖类及微量元素含量较高；南瓜嫩茎叶和花含丰富的维生素和纤维素，用来做菜别有风味；南瓜种子还能食用或榨油；南瓜还含有大量的亚麻仁油酸、软脂酸、硬脂酸等甘油酸，均为优质油脂，可以预防血管硬化。南瓜的各个部分不仅能食用，而且有药用价值

双红南瓜补血汤

材料：南瓜 500 克，红枣 10 克，红糖适量，清水 2000 毫升。

做法：南瓜削去表皮，挖瓤，洗净，切滚刀块，红枣洗净，去核；将红枣、南瓜、红糖一起放入煲中，加水用文火熬至南瓜熟烂即可。

功效：益气，滋阴，养血，散寒。

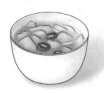

摆脱抑郁症，带色食物还你一个好心情

抑郁症是扰乱我们生活的一种情感障碍性疾病。它可能会影响到我们的思维、情绪、行为和自我感知方式。抑郁症忌吃的食物有：辛、辣、腌、熏类等有刺激性的食物，这些食物易诱发失眠。

下面为抑郁症患者推荐两款食谱：

① 猪肉苦瓜丝

材料：苦瓜 300 克，瘦猪肉 150 克，油、盐适量。

做法：苦瓜切丝，加清水急火烧沸，弃苦味汤。瘦猪肉切片，油煸后，入苦瓜丝同炒，加调味品食用。

功效：可泻肝降火。

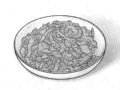

② **莲心大枣汤**

材料：莲心 3 克，大枣 10 枚。

做法：莲心研末与大枣共同煎汤，每日 1 次，饭后服。

功效：可益气补血，宁心安神。

除饮食外，赶走抑郁还可以试试以下按摩方法：

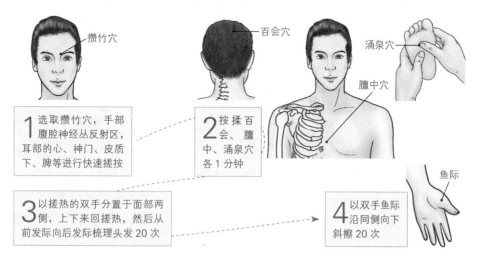

攒竹穴

百会穴

涌泉穴

膻中穴

鱼际

1 选取攒竹穴，手部腹腔神经丛反射区，耳部的心、神门、皮质下、脾等进行快速搓按

2 按揉百会、膻中、涌泉穴各 1 分钟

3 以搓热的双手分置于面部两侧，上下来回搓热，然后从前发际向后发际梳理头发 20 次

4 以双手鱼际沿同侧向下斜擦 20 次

饮食帮你解除冠心病的威胁

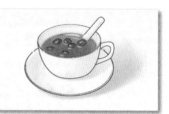

饮食和冠心病之间有着密切的联系，如果平时注意饮食，就能有效预防冠心病的发生，但有些人非得等到得了病才想起来要注意饮食，真是本末倒置。其实，现在大多数人的健康观念都是有误区的。

不管是在平时，还是在节假日里，都要在饮食上有所节制，要把控好自己的嘴，千万不要让美食成为生命的威胁

饮食习惯会给人的健康带来很多影响。暴饮暴食后会出现头昏脑涨、精神恍惚、肠胃不适、胸闷气急、腹泻或便秘，重则引起急性胃肠炎，甚至胃出血；大鱼大肉、大量饮酒会使肝胆超负荷运转，肝细胞代谢速度加快，胆汁分泌增加，损害肝功能，使胆囊炎、肝炎病情加重，也会使胰腺分泌物大量增多，十二指肠内压力增高，诱发急性胰腺炎，重者可致命。研究发现，暴饮暴食后 2 小时，发生心脏病的危险概率会较平时增高 4 倍；发生腹泻时，老年人因大量丢失体液，全身血循环量减少，血液浓缩黏稠，流动缓慢，易出现脑动脉闭塞，脑血流中断，形成脑梗塞。

日常在餐桌上，还应注意两多、三少：

两多	**1**	**杂粮、粗粮应适当多吃** 杂粮、粗粮营养齐全，B 族维生素丰富。纤维素有益于心脏，在杂粮、粗粮中比在精米精面中多。所以，这类食物应多吃。
	2	**新鲜蔬菜、大豆制品应多吃** 维生素 C、纤维素、优质蛋白、维生素 E 等对心血管均有很好的保护作用，所以每顿吃新鲜蔬菜，每天不离豆制品应成为习惯。
三少	**1**	**高脂肪、高胆固醇食品少吃点** 脂肪和胆固醇摄入过多，可引起高血脂和动脉硬化，应少吃，尤其是肥胖者、高血压者、血脂偏高者、糖尿病患者以及老年人，更应少吃。
	2	**酒要少喝** 少量饮酒特别是少饮些果酒，有益于心脏。但大量饮酒会伤害心脏，尤其是烈性酒，应不喝。
	3	**盐要少吃** 盐摄入量太大可引起血压增高并加重心脏负担，应少吃，菜做淡一些是少吃盐的好办法。

关于冠心病的病因，目前还没有明确的说法，人们多认为其与脂质代谢紊乱有关。高血压、高胆固醇、吸烟是引发冠心病的最主要危险因素。肥胖、糖尿病及一些精神性因素也可引发冠心病。此外，冠心病的产生还有一些不能改变的因素，如家族遗传、年龄、性别等。从以上因素来看，对于冠心病的防治，饮食营养方面的宜忌不妨多了解一些。

1. 冠心病患者中，我们常常发现许多人过于肥胖。因此，这些人在饮食上应该注意减少热量的摄入，或者通过运动等增加热量的消耗，注意控制体重

2. 冠心病患者还应该少吃含脂肪多的食物。通常每天的脂肪摄入量应占总热量的 30% 以下

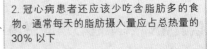

3. 胆固醇也要少吃，河鱼或海鱼，如青鱼、草鱼、鲤鱼、甲鱼、黄鱼、鲳鱼等含胆固醇都较少。牛奶和鸡蛋中所含胆固醇量较多，但少量食用，对冠心病患者影响不大，因此不必禁用牛奶和鸡蛋

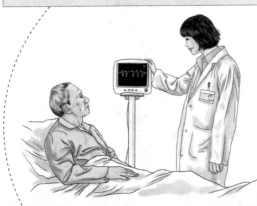

4. 肥胖或高脂血症的患者选用多糖类，如食物纤维、谷固醇、果胶等，可降低胆固醇。肥胖者应限制主食，可多吃些粗粮、蔬菜、水果等含食物纤维多的食物，对防治高脂血症、冠心病等均有益

5. 豆类及其制品是冠心病患者的"朋友"。豆类含植物固醇较多，有利于胆酸排出。大豆蛋白有降低胆固醇和预防动脉粥样硬化的作用。因此，冠心病患者要多和这些"朋友"保持密切联系

6. 矿物质和维生素也是冠心病患者必不可少的。多食用新鲜绿叶蔬菜，特别是深色蔬菜，它们富含胡萝卜素和维生素 C，水果含维生素 C 丰富，并含有大量果胶。山楂富含维生素 C 和胡萝卜素，具有显著扩张冠状动脉和镇静作用。海带、紫菜、发菜、黑木耳等富含蛋氨酸、钾、镁、钙、碘，均有利于冠心病的治疗。另外，蔬菜含大量纤维素，可减少胆固醇的吸收

我们再介绍一些防治冠心病的食疗方：

1. 山楂 5 个，去核切碎，用蜂蜜 1 匙调匀，加在玉米面粥中服食。每日服 1～2 次 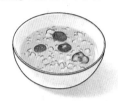	2. 鱼腥草根茎，每次用 3～6 厘米长的根茎放口中生嚼，一日 2～3 次 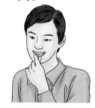	3. 菜根 5 个，红枣 10 个，水煎服，食枣饮汤。每日 2 次 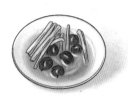
4. 发海带 25 克，与粳米同煮粥，加盐、味精、麻油适量，调味服食。每日早晚服食 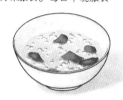	5. 米粉 50 克，用冷水调和，煮成玉米粥，粥成后加入蜂蜜 1 匙服食。每日 2 次 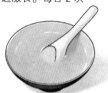	6. 菊花、生山楂各 15～20 克，水煎或开水冲泡，每日 1 剂，代茶饮用 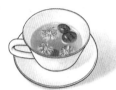

冠心病患者的养心茶粥

夏季天气炎热，冠心病患者应注意保护好心脏。天气闷热，空气湿度较大时，应减少户外活动。同时，饮食上也应该多加注意。冠心病患者在饮食上要注意一些宜忌。

1	吃水果和蔬菜虽好，但要维持营养平衡
2	减少盐的摄入量。盐摄入量低可以降低血压，并且减少出现冠状动脉病的危险
3	忌食含脂肪多的食物，如肥猪肉、肥羊肉、肥鸭鹅；忌食高胆固醇食物，如猪皮、猪爪、肝脏、肾脏、鱼籽、蟹黄、全脂奶油；忌食高热量及高碳水化合物食物，如蔗糖、各种水果糖等
4	忌辛辣刺激之物，如辣椒、芥末、胡椒、咖喱、咖啡等
5	不要吃不易消化的食物
6	不宜食用菜籽油
7	特别注意，千万不能喝酒

下面有几款养心茶和粥膳，大家有时间不妨试试。

① 银杏叶茶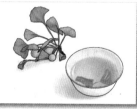

材料：银杏叶 5 克（鲜品 15 克）。

做法：将银杏叶放入杯内，用沸水冲泡，代茶饮用。每日 2 剂。

功效：益心敛肺，化湿止泻。适用于冠心病。

②山楂柿叶茶

材料：山楂 12 克，柿叶 10 克，茶叶 3 克。

做法：将以上 3 味材料放入杯内，用沸水冲泡，代茶饮用。每日 1～2 剂。

功效：活血化瘀，降压降脂。适用于冠心病、高脂血症。

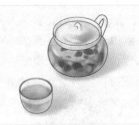

③山楂益母茶

材料：山楂 30 克，益母草 10 克，茶叶 5 克。

做法：将以上 3 味材料放入杯内，用沸水冲泡，代茶饮用。每日 1 剂。

功效：清热化痰，活血通脉，降脂。适用于气滞血瘀、心络受阻型冠心病。

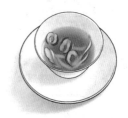

④酸枣仁粥

材料：酸枣仁 60 克，粳米 200 克。

做法：先将酸枣仁炒熟，加水煎沸 30 分钟，去渣，再加入洗净的粳米煮粥食用。每日 1 剂。

功效：补肝益胆，宁心安神。适用于冠心病之惊悸、盗汗、虚烦不眠、多梦等。

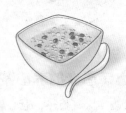

桂圆入心脾，补血又安神

桂圆，又称龙眼肉，因其种圆黑有光泽，种脐突起呈白色，如"龙"之眼而得名。鲜龙眼烘成干果后即成为中药里的桂圆。

中医认为，桂圆味甘，性温，无毒，入心、脾二经，有补血安神、健脑益智、补养心脾等功效。研究发现，桂圆对子宫癌细胞的抑制率超过 90%，妇女更年期好发妇科肿瘤，适当吃些龙眼有利健康。桂圆还有补益作用，对病后需要调养或体质虚弱的人有辅助疗效。

桂圆性热，阴虚内热者不宜食用。桂圆含糖分较多，糖尿病患者当少食或不食；外感未清，或内有郁火，痰饮气滞及湿阻中满者忌食。龙眼肉中含嘌呤类物质，痛风患者不宜食用。

看看下面几道桂圆美食。

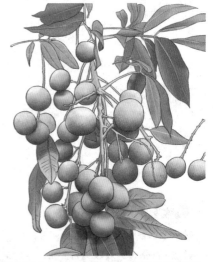

据《得配本草》记载，桂圆"益脾胃、葆心血、润五脏、治怔忡"

① 蜜枣桂圆粥

材料：桂圆、米各 180 克，红枣 10 颗，姜 20 克，蜂蜜 1 大匙。

做法：红枣、桂圆洗净；姜去皮，磨成姜汁备用。米洗净，放入锅中，加入 4 杯水煮开，加入所有材料和姜汁煮至软烂，再加入蜂蜜煮匀即可。

功效：此粥具有补气健脾、养血安神的作用，能使脸色红润，增强体力，并可预防贫血及失眠。

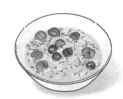

② 山药桂圆粥

材料：鲜生山药 90 克，桂圆肉 15 克，荔枝肉 3～5 个，五味子 3 克，白糖适量。

做法：先将生山药去皮切成薄片，与桂圆肉、荔枝肉（鲜者更佳）、五味子同煮粥，加入白糖适量调味即成。

功效：本品可以补益心肾，止渴固涩。适用于心肾之阴不足引起的消渴、小便频数、遗精、泄泻、心悸失眠、腰部酸痛等症。

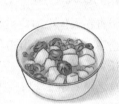

③ 桂圆肉炖鸡汤

材料：肥母鸡 1 只，桂圆肉 150 克，盐、料酒、胡椒面、味精、葱、姜适量。

做法：将鸡宰杀，清洗干净，入开水锅内焯水后捞出，洗去血沫放入砂锅内。再放桂圆肉及辅料，用大火烧开后，改用小火炖 2 小时左右，除去葱、姜，加味精调味即可食。

功效：补气健脾，养血安神，适合心脾虚弱、气血不足、失眠头晕者调补，也可用于久病体虚、产后进补。

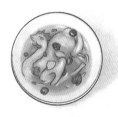

治疗心绞痛，四款食物最有效

治疗心绞痛常用的食疗方法是：

1 乌梅 1 个、枣 2 个、杏仁 7 个，一起捣烂，男酒女醋送下，不害心疼直到老。此方对心绞痛治疗有特别的效果

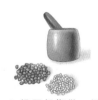

2 绿豆胡椒散：绿豆 21 粒，胡椒 14 粒。绿豆、胡椒共同研碎为末，用热汤调和服下

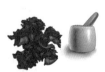

3 木耳散：木耳 30 克，白酒适量。将木耳洗净焙干，研为细末，用白酒调匀服下。分 3 次用完

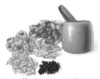

4 葛红汤：葛根、丹参、羌活、菊花、赤芍、红花、川芎、党参、麦冬、五味子各 10 克，兑入适量水熬成一碗水，每天一副，坚持 10 天

第 6 节

土生金，对应脾——脾主统血

脾为"后天之本"，主管血液和肌肉

脾胃在人体中的地位非常重要。《黄帝内经·素问·灵兰秘典论》里面讲"脾胃者，仓廪之官，五味出焉"，将脾胃的受纳运化功能比做仓廪，也就是人体内的"粮食局长"，身体所需的一切物质都归其调拨，可以摄入食物，并输出精微营养物质以供全身之用。如果脾胃气机受阻，运化失常，那么五脏六腑将无以充养，精、气、神就会日渐衰弱。

有人说脾胃是人体的热量之源头，脾胃失养和家中没电什么都干不了如出一辙。此话不假，脾胃管着热量的吸收和分配，脾胃不好，人体电能就乏，电压就低，很多费电的器官就都要省电，以致代谢减慢，工作效率降低或干脆临时停工，五脏六腑都不能好好工作。短期还可以用蓄电池的能源，透支肝火，长期下去不够用，疾病就来了。由此看来，养好后天的脾胃"发电厂"有多么重要。

下面，我们就分别介绍一下脾胃。

脾位于中焦，在腹腔上部，膈之下。脾的主要生理功能包括：

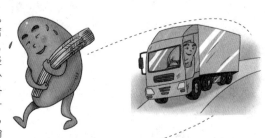

1. 脾主运化
一是运化水谷的精微。饮食入胃，经过胃的腐熟后，由脾来消化吸收，将其精微部分，通过经络，上输于肺。再由心肺输送到全身，以供各个组织器官的需要。一是运化水液。水液入胃，也是通过脾的运化而输布全身的。若脾运化水谷精微的功能失常，则气血的化源会出现不足，易出现肌肉消瘦、四肢倦怠、腹胀便溏，甚至引起气血衰弱等症。脾运化水液的功能失常，可导致水液潴留、聚湿成饮、湿聚生痰或水肿等症

2. 脾主升清
脾主升清是指脾主运化，将水谷精微向上输送至心肺、头目，营养机体上部组织器官，并通过心肺的作用化生气血，以营养全身

3. 脾主统血
所谓脾主统血，是指脾有统摄（或控制）血液在脉中运行而不致溢出脉外的功能。《类证治裁》曰"诸血皆统于脾"，《难经·四十二难》中提出"脾裹血"，即指这一功能。脾主统血的实质就是脾气对血液的固摄作用。它来自于脾的运化功能，机制在于脾主运化、脾为气血生化之源，脾气健运，则机体气血充足，气对血液的固摄作用也正常

除此以外，脾还具有不可忽视的附属功能。中医认为，正常的思考问题，对机体的生理活动并无不良影响，但思虑过度，所思不遂则伤脾。《素问》说："思则气结。"脾气结滞，则会不思饮食，脘腹胀闷，影响运化升清和化生气血的功能，而导致头目眩晕、烦闷、健忘、手足无力等。

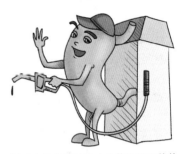

胃是人体的加油站，人体所需要的热量都来源于胃所摄取的营养物质

胃上承食道，下接十二指肠，是一个中空的由肌肉组成的容器。胃的主要生理功能包括：

金朝医学家说："胃者，脾之腑也……人之根本。胃气壮则五脏六腑皆壮也。"胃为水谷之海，其主要生理功能是受纳腐熟水谷、主通降，以降为和。胃在食物消化过程中起着极其重要的作用，与脾一起被称为"后天之本"，故有"五脏六腑皆禀气于胃"之说，胃气强则五脏功能旺盛。因此，历代医家都把固护胃气当作重要的养生和治疗手段。

胃以降为顺，就是说胃在人体中具有肃降的功能。胃气是应该往下行、往下降的，如果胃气不往下降，睡眠就会受到影响，重者会出现失眠，这就叫作"胃不和则卧不安"。

胃有一个重要的功能——生血。"血变于胃"，胃将人体吸纳的精华变成血，母亲的乳汁其实就是血的变现。也就是说，血是由食物的精华变成的，在抚养孩子的时候，母亲的血又变成了乳汁。

总之，脾胃是人体五脏六腑气机升降的枢纽，是人体气血生化之源和赖以生存的水谷之海。中医学认为，脾胃若伤，百病由生。金元四大著名医学家之一，"补土派"的代表人物李东垣也说，脾胃是滋养元气的源泉，是精气升降的枢纽，内伤脾胃则百病皆生。因此，我们一定要养好自己的脾胃。

内热伤阴，生湿化热——饮食过度会伤脾

脾湿主要是脾的运化功能下降造成的。一方面，肝气不舒，木犯脾土，脾胃受伤，导致脾无法正常运化，吃进来的东西排不出去，就成了废物，也就是湿邪；另一方面，暴饮暴食，而运动反而减少，使摄入多于需要，超过了脾的运化能力，也能酿成脾湿。湿淤积在体内，迟早都要化热，这样就又和内热联系在一起，成为了湿热。

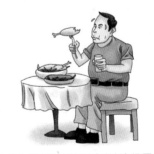

我们老提到的肥甘厚味或者膏粱厚味，就是指高糖、高脂肪、高胆固醇的食物。简单点说就是大鱼大肉，吃得太好。肥甘厚味会化湿生热，是饮食养生的大忌

所以，许多病都是吃出来的。今天常见的富贵病如高血压、冠心病、糖尿病等，都与饮食不节制直接相关，而其中湿热为病者十之八九，所以用清利湿热之法，效果就比较好。

下面给大家推荐几款健脾养胃的药膳。

① 剑门豆腐

材料：嫩豆腐200克，猪肥膘肉75克，鸡脯肉200克，豌豆荚10根，盐、胡椒、姜、葱、猪油各少许，清汤1000克。

做法：将豆腐制茸，用纱布捻干水分，鸡脯肉、猪肉分别制成茸，与豆腐茸一起放入盆内，加入胡椒、盐、姜汁、葱汁搅匀后加鸡蛋清制成糁；将扇形、蝶形模具抹一层猪油，分别制出10个扇形豆腐糁，2个蝴蝶形豆腐糁，并在上面分别嵌上10种不同的花卉图样，上笼蒸熟；将清汤入锅烧沸，下豌豆荚烫熟，舀入汤盆内，再将豆腐糁滑入汤内。

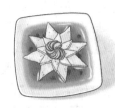

用法：佐餐，可早晚食用。

功效：汤汁清澈，质地细嫩，且营养丰富，开胃强身。

② 宋宫仙术汤

材料：干姜少许，大枣100枚，杏仁40克，甘草80克，盐100克，苍术300克。

做法：干姜炒至皮黑内黄；大枣去核；杏仁去皮尖，麸炒，捣烂；甘草蜜炙；盐用火炒；苍术去皮，米泔水浸泡，以火焙干；以上药材除杏仁外共研细末，后加入杏仁，备用。

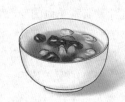

用法：每服少许，饭前开水送服。

功效：调和脾胃，美化容颜，益寿延年。方中干姜、大枣、甘草可温中健脾，开胃消食，为补益脾胃之良药；苍术健脾除湿；杏仁润肺散滞，"驻颜延年"（《本草纲目》）；诸药以盐相拌，乃取盐味咸入肾，补肾健脾，且可"调和脏腑消宿物，令人壮健"（《本草拾遗》）。

③ 阳春白雪糕

材料：白茯苓（去皮）、山药各60克，芡实约100克，莲子肉（去心、皮）150克，神曲（炒）30克，麦芽（炒）30克，大米、糯米、白砂糖各500克。

做法：将诸药捣粉，与大米、糯米共放布袋内，再放到笼内蒸熟取出，放簸箕（或大木盘）内，掺入白砂糖搅匀，揉成小块，晒（或烘）干。

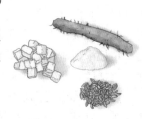

用法：可作早餐酌量食用。

功效：健脾胃，益肾养元，宁心安神。茯苓可健脾补中。《神农本草经》将山药列为上品，说它"益气力，长肌肉。久服耳目聪明，轻身，不饥，延年"。清代名医张锡纯认为山药是滋补药中无上之品。

④枸杞莲药粥

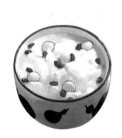

材料：枸杞 30 克，莲子 50 克，新鲜山药 100 克，白糖适量。

做法：新鲜山药去皮洗净切片；枸杞、莲子淘洗干净；将以上三物加清水适量置于文火上煮熟成粥，加糖食用。

用法：每日早晚温服，可长期服用。

功效：常喝枸杞莲药粥可补肾健脾，养心安神。此粥适用于脾肾虚弱所致的健忘失眠、心悸气短、神疲乏力等症。

⑤元宫四和汤

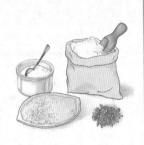

材料：白面、芝麻各 500 克，小茴香 100 克，盐 50 克。

做法：将白面炒熟。芝麻、小茴香微炒后研末，与炒过的白面混合，并依个人口味放入适量精盐，调匀。

用法：每日 3 次，每次 1～2 匙，饭前空腹用白开水调服。

功效：补中健脾，散寒止痛。可用于脾胃虚弱、脘腹冷痛、食欲不振、须发早白等症。

五味五色入五脏：脾喜黄，耐甜

在饮食中，脾主黄色。黄色的食品能补脾。特别在长夏和每个季节的最后 18 天，应适当多吃山药、土豆、黄小米、玉米等黄色食品，补益安中，理气通窍。这些食物可维护上皮组织健康，保护视力，抗氧化。

黄豆是黄色食物，每天喝一些黄豆浆对保护脾有很好的疗效。除此之外，下面给大家推荐几款养护脾的黄色食谱：

①山药炖鸭

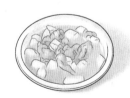

材料：鸭肉 250 克，山药 100 克，红枣、枸杞各少许，葱、姜、八角、花椒、香叶、陈皮、黄酒、冰糖、盐、胡椒粉各适量。

做法：将鸭肉洗净后切块，入冷水中煮开，关火捞出鸭肉，用冷水冲洗 2～3 次；锅中加冷水，放入鸭肉、葱段、姜片、八角、花椒、香叶、陈皮、黄酒。大火烧开后转中小火炖 50 分钟；加盐调味，放入冰糖、山药块、红枣和枸杞，再炖 10 分钟。出锅加胡椒粉和葱花即可。

功效：山药含有多种营养素，有强健机体、滋肾益精的功效。

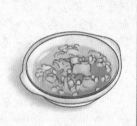

②黄豆炖猪蹄

材料：猪蹄300克，黄豆100克，生姜、葱各10克，盐、味精、白糖、胡椒粉和枸杞各少许。

做法：鲜猪蹄刮毛洗净，切成块，黄豆用水泡透，生姜切片，葱切碎；砂锅内放入清水，加入姜片、猪蹄块、黄豆、枸杞，用大火煲开，再改用小火煲30分钟，然后加入盐、味精、白糖调味；最后撒入胡椒粉、葱花即可盛出。

功效：此菜补气血，富含胶原蛋白，对美肤养颜有一定的功效。

在五味中，脾主甜。"甘入脾"，指的是甘甜的食物具有补气养血、补充热量、解除疲劳、调养解毒的功效。

食甜可补气养血，补充热量，解除疲惫，调养解毒，但糖尿病、肥胖病和心血管病患者宜少食。甜味的食物是走肉的，走脾胃。孩子如果特别喜欢吃糖，说明他脾虚。如果病在脾胃，就要少吃甜味的食物和油腻的食物，因为这样的食物会增加代谢负担，使脾更加疲劳。但是甜味食物具有滋养、强壮身体、缓和疼痛的作用。疲劳和胃痛时可以试一试。

不吃早餐最伤脾胃

现在有很多上班族为了按时上班，就省下吃早餐的时间。甚至有些人为了多睡一会儿，把早饭给省了。需要特别注意的是，再忙也不能忘了早饭。

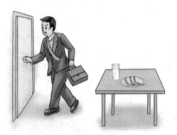

一天不吃还好，要是天天不吃早餐，长此以往，我们的健康就会受到威胁。胃经在辰时，就是早晨的7点到9点之间当令，一般这段时间大家都非常忙碌，赶着去上学、上班，但是不管多忙，早饭都一定要吃好

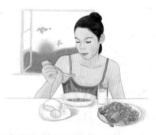

早饭应该享用热稀饭、热燕麦片、热羊乳、热豆花、热豆浆、芝麻糊、山药粥等，然后再配着吃蔬菜、面包、三明治、水果、点心等。牛奶容易生痰，导致过敏，不适合气管、肠胃、皮肤差的人及潮湿地区的人饮用

不吃早饭减肥是非常错误的观念。早饭吃得再多也不会胖，因为上午是阳气最足的时候，也是人体阳气最旺盛的时候，食物很容易被消化。胃经以后是脾经当令，脾可以通过运化将食物变成精血，输送给人体五脏。如果不吃早饭，9点以后，脾就是

在空运化，它也没有东西可以输送给五脏，这时人体会有不适现象产生，比较明显的表现就是头晕。所以，早饭一定要吃，而且要吃好。中医说脾胃是"后天之本"，也是这个道理。因为人维持生命靠的就是食物，而脾胃负责食物的消化吸收，脾胃不好，人体运转就会出问题。

胃经当令吃好午餐，就能多活十年

午时，到了吃午餐的时间了，吃什么好呢？困惑之中，我们通常都是随便解决，其实午餐是很重要的，有着"承上启下"的作用，既要补偿早餐后至午餐前4～5个小时的热量消耗，又要为下午3～4个小时的工作和学习做好必要的营养储备。如果午餐不吃饱吃好，人往往会在下午3～5点钟的时候出现明显的低血糖反应，表现为头晕、嗜睡、甚至心慌、出虚汗等，严重的还会昏迷。所以，对于我们来说，午餐绝对是养生的关键点，午餐的选择也大有学问。

1. 健康为先

吃午餐时可以有意识地选择食物的种类，尽量保持营养均衡。

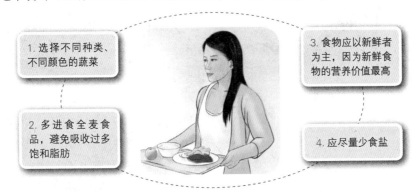

1. 选择不同种类、不同颜色的蔬菜

2. 多进食全麦食品，避免吸收过多饱和脂肪

3. 食物应以新鲜者为主，因为新鲜食物的营养价值最高

4. 应尽量少食盐

如果长时间坚持上述健康的饮食方式，不仅患疾病的概率可以降低，还有可能比预期寿命长15年。

2. 午餐的"三不主义"

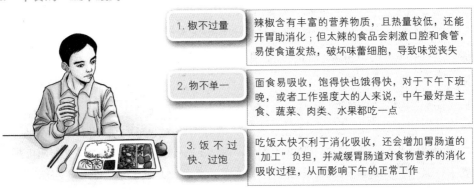

1. 椒不过量

辣椒含有丰富的营养物质，且热量较低，还能开胃助消化；但太辣的食品会刺激口腔和食管，易使食道发热，破坏味蕾细胞，导致味觉丧失

2. 物不单一

面食易吸收，饱得快也饿得快，对于下午下班晚，或者工作强度大的人来说，中午最好是主食、蔬菜、肉类、水果都吃一点

3. 饭不过快、过饱

吃饭太快不利于消化吸收，还会增加胃肠道的"加工"负担，并减缓胃肠道对食物营养的消化吸收过程，从而影响下午的正常工作

3. 理想的六种午餐食物

1. 抗衰老抗癌食品——西蓝花

西蓝花富含抗氧化物维生素C及胡萝卜素。科学研究证明十字花科的蔬菜是最好的抗衰老和抗癌食物

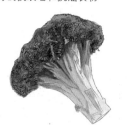

2. 降脂食品——洋葱

洋葱可清血，有助于降低胆固醇

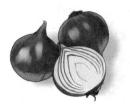

3. 抗氧化食品——豆腐

豆腐是良好的蛋白质来源。豆类食品含有一种被称为异黄酮的化学物质，是一种有效的抗氧化剂。请记住，"氧化"意味着"衰老"

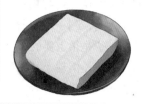

4. 最佳的蛋白来源——鱼肉

鱼肉含有大量优质蛋白，并且消化吸收率极高，且胆固醇含量很低，可避免摄入优质蛋白时带入更多胆固醇，是优质蛋白的最佳来源

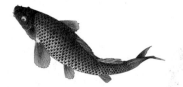

5. 保持活力食物——圆白菜

圆白菜也是开十字花的蔬菜，维生素C含量很丰富，同时纤维能促进肠胃蠕动，让消化系统保持年轻活力

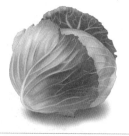

6. 养颜食物——新鲜果蔬

新鲜果蔬中含有丰富的胡萝卜素、维生素C和维生素E。胡萝卜素是抗衰老的最佳元素，能保持人体组织或器官外层组织的健康，而维生素C和维生素E则可延缓细胞因氧化所产生的老化。此外，富含纤维的新鲜果蔬还能保持直肠健康，帮助排毒。午餐不仅要美味，还要健康，以保证下午工作所需的营养

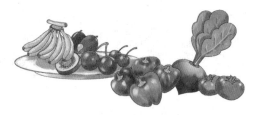

年老脾胃虚弱，管好嘴巴最重要

金元四大家之一朱丹溪在"养老论"中，叙述了年老时出现的症状和与之相对应的保养方法。朱丹溪根据他的"阳常有余，阴常不足"与重视脾胃的学术思想，提出老人具有脾胃虚弱与阴虚火旺的特点。因此，老年人在养生方面，一定要注意管好自己的嘴巴。

1. 节制饮食，但不偏食

在《养老论》中，朱丹溪指出，老年人内脏不足，脾弱明显，更有阴津不足，性情较为急躁者，由于脾弱，饮食消化较为困难，吃完饭后常有饱胀的感觉，阴虚易生虚火，又往往气郁生痰，引发各种老年疾病，出现气、血、痰、郁等"四伤"的症

候，故而提出诸多不可食的告诫。现代医学也认为，饮食失节失宜，是糖尿病、高脂血症、肥胖症、心脑血管疾病、普通老化症等代谢病的潜在诱因。

2. 饮食宜清淡、宜慢

朱丹溪在《茹淡论》中说："胃为水谷之海，清和则能受；脾为消化之器，清和则能运。"又说，五味之过，损伤阴气，饕餮厚味，化火生痰，是"致疾伐命之毒"。

有些老年人口重，殊不知，盐吃多了会给心脏、肾脏增加负担，易引起血压增高。为了健康，老年人一般每天吃盐应以 6 ~ 8 克为宜。有些老年人习惯于吃快食，不完全咀嚼便吞咽下去，久而久之对健康不利。应细嚼慢咽，以减轻胃肠负担，促进消化。另外，吃得慢些也容易产生饱腹感，防止进食过多，影响身体健康。

3. 饭菜要烂、要热

朱丹溪指出，老年人的生理特点是脏器功能衰退，消化液和消化酶分泌量减少，胃肠消化功能降低，牙齿常有松动和脱落，咀嚼肌也变弱了，所以饭菜要软一些，烂一些，以助消化。

老年人对寒冷的抵抗力差，若吃冷食，可引起胃壁血管收缩，供血减少，并反射性地引起其他内脏血循环量减少，不利健康。因此，老年人的饮食应稍热一些，以适口进食为宜。

4. 蔬菜要多，水果要吃

朱丹溪在《茹淡论》中指出"谷菽菜果，自然冲和之味，有食（饲）人补阴之功"，倡导老年人多吃蔬菜水果。新鲜蔬菜是老年人健康的朋友，不仅含有丰富的维生素 C 和矿物质，还有较多的纤维素，对保护心血管和防癌、防便秘有重要作用。一个人每天的蔬菜摄入量应不少于 250 克。

另外，各种水果含有丰富的水溶性维生素和金属微量元素，这些营养成分对于维持体液的酸碱度平衡有很大的作用。

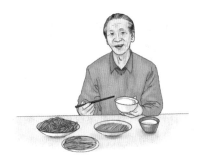

老年人每餐应以七八分饱为宜，晚餐更要少吃。另外，为平衡营养，保持身体健康，各种食物都要吃一点

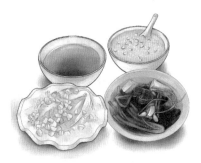

老年人的饮食应该清淡，要细嚼慢咽。这是老年人养阴摄生的措施之一

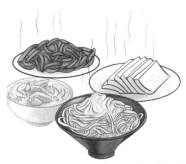

老年人的饮食要软一些，烂一些，并且要注意有一定的热度

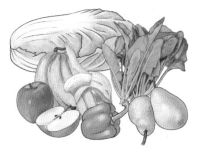

保持健康，老年人应多吃蔬菜，每餐饭后应吃些水果

益气补脾，山药当仁不让

山药又称薯蓣、薯药、长薯，为薯蓣科多年生缠绕草本植物的块茎。山药以淮山药为最好，是一种具有高营养价值的健康食品，外国人称其为"中国人参"。山药口味甘甜，性质滋润平和，归脾、肺、肾经。中医认为它能补益脾胃，生津益肺，补肾固精。对于平素脾胃虚弱、肺脾不足或脾肾两虚导致的体质虚弱者，以及病后脾虚泄泻、虚劳咳嗽、遗精、带下、小便频数等非常适宜。

《本草纲目》对山药的记载是："益肾气，健脾胃，止泻痢，化痰涎，润皮毛。"山药因为作用温和，不寒不热，所以对于补养脾胃非常有好处，适合胃功能不强，脾虚食少、消化不良、腹泻的人食用。患有糖尿病、高血脂的老年人也可以适当多吃些山药。红枣、山药可以补气血、健脾胃，对于体弱多病的人，是不错的滋补佳品。另外再给大家介绍几道山药开胃补脾的食疗良方，具体做法如下：

① 山药枸杞粥

材料：白米 100 克，山药 300 克，枸杞 10 克。

做法：将 100 克白米和 10 克枸杞洗净沥干，300 克的山药洗净去皮并切成小块。将 500 克的水倒入锅内煮开，然后放入白米、山药以及枸杞，煮至滚时稍搅拌，再改中小火熬煮 30 分钟即可。

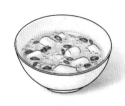

功效：此粥营养丰富，体弱、容易疲劳的女士多食用，可助常保好气色，病痛不侵。

② 山药红枣粥

材料：山药、粳米各 100 克，红枣适量。

做法：洗净山药，去皮切片，将其捣成糊。洗净红枣浸泡在温水中，捞出后去核。淘净粳米，然后将红枣与粳米一起放入锅中煮成粥。稠粥将成时，把山药糊调入搅匀即可。

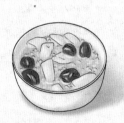

功效：健脾补血，降压益气，对贫血、高血压、慢性肠炎、腹泻等有益。

③ 酸甜山药

材料：山药 250 克，糖、醋、面粉各适量。

做法：洗净山药，去皮后切成滚刀块，然后沾上干面粉，放入烧至六成热的油锅炸。待山药炸成黄色起皮后，捞起备用。再在油锅中加入糖水和醋一起烧，烧沸后把山药块放入，待山药块被糖汁裹匀即可。

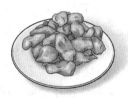

功效：开胃健脾，滋肾固精，对肠炎、胃炎、遗精、早泄等尤为有益。

人参善补气，脾肺皆有益

人参是举世闻名的珍贵药材，在人们心目中占有重要的地位。中医认为它是能长精力，人补元气的要药，更认为多年生的野山参药用价值最高。

《本草纲目》记载，人参性平，味甘、微苦，归脾、肺、心经。其功重在大补正元之气，以壮生命之本，进而固脱、益损、止渴、安神，故男女一切虚证，阴阳气血诸不足均可应用，为虚劳内伤第一要药。既能单用，又常与其他药物配伍。

人参煎成汤剂，就是"独参汤"。独参汤只用在危急情况之下，一般情况下切勿使用，而应与其他药物配合使用。如：提气须加柴胡、升麻，健脾应加茯苓、白术，止咳要加薄荷、苏叶，防痰则要加半夏、白芥子，降胃火应加石膏、知母，等等。

不过，在大多数情况下，人参还是以补为主，《本草纲目》中记载它的主要功用有：

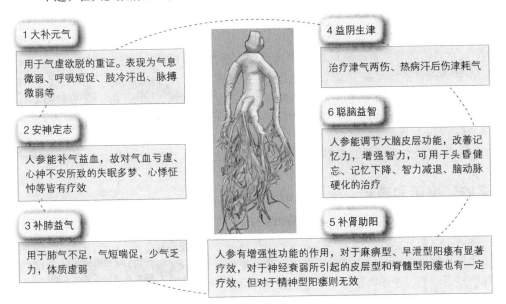

1 大补元气

用于气虚欲脱的重证。表现为气息微弱、呼吸短促、肢冷汗出、脉搏微弱等

2 安神定志

人参能补气益血，故对气血亏虚、心神不安所致的失眠多梦、心悸怔忡等皆有疗效

3 补肺益气

用于肺气不足，气短喘促，少气乏力，体质虚弱

4 益阴生津

治疗津气两伤、热病汗后伤津耗气

6 聪脑益智

人参能调节大脑皮层功能，改善记忆力，增强智力，可用于头昏健忘、记忆下降、智力减退、脑动脉硬化的治疗

5 补肾助阳

人参有增强性功能的作用，对于麻痹型、早泄型阳痿有显著疗效，对于神经衰弱所引起的皮层型和脊髓型阳痿也有一定疗效，但对于精神型阳痿则无效

体虚的人可以用人参煮粥。用人参3克，切成片后加水炖开，再将大米适量放入，煮成稀粥，熟后调入适量蜂蜜或白糖服食，可益气养血，健脾开胃，适用于消化功能较差的慢性胃肠病患者和年老体虚者。

茯苓性平和，益脾又安神

《本草纲目》记载，茯苓性平，味甘淡，功能是益脾安神、利水渗湿，主治脾虚泄泻、心悸失眠、水肿等症。如果用牛奶等乳制品调和后食用，能增添它的美味与营养。

茯苓淡而能渗，甘而能补，能泻能补，称得上两全

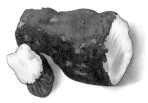

茯苓是菌科植物，生长在赤松或马尾松的根上，可食，也可入药

其美。茯苓利水湿，可以治小便不利，又可以化痰止咳，同时又健脾胃，有宁心安神之功。而且，它药性平和，不伤正气，所以既能扶正，又能祛邪。用茯苓做成的食物都很美味，以下介绍两款：

《本草纲目》说茯苓能补脾利湿，而栗子补脾止泻，大枣益脾胃。这三者同煮，就可以用于脾胃虚弱、饮食减少、便溏腹泻者。

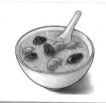

①茯苓栗子粥

材料：茯苓15克，栗子25克，大枣10个，粳米100克。

做法：加水先煮栗子、大枣、粳米；茯苓研末，待米半熟时徐徐加入，搅匀，煮至栗子熟透。可加糖调味食用。

另外，茯苓可以宁心安神，《本草纲目》还记载麦冬养阴清心，粟米除烦热。这三者同煮就可以用于心阴不足、心胸烦热、惊悸失眠、口干舌燥。

②茯苓麦冬粥

材料：茯苓、麦冬各15克，粟米100克。

做法：粟米加水煮粥；二药水煎取浓汁，待米半熟时加入，一同煮熟食。

多吃鸡肉调和脾胃，提升自身免疫力

中医认为鸡肉可以治疗由身体虚弱引起的乏力、头晕等症状。对于男性来说，由肾精不足所导致的小便频繁、耳聋、精少精冷等症状，也可以通过吃鸡肉得到一定的缓解。

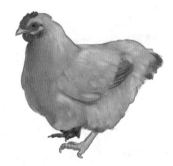

按现在的说法，吃鸡肉能够提高人的免疫力。科学研究表明，鸡及其萃取物具有显著的提高免疫功能的效果，这一发现与营养学以及传统的中医理论不谋而合。

营养学上一直有"红肉"和"白肉"之分，我们可以简单地从颜色上来区别。所谓"红肉"就是指猪、牛、羊等带血色的肉类，而"白肉"则指的是禽类和海鲜等。鸡肉就是

鸡肉可以温中益气、补精填髓、益五脏、补虚损。《本草纲目》记载了鸡肉的一个方子："脾胃弱乏，人瘦黄瘦。同黄雌鸡肉五两，白面七两，作民馄饨，下五味煮熟，空腹吃。每天一次。"

白肉中的代表，具有很好的滋补作用，又比红肉更健康。这种可以培育正气的食物，常处于亚健康状态下的人更应该多吃。工作强度大、精神长期紧张的都市白领们，多吃鸡肉，可以增强免疫力，减少患病率。

这里介绍一款鸡肉药膳，特别适合气虚、失眠的人群。

人参鸡汤

材料：人参、水发香菇各 15 克，母鸡 1 只，火腿、水发玉兰片各 10 克，精盐、料酒、味精、葱、生姜、鸡汤各适量。

做法：将母鸡宰杀后，退净毛，取出内脏，放入开水锅里烫一下，用凉水洗净。将火腿、玉兰片、香菇、葱、生姜均切成片。将人参用开水泡开，上蒸笼蒸 30 分钟，取出。将母鸡洗净，放在盆内，加入人参、火腿、玉兰片、香菇、葱、生姜、精盐、料酒、味精，添入鸡汤（淹没过鸡），上笼，在武火上蒸烂熟。将蒸烂熟的鸡放在大碗内。将人参切碎，火腿、玉兰片、香菇摆在鸡肉上（除去葱、生姜不用），将蒸鸡的汤倒在勺里，置火上烧开，撇去浮沫，调好口味，浇在鸡肉上即成。

功效：补气安神。

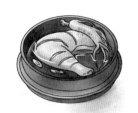

不过，需要注意的是，虽然鸡肉是一种营养佳品，但不是所有人都适合吃鸡肉进补，因为它有丰富的蛋白质，会加重肾脏负担。因此，有肾病的人应尽量少吃，尤其是尿毒症患者，应该禁食。

没胃口多吃点香菜

《本草纲目》称香菜"性味辛温香窜，内通心脾，外达四肢"。香菜中含有许多挥发油，其特殊的香气就是挥发油散发出来的。在一些菜肴中加入一些香菜，有祛腥膻、增味道的独特功效。香菜提取液具有显著的发汗、清热、透疹的功能，其特殊香味能刺激汗腺分泌，促使机体发汗、透疹。香菜还具有和胃调中的功效，因为香菜辛香升散，能促进胃肠蠕动，具有开胃醒脾的作用。

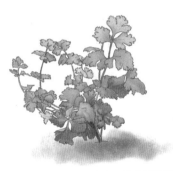

香菜是一种人们经常食用的香料类蔬菜，具有增强食欲、促进消化等功能

给大家推荐几款香菜的日常做法：

①香菜炒鸡蛋

材料：香菜 150 克，鸡蛋 200 克，植物油 20 克，盐 3 克，胡椒粉 2 克，味精 2 克。

做法：将鸡蛋磕入碗内，加少许精盐、胡椒粉搅匀，香菜择洗干净，切成段；锅注油烧热，放入香菜段煸炒，加入精盐，倒入蛋液翻炒至熟，撒入味精即可。

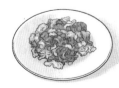

②芥末香菜

材料：芥末 7 克，醋 3 克，白砂糖 3 克，酱油 5 克，盐 2 克。

做法：将香菜洗净，用烧沸的淡盐水略煮，凉凉，挤出水分，切成小段；将芥末粉放入小碗内，加沸水 50 克浸泡 4 小时，再将醋、白糖、酱油、精盐倒入小碗内拌匀，即成芥末汁；把香菜放在深盘中，浇上芥末汁即成。

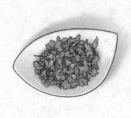

十宝粥——补脾胃的佳品

现代社会，人们的生活节奏普遍加快，许多人不能按时吃饭，因此肠胃经常出问题，找个时间给自己补补脾胃，是解决问题的根本手段。

十宝粥

材料：茯苓 50 克，枸杞子 20 克，党参 25 克，松子仁 20 克，葛根 50 克，玉米 2 个，山药 50 克，冬菇 6 朵，银耳 20 克，粳米 20 克。

做法：将山药先用水浸透，葛根用水洗净，取出晾干。茯苓、党参用水冲洗后，把党参横切成小段。银耳用水泡开，去蒂后撕成瓣状。玉米洗净，每个横切成五段。冬菇泡发后，去蒂切薄片。枸杞子、松子仁用水冲洗，晾干。粳米浸泡后洗净，备用。将葛根、茯苓、党参三味药放入药袋。取砂锅一个，加适量水（约 15 碗），放入药袋、山药、玉米，用大火煮开。水开后，用文火熬 1 小时，取出药袋（去药渣不用）及玉米；再放入银耳、枸杞子、冬菇、粳米。等水开后，用文火熬 1 小时（期间多搅动，防止粘锅）。煮至粥浓稠，放入玉米粒、松子仁，再煮沸 5 ~ 10 分钟，加调料，美味的十宝粥就做成了。

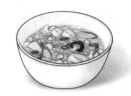

功效：既是食品又是药品，具有补脾胃、益肺肾、强身体、抗病毒、抗衰老及延年益寿的作用。

补阴养胃，胃炎就会"知难而退"

食用过冷、过热饮食，浓茶、咖啡、烈酒、刺激性调味品、粗糙食物等，是发生胃炎的主要原因。预防急性胃炎应戒烟限酒，尽量避免阿司匹林类药物的损害，生活应有规律，避免进食刺激性、粗糙、过冷、过热食物和暴饮暴食，注意饮食卫生，不吃腐烂、变质、污染食物。饮食中可多吃卷心菜，其中的维生素 U 具有健脾功效，起到预防胃炎的作用；山药能促进消化，增加胃动力；玫瑰花茶缓解胃部不适，避免胃炎滋生。

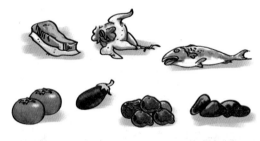

胃炎与饮食习惯有密切的关系，摄入过咸、过酸、过粗的食物，反复刺激胃黏膜，还有不合理的饮食习惯，饮食不规律，暴饮暴食等都可导致胃炎

胃炎患者多吃高蛋白食物及高维生素食物，如瘦肉，鸡、鱼、肝、肾等内脏以及绿叶蔬菜、西红柿、茄子、红枣等，可防止贫血和营养不良

注意食物酸碱平衡，当胃酸分泌过多时，可喝牛奶、豆浆，吃馒头或面包以中和胃酸；当胃酸分泌减少时，可用浓缩的肉汤、鸡汤，带酸味的水果或果汁刺激胃液的分泌，帮助消化。急性胃炎患者宜吃有清胃热作用的清淡食品，如菊花糖、马齿苋等。慢性胃炎患者宜喝牛奶、豆浆等。胃酸少者可多吃肉汤、山楂、水果等，少吃花生米。

胃炎患者要避免食用易引起腹胀的和含纤维较多的食物，如豆类、豆制品、蔗糖、芹菜、韭菜等。

下面为胃炎患者推荐两款食谱：

①红枣糯米粥

材料：红枣10枚，糯米100克。

做法：同煮稀饭。

功效：养胃，止痛。

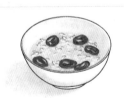

②鲫鱼糯米粥

材料：鲫鱼2条，糯米50克。

做法：以上两味食材共煮粥食，早晚各服一次。

功效：补阴养胃，适用于慢性胃炎。

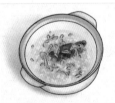

对付胃痛，食物疗法最见效

胃痛，是指上腹部近心窝处发生疼痛的病症。常包括现代医学中消性溃疡、急慢性胃炎、胃神经官能证、胃下垂等疾病。

那么，怎样让胃痛不再折磨你呢？饮食疗法是比较理想的治愈方法：

① 黄芪猪肉方

材料：猪瘦肉 200 克，黄芪 30 克，猴头菇 60 克，延胡索 12 克，香附 12 克，高良姜 5 克，春砂仁 12 克，陈皮 10 克，淮山 30 克，白芍 12 克。

做法：先将猪瘦肉切成薄片，再和其余材料一起放入锅内，煮滚后用文火煲 1 小时 30 分钟。

功效：主治慢性胃炎之胃痛。

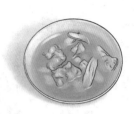

② 党参瘦肉方

材料：猪瘦肉 200 克，党参 30 克，猴头菇 60 克，鸡内金 12 克，川朴 10 克，木香 10 克，没药 10 克，春砂仁 12 克，台乌 10 克，甘草 8 克，淮山 30 克，白芍 12 克，黄芪 30 克。

做法：先将猪瘦肉切成薄片，再和其余材料一起放入锅内，武火煮滚后用文火煲 1 小时 30 分钟。

功效：主治消化道溃疡之胃痛。

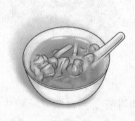

胃溃疡的饮食"禁区"

上面我们讲了胃溃疡的"美食法"，本节根据《本草纲目》的记载，加上现代医学的研究，总结出了胃溃疡患者在饮食上应注意规避的"禁区"。

1. 溃疡病患者不宜饮茶

茶作用于胃黏膜后，可使胃酸分泌增多。对十二指肠溃疡患者，这种作用更为明显。胃酸分泌过多，便抵消了抗酸药物的疗效，不利于溃疡的愈合。因此，为了促进溃疡面的愈合，奉劝溃疡病患者最好是不饮茶，特别是要禁饮浓茶

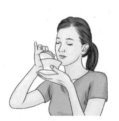

2. 溃疡病患者不宜饮用各种酒类、咖啡和食用辛辣食品

忌食酒类、咖啡、辣椒、生姜、胡椒。盐腌过咸的和含粗纤维较多的食物以及糯米制品，亦应尽量避免食用

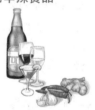

3. 饥一顿饱一顿

饥饿时，胃内的胃酸、蛋白酶无食物中和，浓度较高，易造成黏膜的自我消化。暴饮暴食又易损害胃的自我保护机制；胃壁过多扩张，食物停留时间过长等都会促成胃损伤

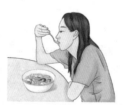

4. 溃疡病患者忌饮牛奶和酸性食品

牛奶会刺激胃黏膜，产生更多的胃酸，使病情进一步恶化。此外忌食酸梨、柠檬、杨梅、青梅、李子、黑枣和未成熟的柿子、柿饼等水果

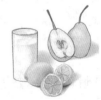

另外，晚餐过饱、吃饭时狼吞虎咽都会刺激和损伤胃粘膜，所以胃溃疡患者一定要注意调整自己的饮食习惯。

阴阳调和身体好，补泻合宜寿命长

第三章

第1节

温热为阳，寒凉为阴——多元膳食应平衡营养

熟知食物的阴阳属性是健康之本

祖国传统医学认为，任何疾病无论多么复杂，都可以用阴阳来分类，即有的属阴，有的属阳。在进行饮食治疗时，一定要分清疾病属阴还是属阳，即是阴证还是阳证，然后在此基础上选择相应的食物进行调养。如果不清楚食物的阴阳属性，就不能运用饮食来治疗疾病。

中医认为，凡热性体质者，均不应吃温热性食物，以免"火上浇油"。这种人宜吃凉寒性食物，以便热证寒治。凡寒性体质者，均不应食凉寒性食物，以免"雪上加霜"。这种人宜进食温热性食物，以助温散寒。

那么，生活中哪些食物属于热性食物，哪些食物属于寒性食物呢？

①粮豆类

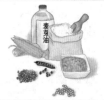

温热性：面粉、豆油、酒、醋等。

平性：粳米、糯米、玉米、黄豆、黑豆、豌豆、赤小豆等。

凉寒性：小米、荞麦、大麦、绿豆、豆腐、豆浆等。

②瓜菜类

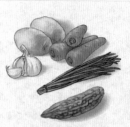

温热性：大葱、生姜、大蒜、韭菜、胡椒、胡萝卜、香菜等。

平性：菜花、藕、山药、白萝卜、甘薯、马铃薯、西红柿、南瓜、蘑菇等。

凉寒性：苋菜、菠菜、芹菜、油菜、白菜、冬瓜、黄瓜、甜瓜、西瓜、苦瓜、竹笋、茄子等。

③水果类

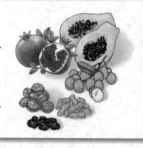

温热性：桂圆、荔枝、莲子、核桃、栗子、花生、乌梅、樱桃、石榴、木瓜、橄榄、李子、桃等。

平性：大枣、苹果等。

凉寒性：梨、草莓、山楂、菱角、柑橘、百合、香蕉、甘蔗、柿子等。

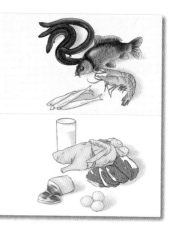

④水产类

温热性：黄鳝、虾、草鱼等。

平性：鲤鱼、银鱼、大黄鱼、泥鳅等。

凉寒性：鳗鱼等。

⑤肉蛋奶类

温热性：狗肉、羊肉、鹿肉等。

平性：猪肉、鹅肉、鸽肉、牛奶、鸡蛋等。

凉寒性：鸭肉、兔肉、鸭蛋等。

少吃热性食物是对付秋燥的有效方法

每年秋天，陈女士都会有这样的感觉：皮肤紧绷，且经常起皮脱屑，原来乌黑漂亮的头发也变得干枯无光泽，嘴唇也变得异常干燥；有时还会感觉鼻咽燥得冒火，经常便秘。

这是怎么回事呢？经专业医生了解，原来陈女士平时喜欢吃葱、姜等辛辣的热性食物，一年四季都是如此。殊不知，秋天原本干燥，这样更会助燥伤阴，加重秋燥。

怎么办呢？其实最好的调养方法就是改善饮食，合理的饮食可以养阴防燥，平衡阴阳，还可以预防秋燥引起的某些疾病。

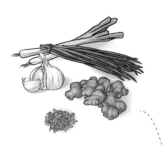

1 要防秋燥，首要的一条就是少吃辛辣、煎炸、热性的食物。大蒜、韭菜、葱、姜、八角、茴香等辛辣的食物和调味品一定要少吃

2 多饮白开水、淡茶、果汁、豆浆、牛奶等流质食物，以养阴润燥，弥补损失的阴润，但在饮用饮料时，以少量频饮为佳

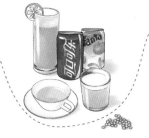

3 多吃一些养阴、生津、润燥的食物，如新鲜蔬菜和水果。秋燥最容易伤人的津液。多数蔬菜、水果有生津润燥、消热通便之功效。此外，蜂蜜、百合、莲子等清补之品，也是对付秋燥的有力武器

别让寒性食物害了过敏的你

这几天的天气突然变冷，患有过敏性鼻炎的郑先生早上一起床，就不停打喷嚏及流鼻涕，而且浑身感觉很不舒服。郑先生到医院进行了咨询，原来是他这几天吃草莓吃得太多的缘故，草莓属于寒性食物。专家指出，寒性食物吃多了会加重过敏病情。

过敏性鼻炎和异位性皮肤炎都是过敏体质患者的常见疾病，尤其是过敏性鼻炎，是全球常见的健康问题之一。中医在治疗过敏性鼻炎时，主张"治寒以热，治热以寒"的原则，且十分重视寒热性食物的影响。

上述情况中医里早有记载，体质过敏的人要少吃寒性食物。中医特别对 197 名患者做了研究，结果显示：摄取越多寒性食物的人，血清的免疫球蛋白 E 总量越高，且每多摄取 1% 的寒性食物，过敏性鼻炎重度临床表征即增加 1047 倍的出现概率。可见，寒性食物的摄取量的确和过敏性鼻炎的症状轻重有一定的关系。

想改善自己的过敏性体质，我们可以从食补做起。多吃麻油鸡和姜母鸭等温补类食物，水果上可选择桂圆、荔枝等。这些食物都对过敏性鼻炎患者有一定的滋补功效。但如果症状比较严重，则还要及早到医就诊。

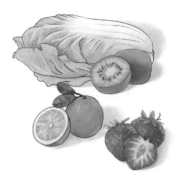

过敏性鼻炎患者，在吃东西时一定要小心寒性食物，像草莓、柑橘类、奇异果、哈密瓜、西瓜、空心菜、白菜、茼蒿等食物，都属寒凉性食物，吃多了会加重过敏鼻炎病情

吃对凉性食物不生病

我们知道，热性食物是冬季的首选，凉性食物是夏季的首选，可是这并不代表我们所有的习惯都限于此。

1. 冬天可适当"吃凉"

对于那些肠胃健康的人来说，冬天适当地喝些凉白开水，吃一些凉性食物，也是有益于身体的。

除了适当吃一些凉性食物外，我们每天还要养成吃点凉拌菜的习惯，以"应对"体内摄入的高热量、高油脂食物。此外，俄罗斯学者研究证实，喝凉开水对人体大有好处，冬季每天都喝点凉开水，有预防感冒和咽喉炎的作用。

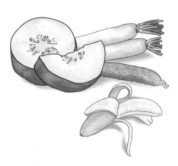

冬天天冷，人们喜欢吃热量高的油腻食物，再加上平时户外运动较少，一般人极易发胖，尤其是胸、腹部和臀部。此时，适当吃一些凉性食物，如白萝卜、莲子、黄瓜、冬瓜、香蕉等，不仅有利于减肥，还可以提高对寒冷的抵御能力

需要注意的是，凉性食物并不适用于所有的人。脾胃虚寒者不宜进寒性食品和凉性补药，此时需要吃一些热性食物。同时，应注意进补不要过量，热量摄入太多会聚在体内，导致阳气外泄，对人体阴阳平衡造成破坏。

2. 夏天"吃凉"讲技巧

夏天到了，人们会吃一些凉性退火的食物来消

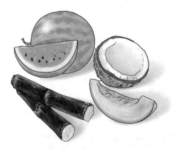

西瓜、椰子、香瓜、哈密瓜、甘蔗等都有清凉退火的作用。当然，这些退火的凉性食品，需要适量摄取。对于本身就是虚寒体质的人来说，退火的东西不宜吃太多

消火。需要注意的是，在夏日里，冷饮是不能随便吃的。其实夏季吃冷饮并不能真正达到解热的目的。吃冷饮常会伴随其他甜食，吃后体内代谢比吃前快，会产生所谓的"摄食产热效应"。吃冷饮虽会感觉一时凉快，但实际上身体需要动员更多的能量来复原，反而更容易上火。

粗细阴阳平衡：粗粮为主，细粮为辅

人体一方面要不断吸收有益的养料，另一方面要不断地消除有害的废料，吐故纳新，生生不息。而要排出废料，使胃肠"清洁"起来，就不得不求助于"粗食品"，也就是"多渣食品"。

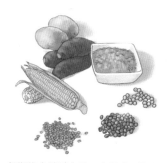

"粗食品"能排出废料，让胃肠道"清洁"起来，因为它里面的粗成分叫膳食纤维，包括纤维素、半纤维素、果胶等。人体的消化道内没有消化膳食纤维的酶，所以对人体来说，膳食纤维是没有直接营养价值的。但是，膳食纤维具有刺激胃肠蠕动、吸纳毒素、清洁肠道、预防疾病等多种功能，是其他营养素所无法替代的。

同一切营养素一样，食物纤维摄入量也不应过多，否则会影响矿物质的吸收。

长期偏食精细食品，会导致胃纳小、胃动力不足、消化力弱，对儿童影响更大。所以，出于健康的考虑，要采取粗细搭配的手段，尽可能多吃一些富含膳食纤维的食品，如糙米、标准粉以及纤维蔬菜等

生熟阴阳平衡：生熟互补才合理

熟食能大大提高食物的消化利用率。米、面等作为主食的淀粉类食品，生淀粉外壳不易消化，煮熟后淀粉破裂而成糊状物，就容易被淀粉酶消化。鸡蛋必须熟食，因为生蛋清含有抗生物素蛋白和抗胰蛋白酶。抗生物素蛋白能与生物素在肠内结合，形成难被人体所消化、吸收的化合物，导致生物素缺乏，出现食欲不振、全身乏力、毛发脱落等症状；抗胰蛋白酶能降低胰蛋白的活性，妨碍蛋白质消化。鸡蛋煮熟后，上述两种物质因受热而被破坏，就没有坏作用了。

一些食物必须煮熟才能被机体消化吸收，而另一些食物煮熟则会失去很多营养素

一些豆类蔬菜中含有可使血液红细胞凝集的有毒蛋白质，叫作凝集素，这种有毒蛋白质在烧熟煮透后即钝化失活，毒性消失，所以不可生食，一定要煮熟烧透，方可食用，否则会引起中毒，严重时可致死。

另外，每天生吃一些蔬菜瓜果，能摄取对人体有调节功能的活性物质。因为不少活性物质遇到较高温度（55 ～ 60℃以上）就会失去活性，丧失调节功能。因此，能生吃的食物要尽量生吃，以保持食物的维生素等营养素的活性。

荤素阴阳平衡：有荤有素，不偏不倚

荤是指含有大量蛋白质、脂肪的动物性食物，常使血液呈酸性。素是指各种蔬菜、瓜果，属碱性食物。二者要科学搭配，才可以让人既饱口福，又不至于因吃动物性食物过多而增加血液和心脏的负担。荤食和素食在营养结构上的互补性具有重要意义。荤食多了，血管脂肪沉积，变硬变脆，易患高血压、心脏病、脂肪肝；素食则可清除胆固醇在血管壁的沉积。但单纯吃素者，蛋白质、磷脂、无机盐等摄入不足，不能很好地满足肝细胞的修复和维护健康所需。荤食的最大特点是含有人体的必需氨基酸和优质蛋白质；而素食除大豆及豆制品外，所含必需氨基酸都不完全，蛋白质质量亦较

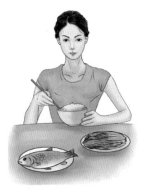

人体血液的 pH 值要保持在7.4 左右，必须荤素搭配才能使酸碱度保持平衡

差。此外，动物性食物比植物性食物富含钙、磷，容易被人体吸收，鱼、肝、蛋类含有素食中缺少的维生素 A 和维生素 D；而素食中的维生素 C 和胡萝卜素则是荤食中常缺乏的，素食中粗纤维素很丰富，可促进肠蠕动。因此，只吃荤食则很容易造成习惯性便秘。

荤食中有糖原（动物淀粉），没有淀粉、纤维素、果胶；而素食中则有单糖、双糖、多糖及食物纤维等。荤食中几乎没有维生素 C；素食中没有维生素 A，只有维生素 A 原（即胡萝卜素）。除豆腐乳外，素菜中没有维生素 B_{12}，荤菜（特别是肝脏）中含有丰富的维生素 B_{12}。肉类可以提供丰富的蛋白质与脂肪，而蔬菜、水果则是多种维生素、矿物质及膳食纤维的来源，二者缺一不可。

酸碱阴阳平衡：膳食不可多点酸

酸性食物与碱性食物搭配食用，可保持人体血液的酸碱平衡，有利于代谢的正常进行。食物的酸碱性并不是指味觉上的感觉，而是指其生物化学性质。在膳食结构中，酸性食物不能多吃，否则会导致身体酸碱失衡，有害健康。

富含矿物质、膳食纤维的瓜果、蔬菜是食物中的碱性食物；而富含蛋白质的鸡、鸭、鱼、肉则属于酸性食物。无论是日常生活中还是节假日，饮食都应掌握酸碱平衡，不应有所偏颇。平衡方可补益得当。如终日饱食膏粱厚味，酸碱失衡，将严重影响健康。膳食的酸碱平衡早已引起关注，但凡鱼、肉、海产品、贝类、蛋类等，都是酸性食物，食用过多会使血液从弱碱性转为弱酸性，令人倦怠乏力，重则使人记忆力减退，思维能力下降。故欲避免上述状态，就得减少"山珍海味"，增加蔬菜、瓜果、豆类等碱性食物。特别是绝不能忽视菜肴的荤素搭配。

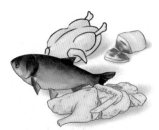

每个人都有这样的体会：吃了过多的鸡、鸭、鱼、肉以后会感到发腻。殊不知，这就是"轻度酸中毒"的表现

第2节

增阳则昌，减阴命长——用食物来提升阳气

阳气像太阳，维持生命要用它

世间万物都离不开太阳，失去了太阳就失去了生命力，我们人体也是一样。在人体这个设计精密的小宇宙里，同样需要阳气的温煦才能够充满鲜活的生命力。

《黄帝内经》中也说道："阳气者，若天与日，失其所则折寿而不彰。"明代著名医学家张景岳注曰："生杀之道，阴阳而已。阳来则物生，阳去则物死。"也就是说，人的生命系于"阳气"，只有固护阳气，才能百病不生，人们才能拥有鲜活的生命力。而我们养生的重点就在于养护身体内的阳气。

阳气就像天上的太阳一样，给大自然以光明和温暖，失去阳气，万物便不能生存，人体也会失去新陈代谢的活力，不能供给热量和热量，生命也会停止。

为了养好阳气，我们建议大家可以经常抽出时间晒晒太阳，特别是在寒冷的冬季，晒太阳就是一种最好的养阳方式。阳光不仅养形，而且养神。养形，就是养骨头。用西医的说法就是：多晒太阳，可以促进骨骼中钙质的吸收。所以，多晒太阳就是老年人养骨的最好方式。对于养神来说，常处于黑暗中的人看事情容易倾向于负面消极、处于光亮中的人看事情正面积极，晒太阳有助于修炼宽广的心胸。

> 如何采吸阳气

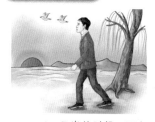 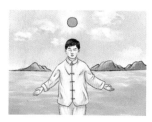 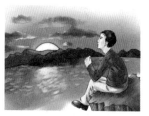

早上 日出的时候，面向东方做深呼吸，阳气从鼻孔乃至人体的各个皮肤腠理、毛孔进入人体

正午 的时候，日头当顶，我们到户外，让太阳的日精从我们的百会穴进入我们的人体

傍晚 日落红霞起的时候，可以到户外。尽量地把握好太阳给我们的这一天中最后一次采吸机会

另外，晒太阳的时间不要太长，半小时左右就行，什么时候的太阳感觉最舒服就什么时候去晒。晒太阳时一定不要戴帽子。让阳光可以直射头顶的百会穴，阳气才能更好地进入体内。

脾胃运转情况，决定阳气是否充足

脾胃与人的阳气有着密切的关系，人体内的阳气因脾胃而滋生，脾胃的功能正常运转，人体内的阳气才能生长并充实。而人吃进去的五谷杂粮、果蔬蛋禽，都要进入胃中，人体内的各个器官摄取营养，都要依靠胃。

下面四大保养脾胃的要诀要记牢："动为纲，素为常，酒少量，莫愁肠。"

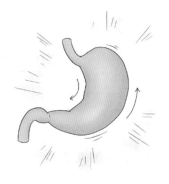

人体气机上下升降运动正常，有赖于脾胃功能的协调。脾胃如果正常运转，则心肾相交，肺肝调和，阴阳平衡；而脾胃一旦受损，功能失常，就会内伤阳气，严重的还会影响全身而导致人体患病

1. 动为纲

指适当的运动可促进消化，增进食欲，使气血生化之源充足，精、气、神旺盛，脏腑功能不衰。因此，大家要根据各自的实际情况选择合适的运动方式和运动量。散步是一种和缓自然的体育活动，可快可慢，可使精神得到休息，使肌肉放松，气血调顺，帮助脾胃运化，借以祛病防衰

2. 素为常

素食主要指含植物蛋白、植物油及维生素的食物。日常饮食应以淡食为主，以便清理肠胃。进食应温凉适当。热伤黏膜，寒伤脾胃，均可导致运化失调。少食质硬、质黏、煎炸、油腻、辛辣性食品

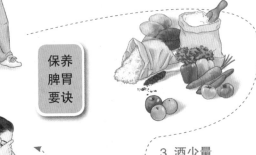

保养脾胃要诀

4. 莫愁肠

人的精神状况、情绪变化对脾胃亦有一定影响。中医认为，思虑过度易伤脾胃。脾胃功能失衡，会引起消化、吸收和运化的障碍，造成食不甘味，甚至不思饮食，久之气血生化不足，神疲乏力、心悸气短、健忘失眠、形体消瘦，易生神经衰弱、胃肠神经官能证、溃疡病等。所以，必须注意性格、情操及道德的修养，做到心胸豁达，待人和善，经常保持稳定的心境和乐观的心态

3. 酒少量

不要嗜酒无度，以免损伤脾胃。少量饮酒能刺激肠胃蠕动，以利消化，亦可畅通血脉、振奋精神、消除疲劳、除风散寒，但过量饮酒，脾胃必受其害，轻则腹胀不消，不思饮食，重则呕吐不止

津为阳，液为阴，阻止外邪入侵

中医认为，津属阳，主表；液属阴，亦称阴液。津液与血、汗、小便、泪、涕、唾等都有密切关系。津液在经脉（经络、脉管）内，即为血，故有"津血同源"之说。津液可转变为汗，可转变为小便，也可转变为唾液或泪液，如悲伤时、号啕大哭之后，人便会感觉口干舌燥，其实就是津液已经大伤。

当人体津液不足时，人就会出现口干口渴、咽喉干燥等症状。这些现象都是由于

伤了津液而出现的现象。即使不在炎热的夏季，出汗过多，也很容易出现上述症状。这时，可以用玄麦桔甘汤（玄参、麦冬、桔梗、炙甘草等量）沏水代茶饮用，可清热生津。

如果体内的津液亏耗过多，就会出现气血两损；气血亏损，同样也可致使津液不足。津液的增多与减少，能直接影响体内的阴阳平衡，疾病也会由此而生。如发高烧的病人出汗过多及胃肠疾患者大吐大泻太过，都会因损伤津液而导致气血亏损。所以，中医自古就有"保津即保血，养血即可生津"的养生说。

下面我们具体说一下四季的津液养生之道：

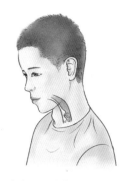

津液源于饮食水谷，并通过脾、胃、小肠、大肠等消化吸收饮食水谷中的水分和营养而生成，每天坚持吞唾液，百日后就可使人容颜润泽

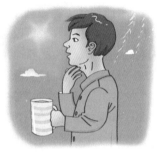

春季属阳，天气干燥，应常吞口中津液，并保证水分的足量摄入

四季的津液养生之道

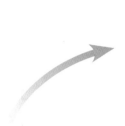

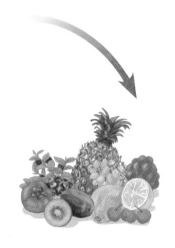

夏季天气炎热，出汗多，很容易造成津液损耗过多，应适当多吃酸味食物，如番茄、柠檬、草莓、乌梅、葡萄、山楂、菠萝、杧果、猕猴桃之类。它们能敛汗止泻祛湿，可预防流汗过多而耗气伤阴，又能生津解渴，健胃消食。若在菜肴中加点醋，醋酸还可杀菌消毒，防止胃肠道疾病的发生

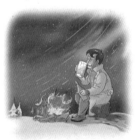

冬季天气寒冷，属阴，应以固护阴精为本，宜少泄津液。故冬"去寒就温"，预防寒冷侵袭是必要的。但不可暴暖，尤忌厚衣重裘，向火醉酒，烘烤腹背，暴暖大汗，这样反而会损耗津液而伤身

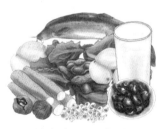

秋季气候处于"阳消阴长"的过渡阶段。秋分之后，雨水渐少，秋燥便成为主要气候。此季容易耗损津液，发生口干舌燥、咽喉疼痛、肺热咳嗽等。因此，秋日宜吃清热生津、养阴润肺的食物，如泥鳅、芝麻、核桃、百合、糯米、蜂蜜、牛奶、花生、鲜山药、梨、红枣、莲子等清补柔润之品

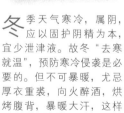

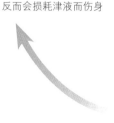

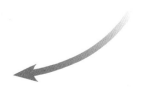

植物的种子最能补肾壮阳

在《摄生众妙方》中有一服名为"五子衍宗丸"的古方，由枸杞子、菟丝子、五味子、覆盆子、车前子五种植物的种子组成。这种药最早用于治疗男性肾虚精少、阳痿早泄、遗精、精冷，后来扩展到了治尿频、遗尿、夜尿多、流口水，乃至妇女白带多，对于治疗某些因肾虚引起的不孕不育也非常有效。其治病原理，其实就是补充肾气，增强阳气。

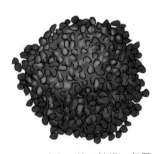

韭菜子味辛、甘，性温，归肝、肾经，能补肝肾，壮阳固精，适用于肝肾不足、肾阳虚衰、肾气不固引起的阳痿遗精、腰膝冷痛、小便频数、遗尿、白带过多等症

为什么植物的种子具有壮阳补肾的功效？这是因为植物的种子是为一个即将萌发的生命贮备热量的，是植物中热量最集中的一部分。植物种子能够壮阳这一理念的确立，对于现代人健康长寿意义重大。素食主义者可以通过多吃种子类的各种干果，比如花生、榛子、核桃，来补充自己的肾气，激发生命的活力。

此外，植物种子壮阳的理念对于脑力工作者也具有重要意义。在中医理论中，脑与肾相通，故有"补肾就是补脑"之说。大脑工作时消耗的热量非常多，直接消耗肾里的元气，因而极易引起肾气不足。如果每天在早餐中加点坚果，或者每天吃一两个核桃，六七个杏仁，就可以收到极佳的补肾效果，进而改善脑功能，延缓衰老。

另外，韭菜子的壮阳功效也不容忽视。韭菜子可以单独服用，也可以研末蜜丸服，每次以 5 ~ 10 克为宜。但要注意，阴虚火旺者忌服。

栗子鹌鹑汤养骨气，享天年

栗子补脾健胃、补肾强筋，大枣健脾益气生津，鹌鹑补中益气。三者合炖，可用于腰椎间盘突出症或手术后身体虚弱、虚劳羸瘦、气短倦怠、食欲缺乏、便溏之证，补益之效甚佳。

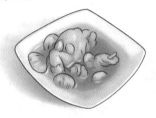

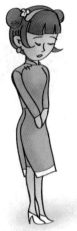

栗子鹌鹑汤做法

先准备好栗子 5 枚（60 ~ 70 克），大枣 2 枚，鹌鹑 1 只（80 ~ 100 克）。将鹌鹑扭颈宰杀去毛（不放血），去除心、肝以外的内脏，洗净放入锅中；栗子洗净打碎，大枣去核，与适当调味品同放入锅内，倒入清水 250 毫升；用旺火煮沸 15 分钟后，改用文火炖 90 分钟；炖至鹌鹑熟烂即可，饮汤吃肉

养骨应该从我们的生活细节做起。俗话说"久立伤骨"，一个姿势站立久了，要寻找机会活动一下，或者找个地方坐下来休息一会，尤其是长期从事站立工作的人，如纺织女工、售货员、理发师等，更要注意身体调节，否则每天都要站立数小时，下班后筋疲力尽、腰酸腿痛，容易发生驼背、腰肌劳损、下肢静脉曲张等

梳发升阳，百脉顺畅——梳头也是养生术

自古以来，历代养生学家均推崇梳头这一保健方法。中医认为，头为一身之主宰，诸阳所会，百脉相通。发为血之余，肾之华。《诸病源候论·寄生方》说："栉头理发，欲得过多，通流血脉，散风湿，数易栉，更番用之。"可见，经常梳理头发具有升发阳气、通畅百脉、却病强身的作用。

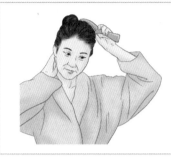

进行梳头养生，宜用牛角、桃木或铁制的梳子。应从前额开始向后梳，梳时要紧贴头皮部位，以用力大小适中，动作缓慢柔和为宜。一般应在两分钟内大约梳100次为一回，每日早晨起床后应坚持梳2~5回，下午亦可再梳一次。头皮有热胀、麻木的感觉，说明已经达到预期目的。梳头5~7天后，洗头一次，坚持2~3个月即可出现明显的治疗效果：头皮瘙痒减轻，头屑减少，头发不再脱落，白发转黑，失眠症状相应改善，并有头脑清醒，耳聪目明之感

不损即补——储备热量，节能养阳

俗话说"千年的王八，万年的龟"。为什么乌龟能活这么久呢？在中医看来，这和它消耗热量慢有关。人体的阳气即是人体的热量，所以节省热量其实就是补充阳气。

生命不在"更快、更高、更强"，而在"更慢、更长、更柔"。乌龟喜静且行动缓慢，体能消耗少，所以长寿。人的生命好比蜡烛，燃烧得越旺，熄灭得越早。要长寿就要慢慢地释放热量，注意节能养生。它包括静养生、慢养生和低温养生三个方面。

1. 静养生

静养生是对生命的轻抚。静养生能够降低阳气和阴精的损耗，从而维持生命的阴阳平衡，延缓衰老，增长寿命。静养首先要心静，心静下来，呼吸、心跳、血压等才能够减慢，才能够降低热量消耗。我们知道，心静自然凉，心静下来以后，人体的生理代谢、阳气和阴精才能得到更好的保护

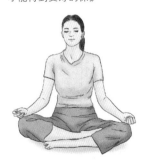

2. 慢养生

慢养生是节能养生的一个非常重要的绝招。慢养生的重大意义是什么？有资料记载，古代的人一呼一吸所用时间为6.4秒，但是现在的人用时为3.3秒，或3.33秒，比古人快了一倍。可见，随着人类生活节奏的加快，呼吸的频率也越来越快。生命的长短与呼吸频率成反比：呼吸频率越低，寿命越长；呼吸频率越高，寿命越短

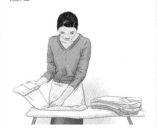

3. 低温养生

低温养生是生命的涵藏。《黄帝内经》指出，"高者其气寿"。为什么？因为高山上的温度比较低。低温养生可以减慢代谢速度，降低阳气和阴精的损耗。在冬天，室温不能过高，且应多接地气，多吸阴气，多饮地下水、井水、矿泉水，还要多吃水生食物，如水稻；越冬食物，如冬小麦、大白菜；冬生水果，如冬梨、苹果、冬枣等

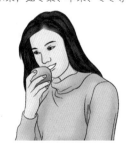

第3节

阴阳要平衡，要补也要排——一泻一补免食伤

进补如用兵，乱补会伤身

用食物进补有很多的好处，但进补必须遵照一定的法度，逾越它就可能达不到目的。不科学的进补方法，不仅对身体没好处，甚至还会伤害身体。民间有谚："进补如用兵，乱补会伤身。"进补跟用兵一样，要用得巧、用得准才能击溃敌人，否则反而会给对方以可乘之机。下面我们就列举几个进补的误区，给大家提个醒。

1. 胡乱进补

并不是每个人都需要进补。在进补之前，应该先了解一下自己的体质到底需不需要进补，究竟应该补哪个脏腑。这样才能做到有的放矢，真正起到进补的作用，否则不仅浪费钱财，还会扰乱机体平衡，导致生病

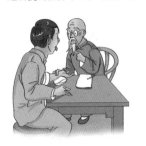

2. 补药越贵越好

中医认为，药物只要运用得当，大黄也可以当补药；服药失准，人参也可成毒草。每种补药都有一定的对象和适应证，实用有效才是最好的

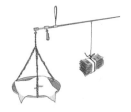

3. 进补多多益善

关于进补，"多吃补药，有病治病，无病强身"的观点很流行，其实不管是多好的补药，服用过量都会成为毒药，如过量服用参茸类补品，可引起腹胀、不思饮食等

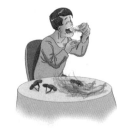

5. 盲目忌口

冬季吃滋补药时，一般会有一些食物禁忌。有的人在服用补药期间，怕犯忌，只吃白饭青菜，严格忌口，这完全没必要。盲目忌口会使人体摄入的营养失衡，导致发生其他疾病，反而起不到进补的作用

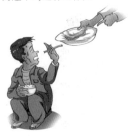

6. 带病进补

有人认为在患病的时候要加大进补的力度，其实在感冒、发热、咳嗽等外感病症及急性病发作期，要暂缓进补，否则，病情不光迟迟得不到改善，甚至有恶化的危险

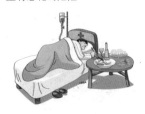

4. 以药代食

对于营养不足而致虚损的人来说，不能完全以补药代替食物，应追根溯源，增加营养，平衡膳食与进补适当结合，才能达到恢复健康的目的

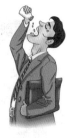

花粉制成的保健品和某些可食昆虫如蚕蛹、蚂蚱、蜗牛等均可诱发不同程度的过敏。

清茶一杯，补泻兼备

自古以来中国人就有饮茶的习惯，尤其在烈日炎炎、酷暑难当之时，清茶一杯，消暑解渴，如同玉酿琼浆一般，妙不可言。

《本草纲目》中称茶叶"味苦、甘，性寒，无毒"，而传统中医理论认为"甘者补，苦者泻"。茶叶味苦而甘，所以它同时具有补、泻两种功效，是具有苦寒性质，同时可以清热解毒的良药。

不仅如此，茶叶还具有很多功效。茶水中的维生素和微量元素具有保护血管、防治动脉硬化和高血压等作用。茶中所含的氟有防龋能力，并可助牙质脱敏。所以，在饭后用茶水漱口，可以起到保护牙齿的作用。茶叶与甘草配伍也可以治疗胃痛、腹胀、腹泻。红糖茶还可以通便。以下提供两款茶的具体泡制方法：

① **甘草茶叶丸**

材料：芽茶 300 克，檀香、白豆蔻各 15 克，片脑 3 克。

做法：将上述材料研成细末，用甘草为衣，胃痛时细嚼即可。

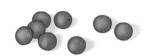

② **红糖茶**

材料：茶叶 3 克，红糖 5 克。

做法：将上述材料用开水冲泡 5 分钟，饭后过一段时间即可饮用。

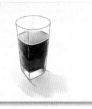

不过茶虽好，但也要饮用有方才能发挥它的作用，不然就得不偿失了。这里告诉你几个不宜喝茶的时机。

1. 空腹	空腹喝太多茶会伤胃
2. 睡前	茶有提神的功效，会影响睡眠
3. 服药时	药中成分可能会和茶叶中的物质彼此干扰吸收，所以还是以开水送药较为适宜
4. 饱餐后	茶中含有大量鞣酸，会与蛋白质结合生成鞣酸蛋白，这种物质会使肠道蠕动减弱，从而延长食物残渣在肠道内的滞留时间，进而导致便秘。所以，饱餐后可以用茶水漱口，但不要立即饮茶

食物是最灵验的"消毒剂"

许多人知道自己身体里有毒素，但是苦于没有办法排除，于是市面上各种排毒产品成了热门货。其实，最灵验的"消毒剂"就在我们身边，那就是食物。由于毒素每天都在不断地累积，如何从饮食着手，给身体来个"大扫除"，就变成了排毒的基本课题。健康专家的建议为：

1. 多喝水

喝水排泄是人体排毒的重要方法之一，多饮水可以促进新陈代谢，缩短粪便在肠道停留的时间，减少毒素的吸收，溶解水溶性的毒素。每天清晨最好空腹喝一杯温开水，每天保证 2 升左右的饮水量最好。这样才能通过水分冲洗体内的毒素，减轻肾脏负担

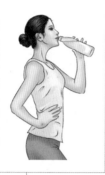

2. 改变饮食习惯

腌制食品都含有容易造成身体老化的亚硝胺。现代人讲求清淡，很多人喜食排毒餐。排毒餐多为蔬菜、水果，这种观念是正确的。新鲜水果如菠萝、木瓜、梨，是强力净化食物；糙米、蔬菜、水果等富含纤维的食物则能加快肠道蠕动，减少便秘的发生

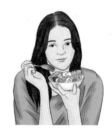

3. 控制盐分的摄入

过多的盐会导致闭尿、闭汗，引起体内水分堆积。如果你一向口味偏重，可以试试用芹菜等含有天然咸味的蔬菜替代食盐

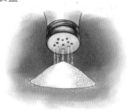

4. 适当补充抗氧化剂

适当补充一些维生素 C、维生素 E 等抗氧化剂，可以消除体内的自由基

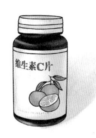

5. 吃东西要细嚼慢咽

这样能分泌较多唾液，中和各种有毒物质，引起良性连锁反应，排出更多毒素

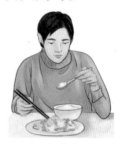

本草中的"排毒明星"

许多食物具有抗污染、清血液、排毒素的功能。经常食用这些食物，能够有效减少体内的毒素，使你更加轻松有活力。以下将介绍食物中的 14 位"排毒明星"。

1. 芦荟

《本草纲目》中记载，芦荟味极苦，性大寒，能泻下、杀虫、清热，主治肠热便秘、虫积、瘰疬、疥癣、胸膈烦热等。临床上用量为 1～3 克，只做丸剂、散剂服用，不入汤剂。外用时研末调敷，或用醋、酒泡涂。

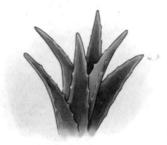

芦荟能极好地清除肠道、肝脏毒素和清理血管。芦荟中含有多种植物活性成分及多种氨基酸、维生素、多糖和矿物质成分，其中芦荟素可以极好地刺激小肠蠕动，把肠道毒素排出。芦荟因、芦荟纤维素、有机酸能极好地软化血管、扩张毛细血管，清理血管内的毒素。同时，芦荟中的其他营养成分可迅速补充人体缺损的需要。所以，美国人说："清早一杯芦荟，如金币般珍贵。"即言芦荟既能排毒又能补虚

2. 姜

《本草纲目》中记载，姜味辛，性微，有健脾胃、解表、散寒、排毒，帮助毛囊孔开放和皮脂分泌物排出等功效。姜还含有多种芬芳挥发油，具有强心、健脾胃、促进血液循环的作用。口服姜后，机体慢慢吸收，皮肤发汗，从体内向外发，自然排毒，这比人为地扩张、挤压毛孔的方法要好，能减少正常皮肤组织损伤。另外，姜既经济，又方便，所以，建议长痤疮的朋友们试试。具体方法为：每日口服生姜 10 ~ 20 克，或水煎服，剂量多少要因人而定。在口服姜的最初一段时间，痤疮可能会加重，请不要放弃，要继续吃，坚持一两个月后，你会发现，痤疮慢慢消退了，皮肤也变得细腻、光滑了。

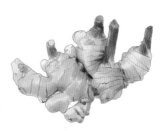

姜所含的生姜酚不仅能减少胆固醇的生成，还能促使其排出体外，有效防止因胆固醇过多形成的结石。姜中含有的辛辣姜油和姜烯酮，对伤寒杆菌、沙门氏菌等病菌有强大的杀灭作用

3. 绿豆

《本草纲目》中记载，绿豆味甘，性凉，有清热、解毒、去火的功效，是我国中医常用来解多种食物或药物中毒的一味中药。绿豆富含 B 族维生素、葡萄糖、蛋白质、淀粉酶、氧化酶、铁、钙、磷等多种成分，常饮绿豆汤能帮助排出体内毒素，促进机体的正常代谢。许多人在进食油腻、煎炸、热性的食物之后，很容易出现皮肤痒的症状，长暗疮和痱子，此时食用绿豆有排毒养颜的功效，可缓解皮肤症状。

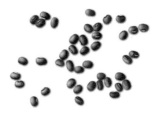

绿豆具有强力解毒功效，可以解除多种毒素，降低胆固醇含量，又有保肝和抗过敏作用。夏秋季节，绿豆汤是排毒养颜的佳品

4. 苦瓜

苦瓜味甘，性平。中医认为，苦瓜有解毒排毒、养颜美容的功效。《本草纲目》中说苦瓜"除邪热，解劳乏，清心明目"。苦瓜富含蛋白质、糖类、粗纤维、维生素 C、维生素 B_1、维生素 B_2、烟酸、胡萝卜素、钙、铁等成分。《本草纲目》中记载，苦瓜味甘、苦，性凉，有清热除烦、消食化积、通利小便等作用。

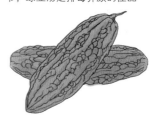

苦瓜中存在一种具有明显抗癌作用的活性蛋白质，能够激发体内免疫系统的防御功能，增强免疫细胞活性，清除体内有害物质

5. 茶叶

中国是茶的故乡，自古以来人们对茶都非常重视。古书记载："神农尝百草，一日遇七十二毒，得茶而解之。"这说明茶叶有很好的解毒作用。茶叶富含铁、钙、磷、维生素 A、维生素 B_1、烟酸、氨基酸以及多种酶，

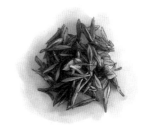

茶叶富含活性物质茶多酚，具有解毒作用。茶多酚作为一种天然抗氧化剂，可清除活性氧自由基，可以保健强身、延缓衰老

其醒脑提神、清利头目、消暑解渴的功效尤为显著。

6. 胡萝卜

《本草纲目》中记载，胡萝卜味甘，性凉，有养血排毒、健脾和胃的功效，素有"小人参"之称。现代医学研究证明，胡萝卜是有效的解毒食物，它不仅含有丰富的胡萝卜素，而且含有大量的维生素 A 和果胶，与体内的汞离子结合之后，能有效降低血液中汞离子的浓度，加速体内汞离子的排出。

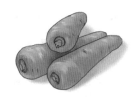

胡萝卜富含糖类、脂肪、挥发油、维生素 A、维生素 B_1、维生素 B_2、花青素、胡萝卜素、钙、铁等营养成分

7. 木耳

《本草纲目》记载，木耳味甘，性平，有排毒解毒、清胃涤肠、和血止血等功效。古书记载，木耳"益气不饥，轻身强志"。木耳中所含的一种植物胶质，有较强的吸附力，可将残留在人体消化系统的灰尘、杂质集中吸附，再排出体外，从而起到排毒清胃的作用。

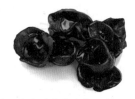

木耳富含碳水化合物、胶质、纤维素、葡萄糖、木糖、卵磷脂、胡萝卜素、维生素 B_1、维生素 B_2、维生素 C、蛋白质、铁、钙、磷等多种营养成分，被誉为"素中之荤"

8. 海带

《本草纲目》记载，海带味咸，性寒，具有消痰平喘、排毒通便的功效。海带所含的蛋白质中，有 8 种氨基酸。海带的碘化物被人体吸收后，能加速病变和炎症渗出物的排出，有降血压、防止动脉硬化、促进有害物质排泄的作用。同时，海带中还含有一种叫硫酸多糖的物质，能够吸收血管中的胆固醇，并把它们排出体外，使血液中的胆固醇保持正常含量。另外，海带表面上有一层略带甜味的白色粉末，是极具医疗价值的甘露醇，具有良好的利尿作用，可以治疗药物中毒、浮肿等。所以，海带是理想的排毒养颜食物。

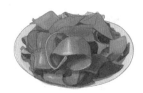

海带含藻胶酸、甘露醇、蛋白质、脂肪、糖类、粗纤维、胡萝卜素、维生素 B_1、维生素 B_2、维生素 C、烟酸、碘、钙、磷、铁等多种成分。尤其是含丰富的碘，对人体十分有益，可治疗甲状腺肿大等碘缺乏引起的病症

9. 冬菇

《本草纲目》记载，冬菇味甘，性凉，有益气健脾、解毒润燥等功效。现代医学研究认为，冬菇含有多糖类物质，可以提高人体的免疫力和排毒能力，抑制癌细胞生长，增强机体的抗癌能力。此外，冬菇还可降低血压、减少胆固醇，预防动脉硬化，有强心保肺、宁神定志、促进新陈代谢及加速体内废物排出等作用，是排毒壮身的最佳食品。

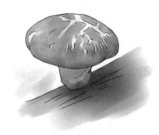

冬菇含有谷氨酸等 18 种氨基酸。在人体必需的 8 种氨基酸中，冬菇含有 7 种。同时，它还含有 30 多种酶以及葡萄糖、维生素 A、维生素 B_1、维生素 B_2、烟酸、铁、磷、钙等成分

10. 蜂蜜

蜂蜜味甘，性平，自古就是滋补强身、排毒养颜的佳品。《神农本草经》记载："久服强志轻身，不老延年。"近代医学研究证明，蜂蜜中的主要成分葡萄糖和果糖，很容易被人体吸收利用。常喝蜂蜜水能达到排出毒素、美容养颜的效果，对防治心血管疾病和神经衰弱等症也很有好处。

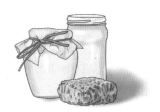

蜂蜜富含各种维生素，以及果糖、葡萄糖、麦芽糖、蔗糖、优质蛋白质、钾、钠、铁、天然香料、乳酸、苹果酸、淀粉酶、氧化酶等多种成分，对润肺止咳、润肠通便、排毒养颜有显著功效

11. 黄瓜

《本草纲目》记载，黄瓜味甘，性平，又称青瓜、胡瓜、刺瓜等，原产于印度，具有明显的清热解毒、生津止渴的功效。黄瓜所含的黄瓜酸，能促进人体的新陈代谢，排出毒素。黄瓜维生素 C 的含量比西瓜高 5 倍，能美白肌肤，保持肌肤弹性，抑制黑色素的形成。黄瓜还能抑制糖类物质转化为脂肪，对肺、胃、心、肝及排泄系统都非常有益。夏日里容易烦躁、口渴、喉痛或痰多，吃黄瓜有助于化解炎症。

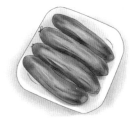

黄瓜富含蛋白质、糖类、各种维生素、胡萝卜素、烟酸、钙、磷、铁等营养成分，同时还含有丙醇二酸、葫芦素、柔软的细纤维等成分，是难得的排毒养颜食品

12. 荔枝

荔枝味甘、酸，性温，有补脾益肝、生津止渴、解毒止泻等功效。李时珍在《本草纲目》中说："常食荔枝，补脑健身……"《随身居饮食谱》记载："荔枝甘温而香，通神益智，填精充液，辟臭止痛，滋心营，养肝血，果中美品，鲜者尤佳。"现代医学研究证明，荔枝有补肾、改善肝功能、加快毒素的排出、促进细胞生成、使皮肤细嫩等作用，是排毒养颜的理想水果。

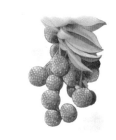

荔枝含维生素 A、维生素 B₁、维生素 C，还含有果胶、游离氨基酸、蛋白质以及铁、磷、钙等多种营养成分

13. 菠菜

《本草求真》记载："菠菜，何书皆言能利肠胃，盖因滑则通窍，菠菜质滑而利，凡人久病大便不通，及痔漏关塞之人，咸宜用之。又言能解热毒、酒毒，盖因寒则疗热，菠菜气味既冷，凡因痈肿毒发，并因酒湿成毒者，须宜用此以服。且毒与热，未有不先由胃而始及肠，故药多从甘入，菠菜既滑且冷，而味又甘，故能入胃清解，而使其热与毒尽从肠胃而出矣。"

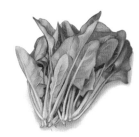

菠菜可以清理人体肠胃里的热毒，避免便秘，保持排泄的通畅

14. 芹菜

芹菜具有平肝清热，祛风利湿，除烦消肿，凉血止

血，解毒宣肺，健胃利血，清肠利便，润肺止咳，降低血压，健脑镇静的功效。芹菜所含的丰富纤维可像提纯装置一样，过滤体内的废物，经常食用可以刺激身体排毒，对付由于身体毒素累积而产生的疾病。芹菜还可以调节体内水分的平衡，改善睡眠。

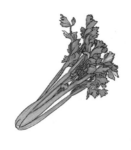

芹菜富含蛋白质、碳水化合物、胡萝卜素、B族维生素、钙、磷、铁、钠等，叶茎中还含有药理效用的芹菜苷、佛手苷内酯和挥发油，具有降血压、降血脂、防治动脉粥样硬化的作用

有些水果也可以帮你洗肠、排毒，不同的水果排不同的毒。

1. 草莓

热量不高，而且含有维生素C。在自然疗法中，草莓可用来清洁胃肠道。不过，对阿司匹林过敏或肠胃功能不好的人，不宜食用

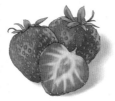

2. 樱桃

樱桃的果肉能除毒素和不洁的体液，因而对肾脏排毒具有相当好的辅助功效，同时还有温和的通便作用。选择时，最好选择果实饱满结实，带有绿梗的樱桃

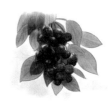

3. 葡萄

具有排毒的效果。它能帮助肠内黏液组成，帮助肝、肠、胃、肾清除体内的垃圾。唯一的小缺点是热量有点高，40粒葡萄便含有相当于两个苹果的热量

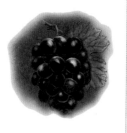

4. 苹果

除了含有丰富的膳食纤维外，它所含的半乳糖醛酸对排毒也很有帮助，而果胶则能避免食物在肠内腐化。选择苹果时，别忘了常换换不同颜色的苹果品种，这样效果更好

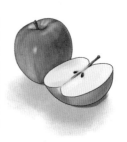

鲜果蔬汁是体内的"清洁剂"。富含纤维素或叶绿素的食物具有解毒功能，绿叶根茎蔬菜最好榨汁饮用而不经过炒煮。经常饮用鲜果蔬汁可将积聚于细胞内的毒素溶解，起到中和体内酸性毒素，净化体内脏器的作用。

断食排毒的"双行道"

"断食"并不是什么都不吃，而是禁食固态食物，另以清水代之。断食也不可一下子就完全进入状态，而需要有断食前的"减食"以及断食后的"复食"。一切都要循序渐进，否则只有反效果。下面我们来介绍简单可行的两条断食排毒之路。

1. 一日断食法

一日断食法就是每隔一段时间后，断绝进食一天。

实行一日断食法应逐渐缩短间隔时间，刚开始时可以一个月实行一次，两三个月后可以每周实行一次。

① 清汤断食法

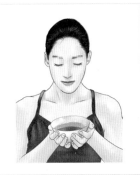

清汤味道鲜美，具有较丰富的营养。在断食过程中，人很少发生强烈的饥饿感，有的甚至能照常坚持工作，好像没有断食一样。具体做法：首先将 10 克海带和 10 克干燥的香蕈放入 550 毫升水中煎煮，待汁液充分煎出后，再把海带和香蕈捞出去，仅留清汤汁，再加入酱油 20 克，黑砂糖或蜂蜜 30 克，在冷却之前全部喝完。一日三餐。断食期间，每日应喝纯水或茶水 1 ~ 2 升，其他食物一概不吃。

② 蜂蜜断食法

此断食法简便易行，尤其是蜂蜜甘甜可口，备受欢迎。

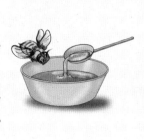

做法：每次用 30 ~ 40 克蜂蜜，以 350 毫升水溶化冲淡后饮用。一日三餐。

提示：在每次断食后的第二天，不可突然恢复平常的饮食量，而应当将饮食量减为平常的 70% 左右，以免损伤胃肠功能。有可能的话，最好吃些容易消化的食物，如稀粥等。特别要注意的是，断食日前后，绝对不可过食。

2. 月初两日断食法

如果认为实行一日断食法，每周一次，间隔时间太短，难以长期坚持。那么，可以把间隔时间适当延长，选择月初两日断食法。也就是把每月的头两天作为断食日。如果能坚持实行这样的断食法一年左右，同样会收到明显的效果。

实行月初两日断食法，很难采用"正规断食法"，最好选用"改良断食法"。

与一日断食法不同，在实施月初两日断食法的时候，有必要在断食的前一天，将饮食量减为平常的 50%，而在断食后的第一天，饮食量也应当为平常的 50%，第二天上升为平常量的 70%，第三天才可恢复平常的饮食量。如不这样做，就会损害胃肠功能。

轻松排毒法：三餐要健康

所谓的健康排毒餐，一个原则就是摄取你身体该摄取的，而不该摄取的一概不摄取。排毒餐含有蔬菜、海带、水果、奶类等含碱性成分多的食物，能将你的饮食习惯从酸性的摄取变为碱性的摄取，健康体质自然恢复。

1. 健康排毒之早餐

一种水果：以新鲜为原则，最好是当地、当季盛产的水果。

两种蔬菜：最好食用蔬菜的根、茎、叶、果，不宜吃芽菜类与叶菜类的蔬菜。需要注意的是：要生食水果和蔬菜，最好是连皮吃，完整地摄食是原则。尽量减少下列食物的摄入：

1	鱼、肉、蛋等
2	各种奶及乳制品，如奶酪、奶油等
3	各种油，尤其是动物油

2. 健康排毒餐之午、晚餐

健康排毒餐五大基本原则	
1. 蔬菜类	占 1/4 ~ 1/3
2. 豆类和海藻类	占 1/10 左右
3. 五谷杂粮	占 1/2 左右
4. 汤	占 5% 左右，可以用紫菜、西红柿、海带等做汤
5. 水果	最好在两餐之间吃

3. 双休日排毒套餐

	起床	一杯水、一杯鲜榨果汁或一杯蜂蜜水
	早餐	一大碟水煮蔬菜和一大盘新鲜水果
	上午小食	一小盘水果（各种水果）和两个核桃或杏仁
周六	午餐	大盘水煮蔬菜或者蔬菜沙拉
	下午小食	小碟干果、果仁、小碟水果
	晚餐	蔬菜沙拉，或大盘水煮蔬菜、小盘水果
	睡前	一小杯乳酪或脱脂奶
	起床	喝一杯鲜榨的蔬果汁或者凉开水
	早餐	小碗米粥
	上午小食	一小盘瓜子、小盘水果
周日	午餐	小碗米饭、大盘水煮青菜
	下午小食	少许干果、果仁，一杯果汁
	晚餐	小碗米饭、大盘水煮青菜、水果
	睡前	小杯脱脂奶或奶酪

第四章

顺应四时食为养，违背自然食为伤

第 1 节

春季养"生"——食不宜过油腻

春季食补养生"六宜一忌"

春补对健康体强的人有益，久病体虚和外科手术后气血受损的病人，以及体质虚弱的儿童更需要春补。春补不可恣意而行，要遵循以下原则。

1. 宜温补阳气

阳，是指人体阳气，阳气与阴精既对立又统一。阳气泛指人体之功能，阴精泛指人体的物质基础。阳气对人体起着保卫作用，可以使人体坚固，免受自然界六淫之气的侵袭。春季饮食上要进食一些能够温补人体阳气的食物，以使人体阳气充实，只有这样才能增强人体抵抗力，抗御以风邪为主的邪气对人体的侵袭。明代著名医学家李时珍在《本草纲目》里主张"以葱、蒜、韭、蒿、芥等辛辣之菜，杂和而食"。

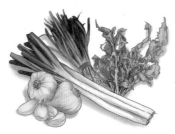

葱、芥、蒜、韭可谓养阳的佳蔬良药

因为肾脏之阳为一身阳气之根，所以在饮食上养阳，还包含有养肾阳的意思。张志聪在《素问集注》里说："春夏之时，阳盛于外而虚于内，秋冬之时，阴盛于外而虚于内，故圣人春夏养阳，秋冬养阴，从其根而培养之。"这里的"从其根"就是养肾阳的意思，因为肾阳为一身阳气之根，春天、夏天人体阳气充实于体表，而体内阳气却显得不足，故应多吃点培养肾阳的东西。

2. 宜多甜少酸

唐代药王、养生家孙思邈说："春日宜省酸、增甘，以养脾气。"意思是春季六节气之际，人们要少吃酸味的食品，多吃些甜味的东西，这样做的好处是能补益人体的脾胃之气。中医认为，脾胃是后天之本，人体气血生化之源，脾胃之气健壮，人可延年益寿。但春为肝气当令，肝的功能偏亢。根据中医五行理论，肝属木，脾属土，木土相克，即肝旺伤及脾，影响脾的消化吸收功能。

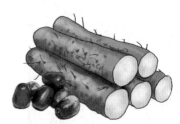

甜味食物大枣、山药等，能补益脾气

中医又认为，五味入五脏，如酸味入肝、甘味入脾、咸味入肾等。多吃酸味食品，会加强肝的功能，使本来就偏亢的肝气更旺，这样就会大大伤害脾胃之气。鉴于此，春季六节气在饮食上的另一条重要原则，就是要少吃点酸味食物，以防肝气过于偏亢。同时多吃甜味食物，甜的食物入脾，能补益脾气。

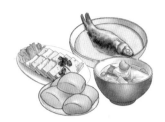

春季饮食宜清淡，避免食用油腻食品，如肥猪肉、油炸食品等

3. 宜清淡多样

油腻食品易使人产生饱胀感，妨碍多种营养的摄入，使人饭后疲劳，嗜睡，工作效率下降，是"春困"的诱因之一。春季膳食要提倡多样化，避免专一单调，注意科学合理的搭配，如主食粗细、干稀的合理搭配，副食荤与素、汤与菜的搭配等。只有这样才能从多种食物中获得较完备的营养，使人精力充沛。

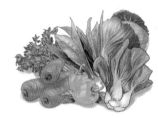

春季六节气要多吃各种新鲜蔬菜，以弥补冬天吃菜少造成的营养不足

4. 宜多食新鲜蔬菜

人们经过寒冷的冬季之后，普遍会出现多种维生素、无机盐及微量元素摄取不足的情况，如冬季常见人们患口腔炎、口角炎、舌炎、夜盲症和某些皮肤病。这是吃新鲜蔬菜较少造成的。

5. 宜补充津液

春季多风，风邪袭人易使腠理疏松，迫使津液外泄，造成口干、舌燥、皮肤粗糙、干咳、咽痛等症。食物补充标准以不感口渴为度，不宜过量。因为不少生津食品是酸味的，吃多了易使肝气过亢。

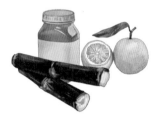

宜多吃些能补充人体津液的食物，常见的有柑橘、蜂蜜、甘蔗等

6. 宜清解里热

所谓里热，指体内有郁热或者痰热。热郁于内，春季，机体被外来风气鼓动，就会向外发散，轻则导致头昏、身体烦闷、咳嗽、痰多、四肢重滞，重则形成温病，甚至侵害内脏。

清除郁热的方法很多，最好是选用一些药膳。

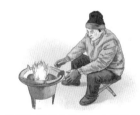

冬季因为严寒的侵袭，人们往往穿起厚厚的棉衣拥坐在炉火旁边，又喜欢吃热气腾腾的饭菜、热粥、热汤，还经常喝点酒，体内积蓄了较多的郁热

7. 忌黏硬生冷、肥甘厚味

春季肝气亢伤脾，脾胃的消化吸收功能较差，再加上黏硬、生冷、肥甘厚味的食物本来就不易消化，不仅生痰生湿，还会进一步损害脾胃功能。

春季的饮食进补原则主要是以上七点，但具体运

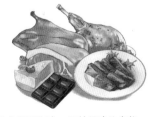

忌食黏硬生冷、肥甘厚味的食物

用时，要根据个人的体质、年龄、职业、疾病、所在地区等不同情况来处理。如糖尿病患者即使在春天也以不吃甜食为佳。阳盛的人，大可不必补充阳气，因为体内阳气本来就偏盛。阴虚有虚火者补阳也须慎重。总之，上述饮食进补原则是根据一般情况提出来的，在应用中还必须因人、因地、因病制宜，这样才有益于健康。

春季补血看"红嘴绿鹦哥"

"红嘴绿鹦哥"是指哪种蔬菜呢？当然是红根绿叶的菠菜！菠菜根是红色的，故又称赤根菜，是一年四季都有的蔬菜，但以春季的最具养血之功。

中医学认为，菠菜有养血、止血、润燥之功。《本草纲目》中记载：菠菜通血脉，开胸膈，下气调中，止渴润燥。菠菜对解毒、防春燥颇有益处。

春季要养肝，而菠菜可养血滋阴，对春季里肝阴不足引起的高血压、头痛目眩、糖尿病和贫血等都有较好的治疗作用，并有"明目"的作用。这里介绍几款食疗方：

① 凉拌菠菜

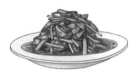

材料：菠菜，麻油适量。

做法：将新鲜菠菜用开水烫3分钟，捞起后加麻油拌食。每日可食2次。

功效：对高血压、头痛、目眩、便秘有疗效。

② 菠菜拌藕片

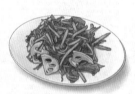

材料：菠菜，藕，盐、麻油、味精适量。

做法：将菠菜入沸水中稍焯；鲜藕去皮切片，入开水汆至八分熟，加入盐、麻油、味精拌匀即可。

功效：本品清肝明目，能够缓解视物不清、头昏肢颤等症。

③ 菠菜羊肝汤

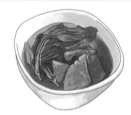

材料：菠菜，羊肝，盐、麻油、味精适量。

做法：将水烧沸后入羊肝，稍滚后下菠菜，并加适量盐、麻油、味精，滚后即可。

功效：此汤养肝明目，对视力模糊、两目干涩有效。

④ 菠菜猪血汤

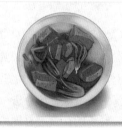

材料：菠菜，猪血，肉汤、料酒、盐、胡椒粉适量。

做法：先将猪血煸炒，烹入料酒，至水干时加入肉汤、盐、胡椒粉、菠菜，煮沸后，盛入汤盆即可。

功效：此汤对缺铁性贫血、衄血、便血等有效。

值得注意的是，菠菜虽好，但也不能多食。因为其含草酸较多，有碍机体对钙的吸收，故吃菠菜时宜先用沸水烫软，捞出再炒。婴幼儿由于急需补钙，有的还患有肺结核缺钙、软骨病、肾结石、腹泻等症，应少吃或暂戒食菠菜。

葱香韭美，春天是多么美妙的季节

春暖花开，我们的身体也从沉寂的冬日苏醒过来，感受春天的气息。春天不仅有美景，更有美食：散发着香气的大葱，独具风味的韭菜，翠绿鲜嫩的菠菜……如果有时间去乡间地头感受一下，更是非常美妙的体验，这些常见的蔬菜还能让我们平安地度过春三月。

1. 大葱

李时珍在《本草纲目》中说"正月葱，二月韭"。为什么李时珍告诉我们正月里要吃葱，二月要吃韭菜呢？这要从春季的气候特征和葱、韭菜的功效讲起。

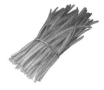

《本草纲目》里说，大葱味辛，性微温，具有发表通阳、解毒调味的作用

春季是万物生发的季节，各种害虫、细菌也跟着活跃起来，而身体此时处在阳气刚要生发之际，抵抗力较弱，稍不留神就会感冒生病。葱有杀菌、发汗的作用，数段葱白，加上几片姜，以水熬成汤汁服用，再穿上保暖的衣物，并加盖棉被，就可以让身体发汗、祛寒散热、治疗伤风感冒。

2. 韭菜

经常食用韭菜粥可助阳缓下、补中通络。适合背寒气虚、腰膝酸冷者食用。用韭菜熬粥，既暖脾胃，又可助阳。

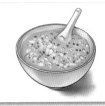

韭菜味菜辛、温、无毒，有健胃、温暖作用。常常用于补肾阳虚，精关不固等

韭菜粥

材料： 新鲜韭菜、小米。

做法： 先煮熟小米粥，然后将适量韭菜切碎投入，稍煮片刻便可食用。

适合春季常吃的食物还有香椿、荠菜、莴苣、蜂蜜等。

另外，春季饮食要遵循"省酸增甘"的总原则。唐代药王孙思邈就说："春日宜省酸增甘，以养脾气。"意思是当春天来临之时，人们要少吃酸味的食品，多吃甘甜的食品，以补益人体的脾胃之气。故要减少醋等酸味食物的摄入，适度增加山药、大枣等甘味食物的摄入量。山药大枣粥就是不错的选择，可取山药50克，大枣20克，米（粳米、糯米各一半）80克，将粳米、糯米洗净，与山药、大枣一起放入砂锅里，加水适量，先用大火烧开，然后用文火熬煮至粥稠，每日1次。

吃荠菜与春捂秋冻的不解之缘

荠菜，广东叫菱角菜，贵州称地米菜，中药名叫荠菜花，是最早报春的时鲜野菜。古诗云："城中桃李愁风雨，春到溪头荠菜花。"荠菜清香可口，可炒食、凉拌，做菜馅、菜羹，风味独特。目前市场上有两种荠菜，一种菜叶矮小，有奇香，止血效果好；另一种为人工种植的，菜叶宽大，不太香，药效较差。

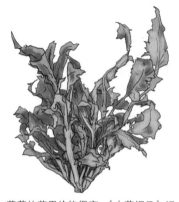

民谚说"春捂秋冻"。春季天气转暖，但仍春寒料峭，"春捂"就是要人们不要急于脱下厚重的冬衣，以免受风着凉。按照中医的观点，春季阳气生发，阳气是人的生命之本，"捂"就是要阳气不外露。同理，荠菜性平温补，能养阳气，又是在春季生长的，春天吃荠菜也符合中医顺时养生的基本原则。

荠菜性平，一般人都可食用，比较适合冠心病、肥胖症、糖尿病、肠癌等患者食用，但又有宽畅通便的作用，便溏泄泻者慎食。另外，荠菜有止血作用，不宜与抗凝血药物一起食用，且因荠菜含有草酸，吃的时候用热水焯一下为好。

推荐食谱：

荠菜的药用价值很高。《本草纲目》记载其"性平，味甘、淡；健脾利水、止血、解毒、降压、明目"。荠菜全株入药，具有明目、清凉、解热、利尿、治痢等药效。其花与子可以止血，治疗血尿、肾炎、高血压、咯血、痢疾、麻疹、头昏目痛等症。荠菜临床上常被用来治疗多种出血性疾病，如血尿、妇女功能性子宫出血、高血压患者眼底出血、牙龈出血等，其良好的止血作用主要归功于其含有荠菜酸

---

① 荠菜粥

材料：粳米 150 克，鲜荠菜 250 克（或干荠菜 90 克）。

做法：粳米淘洗净，荠菜洗净切碎；锅内加水烧沸后同入锅煮成粥。

功效：对血尿症有食疗作用。

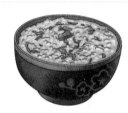

---

② 荠菜饺子

材料：面团，荠菜 500 克，猪肉馅 400 克，绍酒 1 大匙，葱末、姜末、盐、香油各适量。

做法：荠菜择除老叶及根，洗净后放入加有少许盐的开水内汆烫，捞出后马上用冷水浸泡；猪肉馅剁细，拌入所有调味料后，放入加了油的热锅中煸炒至八分熟；将沥干水分的荠菜切碎，放入凉凉的肉馅中拌匀，加入香油；饺子皮做好后包入适量的馅料并捏好形状；水开后下饺子，煮至浮起时，反复点水两次即可捞出食用。

功效：柔肝养肺。

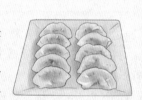

香椿，让你的身心一起飞扬

香椿又名香椿芽。椿芽是椿树在早春枝头上生长出来的带红色的嫩枝芽。其清香浓郁，故名香椿。《书经》上称香椿为"杶"，《山海经》上称"櫄"，《唐本草》称"椿"。我国栽培、食用香椿已有几千年的历史。早在汉朝，我们的祖先就食用香椿，从唐代起，它就和荔枝一道，成为了南北两大贡品，深受皇上及宫廷贵人们的喜爱。宋代苏轼曾作《春菜》，道"岂如吾蜀富冬蔬，霜叶露芽寒更苗"，盛赞："椿木实而叶香可啖。"清代人有春天吃椿芽的习俗，谓之"吃春"，寓有迎新之意。民间有"门前一株椿，春菜常不断"之谚，和"雨前椿芽嫩无丝"之说。

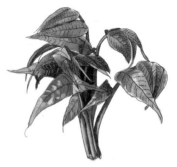

香椿具有清热利湿、利尿解毒之功效，可清热解毒、涩肠、止血、健脾理气、杀虫及固精。现代医学研究表明，香椿含有维生素 E 和性激素物质，有抗衰老和补阳滋阴的作用，故有"黄体酮"的美称；香椿是辅助治疗肠炎、痢疾、泌尿系统感染的良药；香椿的挥发气味能透过蛔虫的表皮，使蛔虫不能附着在肠壁上而被排出体外，可治蛔虫病；香椿含有丰富的维生素 C、胡萝卜素等，有助于增强机体免疫力，并有润滑肌肤的作用，是保健美容的良好食品

香椿长在椿树的枝头，又在早春就开始生长，表明它自身有很强的生长力，代表着蓬勃向上的一种状态。前面我们已经说过，春天要养阳，香椿绝对是一个很好的选择。那种浓郁的带有自然气息的香味，会让你的身心一起飞扬。

但是，香椿为发物，多食易诱使痼疾复发，故慢性疾病患者应少食或不食。

推荐食谱：

① 香椿拌豆腐

材料：豆腐 500 克，嫩香椿 50 克，盐、味精、麻油各适量。

做法：豆腐切块，放锅中加清水煮沸沥水，切小丁装盘中。将香椿洗净，稍焯，切成碎末，放入碗内，加盐、味精、麻油，拌匀后浇在豆腐上，吃时用筷子拌匀。

功效：润肤明目，益气和中，生津润燥，适用于心烦口渴、胃脘痞满、目赤、口舌生疮等病症。

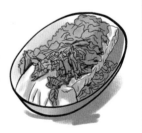

② 香椿炒鸡蛋

材料：香椿 250 克，鸡蛋 5 个，油、盐各适量。

做法：将香椿洗净，下沸水稍焯，捞出切碎；鸡蛋磕入碗内搅匀；油锅烧热，倒入鸡蛋炒至成块，投入香椿炒匀，加入精盐，炒至鸡蛋熟而入味即可出锅。

功效：滋阴润燥，泽肤健美，适用于虚劳吐血、目赤、营养不良、白秃等病症。

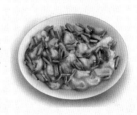

春季补铁养肝，鸭血最佳

春季万物复苏，人体的新陈代谢也逐渐旺盛，此时，只有保持肝脏旺盛的生理机制，才能适应自然界生机勃发的变化。春季养肝以食为先，应多食用养肝护肝的食物。鸭血性平，营养丰富，可养肝血而治贫血，是养肝的最佳食品之一。

鸭血也称"液体肉"，通常被制成血豆腐，是补血佳品。鸭血富含铁，且以血红素铁的形式存在，容易被人体吸收利用，可防治缺铁性贫血，并能有效预防中老年人患冠心病、动脉硬化等症。鸭血是人体的"清道夫"，可以利肠通便，对尘埃及金属微粒等有害物质具有净化作用，可避免积累性中毒。因此，贫血患者、老人、妇女和从事粉尘、纺织、环卫、采掘等工作的人尤其应该常吃鸭血。鸭血含有维生素K，能促使血液凝固，有止血的功效。鸭血中脂肪含量非常低，适合血脂高的人经常食用。

鸭血在日本和欧美许多国家的食品市场上，被做成香肠、点心等。在我国，人们则喜欢用鸭血制成血豆腐做菜肴，其中鸭血粉丝汤、韭菜炒鸭血都是非常受欢迎的美味。烹调时应配有葱、姜、辣椒等作料以去味，且不宜单独烹饪。鸭血和豆腐、木耳等一起烹制，不但味道鲜美，而且可以起到植物蛋白和动物蛋白营养互补的作用。

下面再给大家推荐几款鸭血的做法：

①鸭血豆腐汤

材料：鸭血、豆腐各适量，精盐、味精、酱油、葱末、辣椒面各适量。

做法：鸭血洗净切成方块，豆腐同样切成方块；鸭血和豆腐分别放入开水中焯一下，捞出沥干；汤锅置火上，倒入足够的高汤烧开；放鸭血块、豆腐块，煮至豆腐漂起；加入精盐、味精、酱油、葱末、辣椒面，汤再次烧开后，起锅盛入汤碗内，最后淋入香油即可。

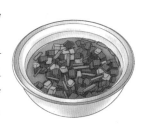

功效：补铁促血，解毒养肝。

②鸭血海带汤

材料：水发海带、鸭血、原汁鸡汤各适量，精盐、料酒、葱、姜、五香粉、青蒜等各适量。

做法：将水发海带洗干净，切成菱形片，放入碗中备用；将鸭血加精盐少许，调匀后放入碗中，隔水蒸熟，切成方块，待用；将汤锅置火上，倒入鸡汤，武火煮沸，再倒入海带片及鸭血，滴入料酒，改用文火煮10分钟；加葱花、姜末、精盐、味精、五香粉等配料，煮沸时调入青蒜碎末，搅拌均匀，淋入麻油即可食用。

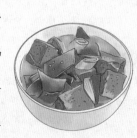

功效：补血活血，降脂降压。

正常的鸭血有一股较浓的腥臭味，颜色比猪血暗，弹性较好。因此，烹调鸭血时可以用葱、姜、辣椒等作料去味。另外，鸭血也不宜单独烹饪，最好和其他食材搭配。

同时，食用鸭血也有很多禁忌，如心血管疾病患者不宜常食鸭血。食用过多的动物血，会增加人体内胆固醇的摄入量。同时，腹泻患者不宜多吃鸭血。因为鸭血有排毒作用，能润肠通便，很适合大便干结的人食用，而腹泻患者食用会使症状加重。没有余透的鸭血不能食用，会有细菌残存。

春季应多吃些胡萝卜

春季是过敏症的高发季节。大量花粉等过敏源释放到空气中，对花粉等过敏的人就会出现脸部红肿、打喷嚏、流鼻涕等症状。研究发现，胡萝卜中的 β–胡萝卜素能有效预防花粉过敏症、过敏性皮炎等过敏反应。因此，胡萝卜应是春季餐桌上的常备蔬菜。

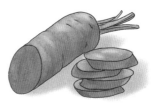

胡萝卜只有通过切碎、煮熟等方式，使其细胞壁破碎，β–胡萝卜素才能释放出来，被人体所吸收利用。胡萝卜素和维生素 A 是脂溶性物质，吃胡萝卜时最好是用油类烹调食用，或是与猪肉、牛肉、羊肉同煨。胡萝卜也可做成胡萝卜馅饺子食用。

胡萝卜肉质细密，质地脆嫩，有特殊的甜味，并含有丰富的胡萝卜素、维生素 C 和 B 族维生素。胡萝卜味甘，性平，有健脾和胃、补肝明目、清热解毒、壮阳补肾、透疹、降气止咳等功效，可用于肠胃不适、便秘、夜盲症、性功能低下、麻疹、百日咳、小儿营养不良等症

下面我们来学习胡萝卜的吃法：

① 胡萝卜炖牛腱

材料：胡萝卜、牛腱各适量，红枣 10 粒，姜、酒、盐各适量。

做法：将牛腱洗净，切成条块，胡萝卜滚刀块；将牛腱放开水中焯一下，捞出洗净沥干；水煮开后，放入牛腱、胡萝卜、红枣及姜片，炖煮 5 小时，加入调味料即可。

功效：补肝明目，降脂降糖。

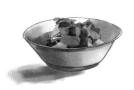

② 胡萝卜炒肉丝

材料：瘦猪肉、胡萝卜、香菜各适量，食用油、香油、酱油、料酒、醋、味精、水淀粉各适量。

做法：将胡萝卜洗净切丝，瘦猪肉剔去筋切丝，放入盆内，加入淀粉、精盐拌匀，香菜洗净，切段待用；锅烧热，放入葱姜末炝锅，放入肉丝炒散，放胡萝卜丝煸炒；加入酱油、精盐、醋、料酒，炒熟后加入味精、香油、香菜，搅匀出锅即成。

功效：增强抵抗力，抗过敏。

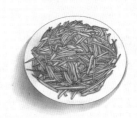

③胡萝卜玉米排骨汤

材料：排骨、胡萝卜各适量，玉米2根，生姜、盐各适量。

做法：胡萝卜削皮，切滚刀块，玉米切小块，排骨切小块；将排骨用开水焯一下，捞出洗净沥干；锅内加水和所有材料（水要盖过所有材料），武火煮滚后改文火煲2小时；所有材料都熟烂后，加盐调味即可。

功效：健胃清热，补充多种维生素。

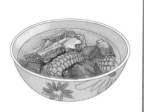

胡萝卜素容易被氧化，烹调时采用压力锅炖，可减少胡萝卜与空气的接触，胡萝卜素的保存率可高达97%。

食用胡萝卜有一些禁忌大家也需了解一下：烹调胡萝卜时，忌加醋等，因为酸性物质对胡萝卜素有破坏作用。胡萝卜不宜过量食用。大量摄入胡萝卜素会令皮肤的色素产生变化，变成橙黄色。女性不宜过多食用胡萝卜。女性吃过多的胡萝卜很容易引起月经异常，并导致不孕，研究发现，过量的胡萝卜素会影响卵巢的黄体素合成，使分泌量减少，有的甚至会造成无月经、不排卵，或经期紊乱的现象。

摆脱"春困"的4款独家"汤术"

春天气候转暖，是外出踏青的好时节，很多人却无精打采，昏昏欲睡，这就是所谓"春困"。形成"春困"的原因不是睡眠不够，而是体内循环发生了季节性差异。

春季气候转暖后，体表毛细血管舒展，末梢血供增多，器官组织负荷加重，因此大脑血供相应减少，脑组织供氧不足，就出现了困倦现象。"春困"的人还常有脸色潮红、失眠多梦、好激动、掉发、五心烦热、舌红、少津、脉细数等"阴虚"症状。

对付"春困"，养肝滋阴很重要。切忌过劳，应保证睡眠，早睡早起。可做些头部按摩缓解春困症状。同时，要多做深呼吸和有氧运动，多晒太阳，多接触大自然。

春季应调节情绪，使肝气顺达，气血调畅，不使肝阳上亢。可适当服用养阴保健品调理，并适量进食滋阴的食品，少吃羊肉等温性食物，不吃热性食物。

以下几种药膳靓汤，是解"春困"良方，既美味，又消疲，不妨一试：

①山芡实煲笋壳鱼

材料：淮山、芡实各50克，笋壳鱼500克，生姜3片。

做法：笋壳鱼文火煎至微黄，加水及淮山、芡实，大火煲滚后慢火继续煲1小时。

功效：有健脾、益气、去湿之功效。

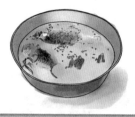

② 芡实煲老鸭

材料：芡实 100 ~ 120 克，老鸭 1 只。

做法：老鸭宰净，芡实放鸭腹内加水大火煲滚后，慢火继续煲 2 小时，加少许盐服食。

功效：可滋阴养胃，健脾利水。

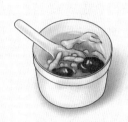

③ 眉豆芡实煲鸡爪

材料：眉豆 80 克，芡实 60 克，鸡爪 4 对，冬菇 8 个，猪瘦肉 100 克，生姜 3 片。

做法：配料洗净，冬菇去蒂；鸡爪洗净，对切开；瘦肉洗净。以上材料与生姜一起放进瓦煲内，大火煲滚后，改慢火煲约 2 小时。

功效：具有健脾化湿，强筋健骨的效用。

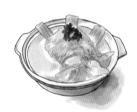

④ 陈皮白术猪肚汤

材料：每次可选用陈皮 6 克，白术 30 克，鲜猪肚半个或 1 个，砂仁 6 克，生姜 5 片。

做法：先将猪肚去除肥油，放入开水中去除腥味，并刮去白膜。配料洗净，然后全部放入瓦煲内，煲滚后用慢火煲 2 小时即可。

功效：可健脾开胃，增进食欲。

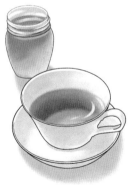

春季多吃蜂蜜防感冒

　　我国古代名医孙思邈指出："春日宜省酸增甘，以养脾气。"意思是说，春季宜适当吃些甜食。这是因为冬天过后，人们在春天里户外活动增多，体力消耗较大，故需要较多的热量，但此时脾气较弱，也就是胃肠的消化能力较差，还不适合多吃肉食，因此，增加的热量可适当由糖供应。

　　糖的极品是蜂蜜，故蜂蜜是春季最理想的滋补品。中医认为，蜂蜜味甘，入脾、胃二经，能补中益气、润肠通便。春季气候多变，天气乍寒乍暖，因此，人就容易感冒。由于蜂蜜还有清肺解毒的功能，喝蜂蜜还能增强人体免疫力。

蜂蜜含有多种矿物质和维生素，为人体代谢活动所必需。因此，在春季，如果每天能用 1 ~ 2 匙蜂蜜，以一杯温开水冲服或加牛奶服用，对身体有滋补作用，尤其是老人，更为适合

春季吃油菜可防口腔溃疡

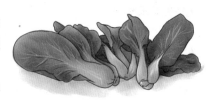

　　春季，经常食用一些富含维生素的蔬菜，如早春的油菜，有清热解毒的功效，可防治春天里易发生的口角炎、口腔溃疡及牙龈出血等疾病。

　　油菜含有多种营养素，有助于增强机体免疫力，且有抵御皮肤过度角化的作用。油菜还含有能促进眼睛视紫质合成的物质，起到明目的作用。油菜食用方法很多，可炒、烧、焴、扒。在这里给大家推荐几款食谱：

　　油菜为低脂肪蔬菜，可以降低血脂。油菜中的植物激素能增加酶的形成，从而吸附分解某些致癌物质。油菜还能增强肝脏的排毒机能。油菜含有大量的植物纤维素，能促进肠道蠕动，有利于治疗便秘，预防肠道肿瘤

① 香菇油菜

材料：小油菜、香菇各适量，盐、酱油、白糖、水淀粉、味精各适量。

做法：油菜洗净，控水备用，香菇用温水泡发，去蒂，挤干水分，切成小丁备用；炒锅烧热，倒入油烧热，放入小油菜，加一点儿盐，炒熟后盛出；炒锅再次烧热，放入油烧至五成热，放入香菇丁，勤翻炒，加盐、酱油、白糖翻炒至熟，闻到香菇特有的香气后，加入水淀粉勾芡，再放入味精调味；放入炒过的油菜翻炒均匀即可。

功效：解毒消肿，活血化瘀。

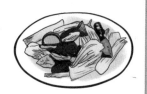

② 凉拌油菜

材料：油菜适量，盐、味精、花椒、食用油各适量。

做法：嫩油菜择洗干净，用坡刀片成片，先用开水烫一下，取出，再用凉水过凉，控净水分，放在盘内；炒锅烧热，色拉油、花椒放入锅内，待油热且花椒炸出香味时捞出花椒，把油浇在油菜上，加入精盐、味精，拌匀即成。

功效：宽肠通便，降脂降糖。

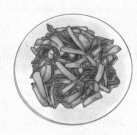

③ 油菜炒虾肉

材料：虾肉、油菜各适量，姜、葱各适量。

做法：将虾肉洗净切成薄片，虾片用酱油、料酒、淀粉拌好，油菜梗叶分开，洗净后切段，姜切丝，葱切末；锅中放油，烧热后先下虾片焴几下即盛出；再把油锅烧热加盐，先焴炒油菜梗，再焴油菜叶，至半熟时倒入虾片、姜丝、葱末，用旺火快炒几下即可起锅装盘。

功效：提高机体抵抗力。

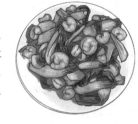

食用油菜时要现做现切，并用旺火爆炒，这样既可保持鲜脆，又可使其营养成分不被破坏。

食用油菜要注意以下两点：

1	油菜在多种本草书上均被列为发物，因此孕早期妇女，疥痘、眼疾、小儿麻疹后期、疥疮、狐臭等病患者要少食
2	熟油菜过夜后不宜再吃。绿叶蔬菜里含有较多的硝酸盐，储存一段时间后，由于酶和细菌的作用，会变成亚硝酸盐，亚硝酸盐是导致胃癌的有害物质

春季饮食良方助健康

春季万物复苏，大地回春，乍暖还寒，也是疾病易发季节。如何利用饮食调养自己的身体，预防疾病侵害就成了春季饮食的重点。春天该吃什么？什么样的食谱才有助于健康？下面就来一一为大家介绍。

①烧黄鳝

材料：黄鳝500克，食用油50克，酱油5克，大蒜10克，生姜10克，味精、胡椒、盐各2克，湿淀粉30克，麻油10克。

做法：黄鳝洗净切成丝或薄片，姜、蒜切成片。用盐、味精、胡椒、湿淀粉调成芡汁。锅置火上放食用油烧至七成热，下黄鳝爆炒，快速划散，随即下姜、蒜、酱油炒匀，倒入芡汁，淋上麻油即成。畏腥气者可于起锅前放入适量酒、葱或芹菜。

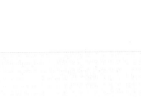

功效：补虚损，强筋骨，补血，止血，是一款健美壮体的菜肴。

②芙蓉鹌蛋

材料：鹌鹑蛋20只，鸡脯肉150克，火腿10克，鸡蛋3枚，鸡汤500毫升，料酒30克，味精1克，精盐2克，湿淀粉50克，食用油80克。

做法：鹌鹑蛋煮熟剥去壳，鸡蛋去黄留清，鸡脯肉洗净去筋打成茸泥。再将茸泥放入碗中，用料酒、精盐1克、湿淀粉15克、蛋清和30毫升清水搅匀调成鸡茸。净锅置火上，注入鸡汤，放入鹌鹑蛋、精盐、味精1克烧开，用35克湿淀粉勾成玻璃芡，再把鸡茸徐徐倒入搅匀，待鸡茸受热稠浓时放入油渗进鸡茸，盛入大平盆，撒上火腿末即成。

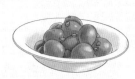

功效：补五脏，益中气，抗衰老。

③清蒸鲈鱼

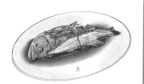

材料：鲜鲈鱼（约500克）1条，姜、葱、芫荽各10克，盐5克，酱油5克，食用油50克。

做法：将鱼刮鳞去鳃，肠洗净，在背腹上划两三道痕。生姜切丝，葱切长段后剖开，芫荽洗净切成适当长段。将姜、盐放入鱼肚及背腹划痕中，淋上酱油。放在火上蒸8分钟左右，放上葱、芫荽。将锅烧热倒入油热透，淋在鱼上即成。

功效：益脾胃，补肝肾。

④干烧竹荪鸡块

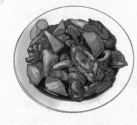

材料：水发竹荪300克，鸡肉200克，葱、姜、鸡精、料酒、精盐各适量。

做法：将竹荪洗净切片，鸡肉切块。锅内放入油加热，放入葱、姜煸炒出香味，再把鸡块放入，烹入料酒、精盐、鸡精，加入高汤，用小火慢烧。至鸡肉烧熟，下竹荪，放入香油，收汁起锅装盘。

功效：此菜有滋补强身、养神健体的功效。

春季是养眼好时节

春天，万物复苏，大地覆绿，又到了出游的好时节。到户外去拥抱大自然，真有一种蛰后初醒、生机盎然的情怀。同时，春游还有防治近视的良好功效，观鸟赏鸟、登高远望、踏青视绿和放风筝等活动对视力最有益。

1. 踏青视绿恢复视力

眼睛最怕紫外线，游泳不戴泳镜，或在雪地停留时间过长，都会导致视力损害。白光、红光对眼睛都有较强刺激，室内灯光，特别是电脑、游戏机、电视荧屏对视网膜均有损害。唯独原野、森林、草地的自然绿色最适宜人的视觉，春游到大自然中去踏青视绿，对视力的恢复大有好处

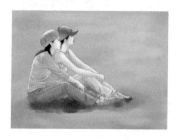

2. 放风筝放松睫状肌

放风筝除了引线高翔、舒展身心之外，对预防近视还有特殊功效。专家指出，近距离、长时间用眼易引起眼睛睫状肌紧张，是造成近视的主因，放风筝正好可以让眼睛专注凝视远方，是很好的眼球调节运动。人体的眼球运动常是往下看近、往上看远的，放风筝可吸引眼球专注地盯着远方高空的风筝看，这种向上看远处某一定点的游戏特性，正可促使睫状肌放松、休息

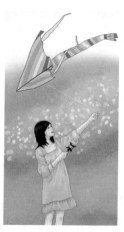

3. 赏鸟消除视疲劳

观鸟赏鸟能在寻觅、追踪飞鸟的过程中，迅速调节视野，变换焦距，对消除视疲劳大有好处。当然，不要用望远镜

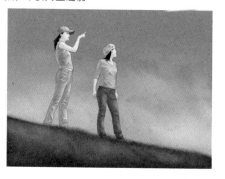

4. 登高远望可防眼肌僵化

只有远近视野不断地交互变换，才能保持眼内肌肉的灵活伸缩而使之不僵化。人们的日常工作、学习、读书都是近视野活动，到大自然中去远望，是防止眼肌僵化的好方法

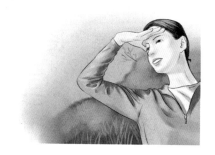

中老年人春季养生"四不"原则

中医认为，立春后人体内阳气开始升发，如能利用春季，借阳气上升、人体新陈代谢旺盛之机，采用科学的养生方法进行养生，对全年的健身防病都十分有利。下面是中老年人春季养生"四不"原则。

1. 不"酸"

春天饮食应"省酸增甘"。因为春天本来肝阳上亢，若再吃酸性食物，易导致肝气过于旺盛，而肝旺容易损伤脾胃，所以，春季饮食忌"酸"。酸性食物有羊肉、狗肉、鹌鹑、炒花生、炒瓜子、海鱼、虾、螃蟹等。宜食用甘温补脾之品，可多吃山药、春笋、菠菜、大枣、韭菜等

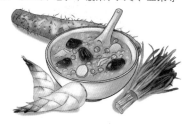

2. 不"静"

春天自然界阳气开始升发，人体应该借助这一自然特点，重点养阳，养阳的关键在"动"。老年人应该积极到室外锻炼，春季空气中负氧离子较多，能提高大脑皮层的工作效率，增强心肺功能，防止动脉硬化。但是老人晨练不要太早，以免受到早晨低温、雾气的伤害

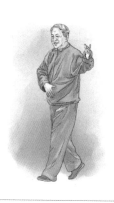

3. 不"怒"

春季是肝阳亢盛之时，情绪易急躁，要做到心胸开阔，身心和谐。心情舒畅有助于养肝，因为心情抑郁会导致肝气郁滞，影响肝的

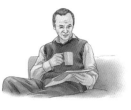

疏泄功能，也使功能紊乱，免疫力下降，容易引发精神病、肝病、心脑血管疾病等

4. 不"妄"

老年人本来阳气相对不足，而春天是养阳的大好时机，如情欲妄动而房事较频，会耗气伤精，进一步损伤阳气，因此老年人在春天应适当节欲

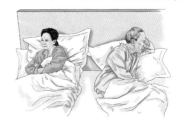

第 2 节

夏季养"长"——食物宜冷热均衡

夏季饮食要注意"清淡"二字

夏天的太阳那么大，拿什么来对抗它的炎热呢？下面将介绍清淡养生法：

1. 头脑宜清净

盛夏烈日高温蒸灼，令人感到困倦、烦躁和闷热不安，使头脑清静，神气平和是养生之首要。古医经《养生篇》中记载，夏日宜"静养勿躁"，节嗜欲、定心气，切忌脾气火暴、一蹦三跳，情绪激越而伤神害脏腑

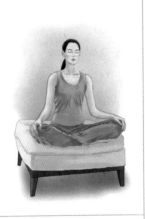

2. 饮食宜清淡

炎夏暑热，少食高脂厚味、辛辣上火之物。饮食清淡可起到清热、去暑、敛汗、补液等作用，还有助于增进食欲。新鲜蔬菜瓜果，如西红柿、黄瓜、苦瓜、冬瓜、丝瓜、西瓜之类清淡宜人，既能保证营养，又可预防中暑；菊花清茶、酸梅汤和绿豆汁、莲子粥、荷叶粥、皮蛋粥等亦可清暑热，生津开胃

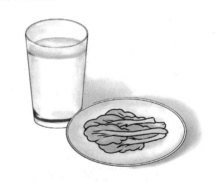

3. 游乐宜清幽

炎夏不宜远途跋涉，最好是就近寻幽。清晨，曙光初露，凉风习习，到溪流、园林散步，做气功、保健操等，可使人心旷神怡，精神清爽；傍晚，散步徜徉在江滨湖畔，亦会令人心静如水，烦闷、暑热顿消；晚上，在人少、清凉之室，听听音乐，看看电视，或邀三朋四友，品茗聊侃，亦惬意舒心

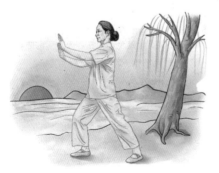

4. 居室宜清凉

早晨和晚上，室外气温比较低，应注意将门窗打开，通风换气。中午时，室外气温比室内气温高，应该将门窗紧闭，拉好窗帘。阴凉的环境可以使人心静神安

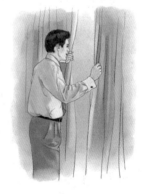

夏日吃西瓜，药物不用抓

西瓜又叫水瓜、寒瓜、夏瓜，堪称"瓜中之王"，是汉代时从西域引入的，故称"西瓜"。它味道甘甜、多汁、清爽解渴，是一种富有营养、安全的食品。西瓜生食能解渴生津，解暑热烦躁，还可以补充水分。我国民间谚语云：夏日吃西瓜，药物不用抓。

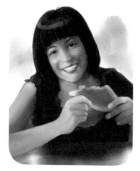

西瓜有"天生白虎汤"之称。白虎汤是医圣张仲景创制的主治阳明热盛或温病热在气分的名方。该病以壮热面赤、烦渴引饮、汗出恶热、脉象洪大为特征，一味西瓜能治如此复杂之疾病，可见其功效不凡。

新鲜的西瓜汁和鲜嫩的西瓜皮可增强皮肤弹性，减少皱纹，增添光泽。因此，西瓜不但有很好的食用价值，还有很经济实用的美容价值

《本草纲目》载西瓜"性寒，味甘；清热解暑、除烦止渴、利小便"。西瓜含有的瓜氨酸，不仅有很强的利尿作用，可治疗肾脏病，对因心脏病、高血压以及妊娠造成的浮肿也很有效果；西瓜可清热解暑，除烦止渴。西瓜含大量水分，可改善急性发热、口渴汗多、烦躁等症状；吃西瓜后尿量会明显增加，由此可以减少胆色素的含量，并可使大便通畅，对治疗黄疸有一定作用。

西瓜的皮煮水可治肾脏病，而膀胱炎和高血压患者则可以煎煮种子饮用。

西瓜性寒，脾胃虚寒及便溏腹泻者忌食；含糖分也较多，糖尿病患者当少食。

另外，长时间吃冰西瓜会损伤脾胃。西瓜切开后经较长时间冷藏，瓜瓤吸收冷气，其中的水分往往结成冰晶。这样的冷刺激常会麻痹口腔内的唾液腺、舌部味觉神经和牙周神经，还可刺激咽喉，引起咽炎或牙痛。多吃冷藏西瓜还会伤脾胃，影响胃液分泌，造成食欲减退，消化不良。老年人消化功能减退，更容易产生厌食、腹胀痛、腹泻等肠道疾病。

因此，西瓜不宜冷藏后再吃，最好是现买现吃。如果买回的西瓜温度较高，需要冷处理一下，可将西瓜放入冰箱降温，应把温度调至15摄氏度，西瓜在冰箱里的时间不应超过两小时。这样才既可防暑降温，又不伤脾胃，还能品尝西瓜的甜沙滋味。

推荐食谱：

① 西瓜粳米红枣粥

材料：西瓜皮50克，淡竹叶15克，粳米100克，红枣20克，白糖25克。

做法：将淡竹叶洗净，放入锅中，加水适量煎煮20分钟，将竹叶去掉；把淘洗干净的粳米及切成碎块的西瓜皮及红枣同置入锅中，煮成稀粥后加入白糖即可食用。

功效：对心胸烦热、口舌生疮、湿热黄疸有效。

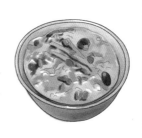

② 西瓜酪

材料：西瓜1个（约重2500克），罐头橘子100克，罐头菠萝100克，罐头荔枝100克，白糖350克，桂花25克。

做法：整个西瓜洗净，在西瓜一端的1/4处打一圈人字花刀，将顶端取下，挖出瓜瓤，在瓜皮上刻上花纹；将西瓜瓤去子，切成3分见方的丁，另把菠萝、荔枝也改成3分大小的丁；铝锅上火，放清水1250毫升，加入白糖煮开，撇去浮沫，下入桂花，等水开后把水过箩凉凉，放入冰箱，将西瓜丁、菠萝丁、荔枝丁和橘子装入西瓜容器内，浇上冰凉的白糖水即成。

功效：解暑除烦，止渴利尿。

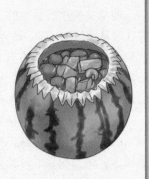

夏吃茄子，清热解毒又防痱

茄子是夏秋季节最大众化的蔬菜之一。鱼香茄子、地三鲜更是许多家常菜馆的必备菜肴，深得人们的喜爱。

《随息居饮食谱》说，茄子有"活血、止血、消痈"的功效。夏天常食茄子，尤为适宜。它有助于清热解毒，容易生痱子、生疮疖的人，夏季多吃茄子是可以起到预防作用的。而且，《本草纲目》中说："茄子性寒利，多食必腹痛下利。"所以，这种寒性的蔬菜最适宜食用的季节应该是夏季，进入秋冬季节后还是少吃为宜。

茄子吃法有多种，既可炒、烧、蒸、煮，也可油炸、凉拌、做汤，不论荤素都能烹调出美味的菜肴。茄子善于吸收肉类的鲜味，因此配上各种肉类，其味道更加鲜美。

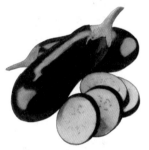

茄子营养丰富，富含蛋白质、脂肪、碳水化合物、维生素及钙、磷、铁等多种营养成分。特别是维生素P的含量很高，每100克中含750毫克。所以经常吃些茄子，有助于防治高血压、冠心病、动脉硬化和出血性紫癜

① 炸茄饼

材料：茄子300克，肉末100克，鸡蛋3个。

做法：将茄子洗净去皮，切片，肉末内加黄酒、精盐、葱、姜与味精，搅拌均匀，鸡蛋去壳打碎，放入淀粉调成糊，用茄片夹肉撒少许干淀粉做成茄饼；锅内放油烧至六成热时，将茄饼挂糊，逐个下锅炸至八成熟时捞出，待油温升到八成热时，再将茄饼放入复炸，至酥脆出锅，撒上椒盐末即成。

功效：和中养胃，胃纳欠佳、食欲不振者尤宜服食。

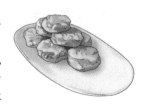

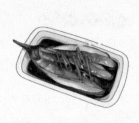

②清蒸茄子

材料：茄子2个。

做法：把茄子洗净切开放在碗里，加油、盐少许，隔水蒸熟食用。

功效：清热，消肿，止痛，可用于内痔发炎肿痛、内痔便血、高血压、痔疮、便秘等症。

夏季尽享西红柿营养餐

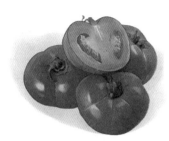

西红柿是天然的防癌蔬菜，所含的烟酸能维持胃液的正常分泌，促进红细胞的形成，有利于保持血管壁的弹性和保护皮肤。

西红柿多汁利尿，肾炎病人也宜食用。西红柿中的番茄碱有抗炎作用。西红柿中还有丰富的核黄素、抗坏血酸、维生素 A、维生素 K 等，可以防治牙龈出血、口腔溃疡。西红柿有美白、抗衰老的功效。另外，番茄红素还可以抵抗太阳光的紫外线伤害。夏季的西红柿中番茄红素含量比较高。西红柿含有胡萝卜素，可保护皮肤弹性，促进骨骼钙化，还可以防治小儿佝偻病、夜盲症和眼干燥症。

西红柿是夏季餐桌上的家常菜，一年四季都可见，但夏季的西红柿最甜，营养也最丰富。它清热解毒、生津止渴，既可当蔬菜，又可当水果食用，有"菜中之果"的美誉

西红柿生吃和熟吃都不会破坏维生素 C，因为番茄酸度大，有利于维生素 C 的稳定，烹调之后损失比较小。就是为了获得钾和膳食纤维，也是生熟均可。西红柿熟吃可以更好地吸收番茄红素。番茄红素是一种脂溶性的维生素，经过加热和油脂烹调后，才更有利于发挥它的健康功效，但是遇光、热和氧气容易分解，应避免长时间高温加热，以保留更多的营养成分。做菜时盖严锅盖，能避免其被氧气破坏。

烧煮西红柿时稍加些醋，就能破坏其中的有害物质番茄碱。食用西红柿时，最好不要去皮，因为西红柿的皮中也含有维生素、矿物质和膳食纤维。

我们来学习下西红柿的保健食谱：

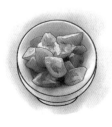

①糖拌西红柿

材料：西红柿4个，绵白糖（量依个人口味而定）。

做法：先将西红柿洗净，切成月牙块，装入盘中；加糖，拌匀即成。

功效：生津止渴，健胃平肝，适用于发热、口干口渴、高血压等病症。

②西红柿炒鸡蛋

材料：西红柿2个，鸡蛋2枚，味精、盐、食用油各适量。

做法：将鸡蛋打入碗内，略加精盐，搅成蛋液，番茄洗净切片；炒锅置火上，放油烧六成热时，倒入蛋液，煎熟，炒碎，加番茄翻炒片刻，加盐及味精调味即可。

功效：健脾开胃，生津止渴。

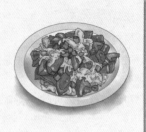

苦瓜和西红柿搭配可治疗口臭烦渴、腹胀厌食；莲藕木耳鸡蛋西红柿汤可缓解口腔溃疡、牙龈肿痛等症状。

1. 西红柿不宜和黄瓜同食。黄瓜含有一种维生素C分解酶，会破坏其他蔬菜中的维生素C，西红柿富含维生素C，二者一起食用，会达不到补充营养的效果。西红柿还忌与石榴同食

2. 空腹时不宜食西红柿。西红柿含有大量可溶性收敛剂等成分。它们与胃酸发生反应，凝结成不溶解的块状物，容易引起胃肠胀满、疼痛等不适症状

西红柿食用要点

3. 未成熟的西红柿不宜食用。青西红柿含龙葵碱，食用后轻则口腔感到苦涩，重时还会有中毒现象

4. 西红柿偏凉，脾胃虚寒者不宜生吃，可选择加热过的西红柿或番茄汁

5. 西红柿不宜长久加热烹制后食用。长久加热烹制后会失去原有的营养与味道

夏季丝瓜，美丽"女人菜"

盛夏时节，很容易上火，丝瓜具有清热泻火、凉血解毒的功效，其口感鲜嫩、滑爽，老幼咸宜，不仅营养丰富，且颇具药用价值。炎热的夏季吃上一盘用丝瓜做成的汤菜，既可去暑清心，醒脾开胃，免除苦夏之烦恼，又可美白皮肤，对女性朋友来说尤其适合。

丝瓜中含有蛋白质、脂肪、碳水化合物、粗纤维、钙、磷、铁、瓜氨酸以及核黄素等B族维生素，维生素C、葫芦素，还含有人参中所含的成分——皂苷等防病保健活性成分

丝瓜有健脑的功效，可抗坏血病，可用于抗坏血病及预防各种维生素C缺乏症；同时还可抗病毒、防过敏。丝瓜提取物对乙型脑炎病毒有明显预防作用。丝瓜还有很强的抗过敏作用。丝瓜对女性月经不调能起到治疗作用。丝瓜性平味甘，有通经络、行血脉、凉血解毒的功效，民间常用它来治疗妇科疾病。

丝瓜作为美容佳品，更值一提。丝瓜中含防止皮肤老化的B族维生素、增白皮肤的维生素C等成分，能除雀斑、增白、去皱。丝瓜汁有"美容水"之称，用其擦脸，

能使皮肤更加光滑、细腻，还具有消炎效果。

丝瓜不宜生吃，可炒、烧、做汤食用或取汁用于食疗。丝瓜汁水丰富，宜现切现做，以免营养成分随汁水流走。丝瓜的做法很多，我们来学学最保健的烹饪方法：

① 清炒丝瓜

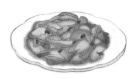

材料：丝瓜1根，大葱、姜、枸杞、味精、盐、食用油各适量。

做法：丝瓜去皮洗净，切成薄片，姜切丝，葱切末；油烧至九成热时，加入姜丝、葱爆香后，放入枸杞粒炒匀，放入丝瓜、精盐翻炒；至丝瓜熟时，加入味精稍炒即可。

功效：解毒消痛，清热利湿。

② 西红柿丝瓜汤

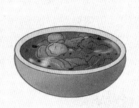

材料：西红柿2个，丝瓜1根，香葱1棵，高汤适量，熟猪油、味精、盐、胡椒粉各适量。

做法：将西红柿洗净，切成薄片；丝瓜刮去粗皮洗净，切成薄片，香葱切末；锅置火上，下熟猪油烧至六成热，倒入鲜高汤烧开；放入丝瓜、西红柿，待二者都熟时，加胡椒粉、盐、味精，撒入葱花即成。

功效：清解热毒，消除烦热。

丝瓜在烹制时应注意尽量清淡、少油，可勾稀芡，用味精或胡椒粉提味，以保持其香嫩爽口的特点。

丝瓜食用注意要点	
1	丝瓜烹煮时不宜加酱油和豆瓣酱等口味较重的酱料，因为丝瓜的味道清甜，加酱料会抢味
2	体虚内寒、腹泻者不宜多食丝瓜，丝瓜性寒，对身体不利

夏季吃黄瓜，最爱那一口清凉

夏季，黄瓜是家庭餐桌上的"平民蔬菜"，以其营养高、价廉大受青睐。夏季暑热难耐，不免心情烦躁，适当地食用黄瓜可起到降压、解暑的功效，清爽之余，营养也足够充足。

黄瓜具有提高人体免疫功能的作用，可起到抗肿瘤的效果，还可治疗慢性肝炎，对肝脏病人，特别是酒精肝硬化患者有一定辅助治疗

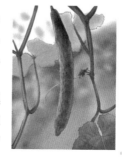

黄瓜肉质脆嫩，汁多味甘，生食生津解渴，且有特殊芳香。黄瓜含水分98%，富含蛋白质、糖类、维生素 B_2、维生素 C、维生素 E、胡萝卜素、烟酸、钙、磷、铁等营养成分

作用，可防酒精中毒。黄瓜还能改善大脑和神经系统功能，安神定志，辅助治疗失眠。黄瓜利尿，有助于清除血液中的尿酸等有害物质。黄瓜味甘性凉，具有清热利水、解毒的功效，对胸热、少尿等有独特的疗效，在除湿、滑肠、镇痛方面也有明显效果。另外，黄瓜还可治疗烫伤、痱疮等。黄瓜藤还有良好的降压和降胆固醇的作用。

黄瓜是减肥佳品。黄瓜的热量很低，对于高血压、高血脂以及合并肥胖症的糖尿病，是一种理想的食疗良蔬。黄瓜也是美容菜蔬，能促进人体的新陈代谢，排出毒素，美白肌肤，保持肌肤弹性，抑制黑色素的形成。经常食用或贴在皮肤上可有效抵抗皮肤老化，减少皱纹的产生，并可防止唇炎、口角炎。老黄瓜可以延年益寿、抗衰老；黄瓜中的黄瓜酶，有很强的生物活性，能有效地促进机体的新陈代谢。

如果吃腻了炒黄瓜、拌黄瓜，自制一杯黄瓜汁饮用亦可。黄瓜汁口感和营养俱佳，在夏天还能预防口腔疾病。将黄瓜用糖腌一下，或者直接加冷开水在榨汁机中榨汁即可。

早晨喝一杯黄瓜汁可以清爽肠胃，黄瓜含有的大量维生素还可以缓解一定的发炎症状，可以防治口腔溃疡。每天饮用一杯黄瓜汁可以防止头发脱落、指甲劈裂以及增强大脑的记忆力。有研究表明，饮用黄瓜汁的效果要比吃整个黄瓜的效果好。

下面给大家推荐几款黄瓜的特色吃法：

①蓑衣黄瓜

材料：黄瓜 1 根，朝天椒、白芝麻、花椒、香油、醋、白砂糖、盐各适量。

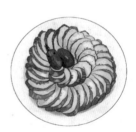

做法：将黄瓜下面垫两根筷子，从一端开始朝同一方向以 45 度的角度斜刀去切（不要将黄瓜切断，刀距要小，切出的黄瓜才比较柔软），将整根黄瓜翻转 180 度，再用同样方法斜切；朝天椒切丝，泡入冷水中；白芝麻在干炒锅中用小火慢慢焙出黄色，盛出充分凉凉；锅置火上，加热后放油，油热后，依次放入花椒和朝天椒丝，微变色后立即盛出，制成麻香油；将适量醋、白砂糖、盐、麻香油制成汁，浇在蓑衣黄瓜上，搅拌均匀后放入冰箱中腌制 1 小时；食用时将黄瓜撕成小段，撒上白芝麻即可。

功效：排毒解暑，降脂降压。

②凉拌黄瓜黑木耳

材料：黑木耳（干）适量，黄瓜 1 根、大蒜、香葱、芝麻、盐、味精、香油各适量。

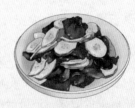

做法：黑木耳泡发后去蒂洗净，蒜捣成泥；将木耳放入开水中焯一下，捞起沥干水分，盛在碗内；加入黄瓜丝、蒜泥、芝麻、盐、味精、香油，拌匀后即可。

功效：减肥，滋补，和血，平衡营养。

③拍黄瓜

材料：黄瓜、香菜适量，大蒜、盐、白糖、醋、味精、香油各
　　　适量。

做法：将黄瓜洗净，拍酥，切段；香菜洗净切末，大蒜捣成
　　　泥；将黄瓜、香菜、蒜泥、醋、盐、白糖、香油、味精
　　　拌匀即可。

功效：解暑，清肠，利尿，降压。

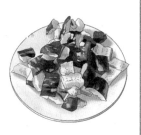

　　黄瓜搭配豆腐，可以解毒消炎、润燥平胃。豆腐性寒，含碳水化合物极少，有调节机体和润燥平火的作用。

食用黄瓜的禁忌	
1	脾胃虚弱、腹痛腹泻、肺寒咳嗽者都应少吃。因黄瓜性凉，胃寒患者食之易致腹痛泄泻
2	黄瓜与花生同食易引起腹泻。黄瓜性味甘寒，常用来生食，而花生米多油脂，性寒食物与油脂相遇，会增加其滑利之性，可能导致腹泻，尤其是肠胃功能不好的人不宜多食
3	黄瓜不宜与含维生素C丰富的蔬果同食。黄瓜所含的维生素C分解酶如果与维生素C丰富的食物，如辣椒、西红柿、苦瓜、菜花、芹菜、橘子等同食，维生素C分解酶就会破坏其他食物的维生素C，虽对人体没有危害，但会影响人体对维生素C的吸收

夏季滋阴润燥，多食猪瘦肉

　　夏季高温炎热，对许多人来说"苦夏"的结果就是只吃蔬菜水果的完全清淡饮食。其实，夏季高温使营养素和水分大量流失，因此，夏季饮食更要注重营养。猪瘦肉含有丰富的蛋白质及脂肪、碳水化合物、钙、磷、铁等成分，可以成为夏季进补的主要食物。

　　猪瘦肉的营养非常全面，不仅为人类提供优质蛋白质和必需的脂肪酸，还提供钙、磷、铁、硫胺素、核黄素和烟酸等营养元素。猪瘦肉的营养优势在于含有丰富的B族维生素，能调节新陈代谢，维持皮肤和肌肉的健康，增强免疫系统和神经系统的功能，促进细胞生长和分裂，预防贫血发生，而且猪瘦肉中的血红蛋白比植物中的更好吸收，因此，吃瘦肉补铁的效果要比吃蔬菜好。

　　经过烹调加工后的猪瘦肉味道特别鲜美，因为猪瘦肉纤维较为细软，结缔组织较少，肌肉组织中含有较多的肌间脂肪。猪肉如果调煮得当，也可称为"长寿之药"。猪肉经长时间炖煮后，脂肪会减少30%～50%，不饱和脂肪酸会增加，而胆固醇含量会大大降低。

　　中医认为，猪肉性平、味甘，具有润肠胃、生津液、补肾气、解热毒、补虚强身、滋阴润燥、丰肌泽肤的功效，可作为病后体弱、产后血虚、面黄羸瘦者的营养滋

补品。猪肉煮汤饮下可急补津液不足引起的烦躁、干咳、便秘和难产。

爆炒猪瘦肉最营养，因为猪肉中的 B 族维生素属于水溶性维生素，红烧或者清炖营养素比较容易在汤中流失，而且烧、炖的烹饪时间较长，对营养素有较大的破坏。爆炒的时候尽量搭配一些纤维素含量高的蔬菜，这样更容易增加肠蠕动，减少脂肪的吸收。芹菜、春笋、冬笋，都是炒肉丝的好搭配。猪瘦肉与香菇一起烹饪较好，香菇中的丰富的食饵纤维会抑制猪肉中的胆固醇被人体吸收。

下面来介绍几款猪肉的做法：

① 香芹肉丝

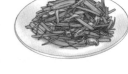

材料：芹菜、猪瘦肉各适量，胡萝卜适量，大蒜、淀粉、料酒、生抽、猪油各适量。

做法：芹菜剥去老瓣，摘去叶，切段；猪瘦肉洗净切丝；猪瘦肉加入蒜肉（略拍）、生抽、淀粉、盐，腌片刻待用；烧油锅，放芹菜炒熟盛起；烧油锅，加入蒜末爆香，放肉丝，加胡萝卜丝、芹菜，芡汁，即可盛盘。

功效：清肠润肺，补铁补血。

② 香菇炒肉

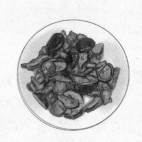

材料：猪瘦肉、鲜香菇各适量，猪油、盐、味精、料酒、大葱、淀粉、姜、花椒粉、胡椒粉各适量。

做法：猪瘦肉和香菇分别切片；肉用盐、料酒、淀粉拌匀；用料酒、味精、葱、姜、汤、花椒面、胡椒面、淀粉、水兑成汁；炒锅烧热倒入油，油热后即下肉片，边下边用勺推动，直到肉丝散开；待炒出味后加香菇炒几下，再倒入兑好的汁，待起泡时翻匀即可出锅。

功效：降胆固醇，增强食欲。

③ 木须肉

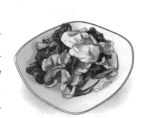

材料：猪瘦肉、鸡蛋、干木耳、黄瓜各适量，酱油、盐、料酒、食用油、香油各适量。

做法：将猪瘦肉切成丝，鸡蛋磕入碗中，用筷子打匀，干木耳加开水泡 5 分钟，去掉根部，撕成块，黄瓜斜刀切成菱形片，葱、姜切成丝；炒锅点火，加油，烧热后加入鸡蛋炒散，使其成为不规则小块，盛装在盘中；炒锅点火，加油烧热，将肉丝放入，煸炒至肉色变白，加入葱、姜丝同炒，炒至八成熟；加入料酒、酱油、盐，炒匀后加入木耳、黄瓜和鸡蛋同炒，熟后淋入香油即可。

功效：散血解毒，健脾开胃。

桃李不言杏当前——大自然恩赐的福寿果

夏天是很多瓜果成熟的季节，桃子、杏、李子就是这个季节的主要水果。桃子自古就被看作福寿吉祥的象征。人们认为桃子是仙家的果实，吃了可以长寿，故桃子又有仙桃、寿果的美称。桃的营养价值很高，肉质甜美，被称为"天下第一果"。人们常说鲜桃养人，《本草纲目》中记载："桃子性味平和，营养价值高。"

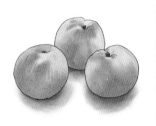

1. 桃子除了含有多种维生素和果酸以及钙、磷等无机盐外，含铁量更为苹果和梨含铁量的4～6倍。其含有大量的B族维生素和维生素C，可促进血液循环，使面部肤色健康、红润。桃味甘ételles，性微温，具有补气养血、养阴生津、止咳杀虫等功效。桃对治疗肺病有独特功效。未成熟桃的果实干燥后，称为碧桃干，性味苦、温，有敛汗、止血之功能

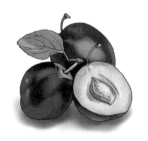

2. 李子也是初夏时期的主要水果之一。祖国中医理论认为，李子味甘酸、性凉，具有清肝涤热、生津液、利小便之功效，特别适合于治疗胃阴不足、口渴咽干、大腹水肿、小便不利等症状。贫血者适度食用李子对健康大有益处。李子对肝病也有较好的保养作用

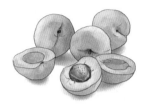

3. 杏可生食，也可以用未熟果实加工成果脯、杏干等，具有止咳平喘、滋润补肺、润肠通便的功效。可降低人体内胆固醇含量，保护视力、预防目疾，补充人体营养，提高抗病能力，对癌细胞有灭杀作用，还具有预防心脏病和减少心肌梗死的作用。常食杏脯、杏干，对心脏病患者有一定好处。杏适合缺铁性贫血、伤风咳嗽、老年性支气管炎、哮喘、牙痛、肺结核、浮肿患者食用。杏与猪肺同食，可使润肺效果更加显著

民间俗语有"桃养人，杏伤人，李子树下吃死人"的说法，但这并不是说桃子就可以无限制地吃，杏和李子就一定要远离，桃、杏、李子都是夏季的主要水果，食用上有一定的讲究，比如：桃子吃多了容易上火，凡是内热偏盛、易生疮疖的人，均不宜多吃；产妇、幼儿、病人，特别是糖尿病患者，不宜吃杏或杏制品；多食李子会使人生痰、生湿，故脾胃虚弱者宜少吃李子。

清热解暑，"香薷饮"功不可挡

香薷饮是中医中有名的方剂，是夏日解暑的良方，由香薷散演变而来，药味相同，制成散剂叫香薷散，熬成煎剂就是香薷饮。此方源自宋代的《太平惠民和剂局方》，由香薷、厚朴、扁豆三味药组成。香薷素有"夏月麻黄"之称，长于疏表散寒，去暑化湿；扁豆清热涤暑，化湿健脾；厚朴燥湿和中，理气开脾。三物合用，共奏外解表寒，内化暑湿之效。

此方的主药香薷，又名香菇、西香薷，是唇形科植物海洲香薷的带花全草。全身披有白色茸毛，有浓烈香气。中医认为，香薷性味辛、微温，入肺、胃经，有发汗解表，去暑化湿，利水消肿之功，外能发散风寒而解表，内能去暑化湿而和中，性温而

为燥烈，发汗而不峻猛，故暑天感邪而致恶寒发热，头重头痛，无汗，胸闷腹痛，吐泻者尤适用。故《本草纲目》上说："世医治暑病，以香薷为首药。"《本草正义》记载："香薷气味清冽，质又轻扬，上之能开泄腠理，宣肺气，达皮毛，以解在表之寒；下之能通达三焦，疏膀胱，利小便，以导在里之水。"

药理研究表明，香薷发散风寒，有发汗解热作用，并可刺激消化腺分泌及胃肠蠕动，对肾血管能产生刺激作用而使肾小管充血，滤过压增高，起到利尿作用。因此，夏日常用香薷煮粥服食或泡茶饮用，既可预防中暑，又可增进食欲。但香薷有耗气伤阴之弊，气虚、阴虚、表虚多汗者不宜选用。

除此之外，香薷还能去暑化湿，故对暑天因乘凉饮冷而出现的怕冷发热无汗及呕吐腹泻等症，是一味常用的药品。但其性温辛散，多适用于阴暑病症，正如前人所说，"夏月之用香薷，犹冬月之用麻黄"，故在临床上用于去暑解表时必须具备怕冷及无汗的症候。如属暑湿兼有热象，可配黄连同用。至于暑热引起的大汗、大热、烦渴等症，就不在香薷的适治范围之内了。

下面，我们就将香薷饮的制作方法告诉大家，以供参考：

香薷饮

材料： 香薷 10 克，白扁豆、厚朴各 5 克。

做法： 将三药择净，放入药罐中，加清水适量，浸泡 10 分钟后，水煎取汁。

用法： 分次饮服，每日 1 剂。

功效： 可解表散寒，化湿中和，适用于外感于寒，内伤于湿所致的恶寒发热、头重头痛、无汗胸闷或四肢倦怠、腹痛吐泻等。

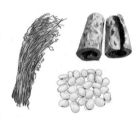

正确用膳，预防三种夏季病

感冒、腹泻、中暑是夏季常见的三种高发病。中医把夏季的感冒称为热伤风，认为其多由阳气外泄引起。由于夏季人们出汗较多，消耗较大，容易使人体阳气外泄，而且天热了很多人吃饭不规律，人们多会抵抗力下降，易患感冒。所以，夏季人们应多补充营养，多吃一些祛湿防感冒的食品，如绿豆粥。

对于腹泻，中医认为，夏季是阳气最盛的季节，天气炎热，很多人都不想吃东西，营养容易缺乏，而且人体出汗多，热量消耗较大，如果热量补充不足，加上不少人在夏天有贪凉的习惯，就容易导致腹泻的发生。每天吃饭时可以吃一两瓣蒜，因为大蒜对于预防急性的肠道传染病是非常有效的。

中暑最常见的是突然头冒冷汗、头晕、恶心甚至呕吐，或者突然体力不支等症状。

下面向大家推荐两道夏季防病菜肴：

①苦瓜瘦肉汤

夏季吃苦瓜可以清热去暑，提高免疫力功能，从而可以达到清心火、补肾、预防感冒的目的，而且苦瓜还有明目解毒的作用

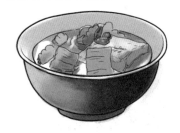

②香菇干贝豆腐

香菇所含不饱和脂肪酸很多，还含有大量的可转变为维生素 D 的麦角甾醇和菌甾醇，对于增强免疫力和预防感冒有良好效果。香菇可预防血管硬化，降低血压。另外，糖尿病病人多吃香菇也能起到一定的食疗作用

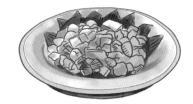

姜汤是对付空调病的有力武器

用什么办法来对付夏季的"空调病"呢？令人意想不到的是，最简便有效的东西竟然是我们厨房里常用的生姜。研究表明，适量喝姜汤不仅能预防"空调病"，而且对吹空调受凉引起的一些症状也有很好的缓解作用。针对吹空调引发的症状，我们来看看姜汤是如何对付它们的。

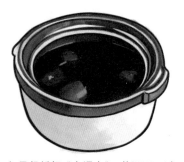

如果想缓解"空调病"，姜汤不可过淡，也不宜太浓，一天喝一碗就可以起到作用。可以在姜汤中加适量的红糖，因为红糖有补中缓肝、活血化瘀、调经等作用

很多人晚上睡觉喜欢开着空调，空调的凉气再加上凉席，真可谓凉快。可是早晨起床时胃部和腹部就开始疼痛了，还伴有大便溏泻的症状。原来是昨天晚上着了凉。这个时候喝一些姜汤，能驱散脾胃中的寒气，效果非常好。而平常脾胃虚寒的人，可以喝点姜枣汤（即姜和大枣熬的汤），有暖胃养胃的作用。因为生姜侧重于补暖，大枣侧重于补益，二者搭配服用可以和胃降逆止呕，对治疗由寒凉引起的胃病非常有效。

空调房里待久了，四肢关节和腰部最容易受风寒的侵袭而导致酸痛，这个时候，可以煮一些浓浓的热姜汤，用毛巾浸水热敷患处。如果症状严重，可以先内服一些姜汤，同时外用热姜汤洗手或者泡脚。这样能达到散风祛寒、舒筋活血的作用，最大限度地缓解疼痛。

长时间吹空调加之室内外温差过大，很容易引起风寒感冒，主要体现为恶寒、头疼、发热、鼻塞、流涕、咳嗽等症状，这个时候喝上一碗姜汤，你会发现感冒症状好了许多。

如果想预防"空调病"，可以在上班之前带一些生姜丝，用生姜丝泡水喝。这样就不用担心"空调病"的侵袭了。喜欢喝茶的朋友可以再配一些绿茶，这样不仅口味好，对身体也更有益处。

夏季怎样利用食物清热消暑

　　夏天人的消化功能较弱，食物的调养应着眼于清热消暑、健脾益气，宜选择清凉爽口、少油腻、易消化的食物。盛夏多汗，故常口渴，适当用一些冷食，可助热量散发，补充水分、盐类及维生素，起到清热解暑的作用，但切忌因贪凉而暴饮。

1. 易引起急性胃肠炎的食品主要有肉类、蛋奶类、豆制品、鱼虾、糕点等。由于这些污染食物的致病菌不分解蛋白质，被污染的食品通常没有感官性状的变化，容易被忽视。可是，如果进食了这些有毒食物，在 6 ~ 12 小时后患者便常有恶心、呕吐、腹痛和腹泻等症状

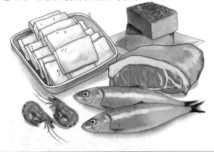

2. 很多生的食物可能带有致病菌，因此，进食未经彻底煮熟的海鲜，如虾、蟹、蚝等或进食未经洗净的蔬菜水果等，易引发胃肠道疾病

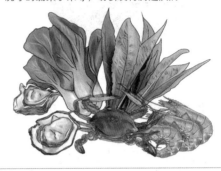

4. 选购食物时，应该尽量选购新鲜有卫生保障的食品。从冰箱内取出的肉类和豆制品等熟食要加热消毒后再食用。熟食放置时间不要过长

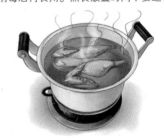

3. 生、熟食物一定要分开处理及储存，避免熟食与生食接触。进食自助餐时，应小心选择冷冻食物，例如刺身和生蚝等，不宜过量进食，以免引起肠胃不适

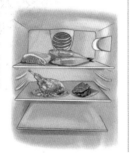

夏季里最好的降温食物

　　盛夏，阳光炙烤，酷暑难耐。这时候也许你会躲到空调房里，甚至抱着冰镇汽水灌个没完，可仔细想想，这会给健康留下了多少隐患！下面来给你推荐几样果蔬吧，保你既能消暑解渴，又能强身健体，真可谓两全其美的绝招啊！

1. 绿豆

性凉，味甘，能清热解毒、消暑除烦，为夏季去暑佳品。《本草汇言》中说得好："绿豆清暑热，静烦热，润燥热，解毒热。"民间常于炎夏之季，用绿豆煮成稀薄粥食用，对健康很有裨益

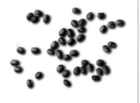

2. 甘蔗

古代医家称之为"天生复脉饮"。蔗浆甘寒，有解热、生津、润燥、滋阴的作用，通常被当作清凉生津剂。在炎热夏季，口干舌燥、津液不足、烦热口渴者，食之最宜

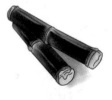

3. 乌梅

乌梅味酸，同冰糖煎汤，又甜又酸，非常可口。饮用乌梅汤，有生津止渴，去暑养阴的效果。不仅如此，乌梅对大肠杆菌、痢疾杆菌、伤寒杆菌、绿脓杆菌、霍乱弧菌等多种病菌都有抑制作用。因此，夏季饮用乌梅汤，还可以防止肠道传染病

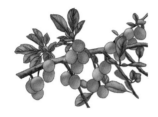

4. 苦瓜

性寒，味苦，有清火消暑，明目解热的作用。适宜夏季烦热、口渴多饮，甚者中暑发热时服食。烹调时把苦瓜纵切开来，去瓤后，用盐水稍腌片刻，即除掉一半苦味，再将苦瓜切片，可炒可拌，也可用来煮鱼、肉，不仅不苦，反而更鲜美。用苦瓜煮汤作凉茶饮用更具有消暑、祛热、止渴的效果

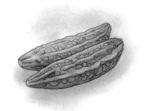

5. 椰子浆

又称椰子汁、椰酒，为椰子胚乳中的浆液。《中国药植图鉴》云："椰汁滋补，清暑，解渴。"所以，夏季饮用椰子浆，既能补充随汗丢失的体液，又有补虚、去暑、止渴的功效。特别是患有充血性心力衰竭而水肿之人，食之更宜

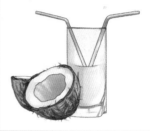

6. 荸荠

性寒多汁，无论生食熟食，均属清热、去暑、生津、止渴的佳品。当热天口渴、咽喉干痛、肺有热气、眼球红赤、口鼻烘热、咳吐黄痰时，吃荸荠非常奏效。炎夏容易发生暑热下痢，饮用荸荠汁，能清理肠胃热滞污秽，有辅助治疗效果

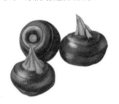

7. 草莓

有清暑解热，生津止渴的作用。果味酸甜适口，具有特殊的香味，是夏季天然的清凉止渴剂

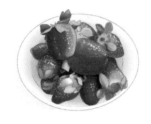

8. 冬瓜

性凉，味甘淡，肉质柔软，有独特的清凉感，是夏季最受欢迎的瓜类。冬瓜常被用来煨汤，是最好的消暑妙品；鲜冬瓜绞汁或捣汁饮用，更可消暑解热；夏天用以配合肉类、冬菇煨汤，有消除暑热烦闷的功效

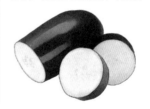

防暑降温粥伴你清凉度夏

夏季人的胃肠功能因受暑热刺激，会相对减弱，人容易出现头重倦怠、胸脘郁闷、食欲不振等不适，甚至还会中暑，伤害健康。为保证胃肠正常工作，应在饮食上对机体求得滋养补益的作用，增强人体抵抗力，有效地抗御暑热的侵袭。

1. 银花粥

银花性味甘寒、气味清香。用银花30克水煎后取浓汁约150毫升，再取粳米50克，加水300毫升煮成稀粥，早、晚两次温服，可防治中暑。风热、头痛目赤、高血压、冠心病患者最宜食用

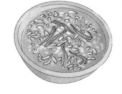

2. 薄荷粥

取新鲜薄荷30克，或干薄荷15克，煎汤取汁，再取100克大米煮成粥，待粥将熟时加入薄荷汤及适量冰糖，煮沸一会儿即可。此粥具有清热解暑、疏风散热、清利咽喉的功效

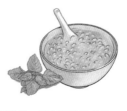

3. 莲子粥

莲子有清心除烦、健脾止泻的作用。用莲子粳米同煮成莲子粥，对夏热心烦不眠有治疗作用

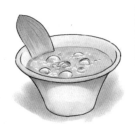

4. 藿香粥

藿香15克（鲜品加倍），加水180毫升，煎煮2～3分钟，过滤去渣；粳米50克熬粥，将熟时加入藿香汁煮2～3分钟即可，每日温食3次可防治中暑高热、消化不良、感冒胸闷、吐泻

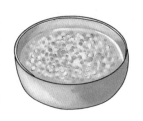

夏日喝凉茶有讲究

　　夏天偏热多湿的气候容易使人上火，而喝凉茶是去暑败火最直接有效的方法。下面介绍的几款凉茶中，总有一款适合你。

1. 西瓜皮凉茶

可将外皮绿色的那一层利用起来，洗净后切碎去渣取汁，再加入少量白糖搅拌均匀，有去暑利尿解毒之功

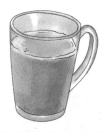

2. 陈皮茶

将干橘子皮10克洗净，撕成小块，放入茶杯中，用开水冲入，盖上杯盖闷10分钟左右，然后去渣，放入少量白糖。稍凉后，放入冰箱中冰镇下更好

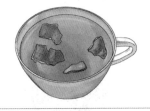

3. 薄荷凉茶

取薄荷叶、甘草各6克放入锅内，加2500克水，煮沸5分钟后，放入白糖搅匀，常饮能提神醒脑

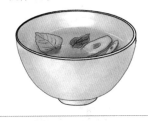

4. 桑菊茶

将桑叶、白菊花各10克，甘草3克放入锅中稍煮，然后去渣叶，加入少量白糖即成，可散热清肺润喉，清肝明目，对风热感冒也有一定疗效

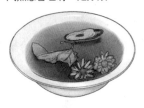

5. 荷叶凉茶

将半张荷叶撕成碎块，与中药滑石、白术各10克，甘草6克，放入水中，共煮20分钟左右，去渣取汁，放入少量白糖搅匀，冷却后饮用防暑降温

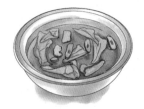

6. 淡盐凉茶

开水500毫升冲泡绿茶5克，食盐2克，凉凉待饮，能止渴解热除烦，治头晕恶心

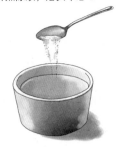

　　不少人认为凉茶就是把茶泡好后放在那儿让茶水长时间自然冷却。从科学的角度考虑，对于这一类凉茶还是不喝为好。因为浸泡时间过久的凉茶至少有三大缺点：一是因长时间浸泡，茶中的茶多酚、氨基酸、维生素、芳香物质、果胶质、糖类等多种成分自动氧化，会降低茶水中的营养；二是茶水中有效成分的减少，会导致茶水的色香味品质的下降；三是茶水长时间搁置会受到周围环境中微生物的污染。

第3节

秋季养"收"——勿兹食生冷

万物收获，秋季养生注"收"

《素问 四气调神大论篇》中说："秋三月，此谓容平，天气以急，地气以明。早卧早起，与鸡俱兴，使志安宁，使肺气清。此秋气之应，养收之道也。逆之则伤肺，冬为飧泄，奉藏者少。"

生活中我们应该如何进行"养收"呢？

1. 秋季养生要防"秋燥症"

燥邪伤人，尤易伤人体津液。津液既耗，就会出现"燥象"，表现为口干、唇干、鼻干、咽干、舌干少津、大便干结、皮肤干燥甚至皲裂。肺喜润而恶燥，其功能必然受到影响，就会出现鼻咽干燥、声音嘶哑、干咳少痰、口渴便秘等一系列"秋燥症"。

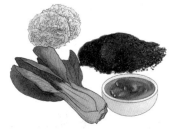

防秋燥要多吃芝麻、蜂蜜、银耳、青菜之类的柔润食物，以及梨、葡萄、香蕉等水分丰富、滋阴润肺的水果

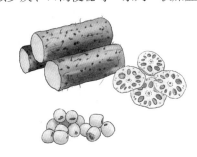

防湿主要应以祛湿化滞、和胃健脾的膳食，如莲子、藕、山药等为主

2. 秋季养生要防"湿邪"

秋季雨水还是很多的，此时应防湿气阴邪困伤脾阳而发生水肿、腹泻。

3. 秋季养生要防"贼风"

秋天凉风习习，很多人爱开窗睡觉，但是秋天气候变化大，冷热失常，往往使人措手不及，"贼风"于是乘虚而入，使人生病。

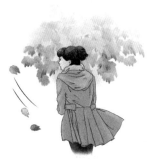

防"贼风"的方法有：一、注意穿衣、盖被，不要随意减衣；二、不要过早穿上棉衣，"秋要冻"，才会对"贼风"有抵抗力

4. 秋季养生食疗方

① 莲子芝麻羹

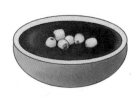

材料：取莲子肉 30 克，芝麻 15 克，白糖适量。

做法：先将芝麻炒香，研成细末，莲子加水煮 1 小时，再加入芝麻细末、白糖，煮熟即可。

功效：此方可补五脏，强肝肾。

② 百宴南瓜

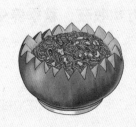

材料：嫩南瓜 1 个，粉丝少许，五花肉 250 克，鸡蛋 2 个，姜、葱、味精、盐等调味品适量。

做法：先将南瓜洗净，从上面切去一个盖，挖去瓜瓤。五花肉剁碎，粉丝泡软后切成小段。将五花肉、粉丝、姜末、葱花、盐、味精等搅在一起，打入鸡蛋，搅匀放入南瓜内。将南瓜放入锅内，隔水用大火炖 3 个小时即可食用。

功效：此方能补中益气、止咳、清热解毒。

秋季进补，滋阴润肺就选乌鸡

秋季最适宜温补，因为秋季气候干燥，需要多吃点滋补养阴的食物。秋季经常食用乌鸡，可抵抗秋燥。再来给大家推荐几款保健食谱：

① 三味乌鸡汤

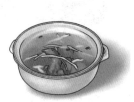

材料：乌鸡、黑芝麻、枸杞子、红枣（干）各适量，姜、盐、味精各适量。

做法：乌鸡洗净，去毛及内脏，黑芝麻不加油炒香，枸杞洗净，红枣泡发去核，生姜去皮洗净切片；将以上材料放入锅中，注入适量的清水；用中火煲 3 小时后以细盐调味，即可饮用。

功效：滋补肝肾，乌须黑发，强壮身体。

② 清炖乌鸡汤

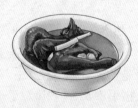

材料：乌鸡 1 只，香葱 2 棵，生姜、料酒、精盐各适量。

做法：将乌鸡洗净，香葱洗净切段，生姜洗净切片；将乌鸡放沸水中焯一下，除去血水；把乌鸡、料酒、香葱、生姜放入砂锅内，用武火烧开；改文火炖 2 小时左右，加入精盐调味即可。

功效：气血双补，延缓衰老。

③ **山药莲子乌鸡汤**

材料：乌鸡半只，新鲜山药、莲子、红枣各适量，姜、盐、味精各适量。

做法：乌鸡剁块，放入沸水中焯去血污，山药削皮洗净并切滚刀块，莲子、红枣用水泡软备用，姜切片；将所有食材放入锅中，加足量的水，武火烧开，文火炖2小时；加盐及味精调味即可。

功效：益气补血，滋阴润燥。

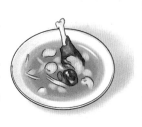

炖乌鸡汤时，最好将鸡骨砸碎。与肉、杂碎一起熬炖，滋补效果最佳。最好不用高压锅，而用砂锅熬炖，炖煮时宜用文火慢炖。

同时，体肥及邪气亢盛、邪毒未清和患严重皮肤疾病者宜少食或忌食乌鸡，多食能生痰助火，生热动风。患严重外感疾患时也不宜食用乌鸡。

秋季补虚健脾，猪肚功效颇佳

秋季是从酷暑向寒冬过渡的季节，人的抵抗力在这个时候也相对较弱。而同时，秋季又是有利于调养生机，去旧更新的季节，最适宜进补。但秋季，人们的口、鼻、皮肤等部位往往会有不同程度的干燥感，因此，秋季饮食要选择既能增强人体抵抗力和免疫力，又能生津养阴，滋润多汁的食物。秋季食用猪肚，可缓解这些症状。

我们来看看猪肚的保健食谱：

① **鲜莲子百合煲猪肚**

材料：猪肚一副，鲜百合、鲜莲子各适量，胡椒粉、盐、味精、葱、姜各适量。

做法：把清洗干净的猪肚放进开水中用大火焯一下，加入料酒去除腥味，再用清水把猪肚洗干净并切成条，葱切段、姜切片备用；将肚条、莲子、葱、姜放入盛有开水的砂锅里，武火煮开，改文火炖30分钟；将百合放入锅中煮30分钟，加入胡椒粉、盐、味精调味，搅拌均匀后即可出锅食用。

功效：润肺益脾，除虚热，养心安神，补虚益气。

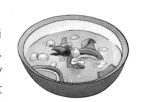

②油爆双脆

材料：猪肚头、鸡胗各适量，葱末、姜末、蒜末、精盐、味精、熟猪油、湿淀粉、清汤各适量。

做法：将肚头剥去脂皮、硬筋，洗净，用刀划上网状花刀，放入碗内，加盐、湿淀粉搅拌均匀；鸡胗洗净，剔去内外筋皮，用刀划上十字花刀，放入另1只碗内，加盐、湿淀粉搅拌均匀；另取1只小碗，加清汤、料酒、味精、精盐、湿淀粉，拌匀成芡汁待用；炒锅上旺火，放入猪油，烧至八成热，放入肚头、鸡胗，迅速炒散，倒入漏勺沥油；炒锅内留油少许，下葱、姜、蒜末煸出香味，随即倒入鸡胗和肚头，并下芡汁，颠翻两下，即可出锅装盘。

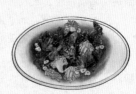

功效：适用于气血虚损、身体瘦弱者食用。

③香辣肚丝

材料：猪肚适量，红辣椒1个，青辣椒1个，大葱1根，生姜1块，花椒、大料、干辣椒、香油、料酒、醋、精盐、味精各适量。

做法：大葱洗净切段，生姜洗净拍松，将猪肚反复用清水洗净，青、红辣椒洗净切丝；烧开水，把猪肚焯一下，呈白色时捞出刮洗干净，除去油脂；洗净锅，再加水烧开，放入猪肚、葱段、姜块、辣椒、大料、花椒、料酒，武火烧开后撇去浮沫，改用文火煮；约1小时后取出猪肚凉凉，切成丝装盘，然后放入辣椒丝；将精盐、味精、香醋、香油调匀，淋在肚丝和辣椒丝上，撒上姜末即可。

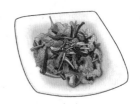

功效：补虚健脾，滋阴润燥。

猪肚烧熟后，切成长条或长块，放在碗里，加点汤水，放进锅里蒸，会涨厚一倍，又嫩又好吃，但注意不能先放盐，否则会紧缩。大家要注意猪肚不适宜储存，应随买随吃。

秋季补充胶原蛋白，必吃猪蹄

秋季饮食调理以"燥者润之"为原则，应多食用一些滋阴润燥的食物。胶原蛋白就是皮肤细胞生长的主要原料，不仅能滋润皮肤，还能增强皮肤的贮水功能，维护皮肤的湿润，所以秋季可以适当多食用一些胶原蛋白含量高的食物，比如猪蹄。

下面在给大家推荐几款猪蹄的做法：

① 黄豆猪蹄汤

材料：猪蹄、大豆各适量，料酒、大葱、姜、盐、味精各适量。

做法：猪蹄用沸水烫后拔净毛，刮起去浮皮，黄豆提前浸泡1小时，备用，姜洗净切片，大葱切段；猪蹄放入锅中，加入清水、姜片煮沸，撇沫；加料酒、葱及黄豆，加盖，用文火焖煮；至半酥时，加精盐，再煮1小时；加入味精调味即可。

功效：补脾益胃，养血通乳。

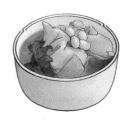

② 红烧猪蹄

材料：猪蹄适量。盐、葱、姜、桂皮、八角、料酒、酱油、整干椒、花椒、糖各适量。

做法：将猪蹄刮毛洗净，剁去爪尖劈成两半，放开水中焯一下，捞出洗净沥干，姜拍烂，葱切段；把姜、葱、桂皮、八角、整干椒炒香，放猪蹄煸干水分，烹料酒、糖、酱油、炒上色加水，调好味，小火烧至酥烂、进味；食用时，拣出姜、葱及香料，盛碗中，撒葱花。

功效：预防骨质疏松。

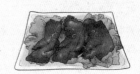

③ 山药花生炖猪蹄

材料：猪蹄2只，山药、花生各适量，盐、味精各适量。

做法：猪蹄洗净，切块，入沸水中焯一下，捞出，将山药洗净，去皮切块；将山药、猪蹄、花生放入砂锅中，加精盐及适量水，中火炖至猪蹄烂熟即成。

功效：可补充雌激素，丰乳补血。

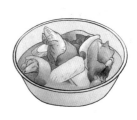

　　用开水将猪蹄煮到皮发涨，然后取出用指钳将毛拔除，省力省时。同时，由于猪蹄胆固醇含量高，有胃肠消化功能减弱情况的老年人每次不可食之过多；患有肝病疾病、动脉硬化及高血压病的患者应少食或不食；凡外感发热和一切热证、实证期间均不宜多食；晚餐吃得太晚时或临睡前不宜吃猪蹄，以免增加血黏度。猪蹄也不可与甘草同吃，否则会引起中毒，但可以用绿豆治疗。

西蓝花，滋阴润燥的秋季菜

　　秋季干燥的气候经常会让人口干舌燥，咳嗽不断，饮食调理可以改善这一状况。营养学家提出，秋季要多吃西蓝花，因为这时西蓝花花茎中营养含量最高。西蓝花有润喉、开音、润肺、止咳的功效，还可以降低乳腺癌、直肠癌及胃癌等癌症的发病率，堪称美味的蔬菜良药。

下面来介绍下西蓝花的做法：

① 香菇西蓝花

材料：西蓝花、香菇各适量，盐、味精、胡椒粉各适量。

做法：西蓝花洗净，适当切成小朵，用热水把香菇泡软，洗净，挤干水分；将西蓝花、香菇同时放入开水中焯一下，捞出沥干凉凉待用；炒锅置火上，放油烧热，依次放入香菇、西蓝花快速翻炒；待炒熟后，放盐、味精和胡椒粉调味，出锅即成。

功效：防癌抗癌，润燥爽口。

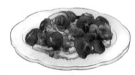

② 西蓝花虾球

材料：西蓝花、虾仁各适量，盐、味精、湿淀粉各适量。

做法：西蓝花洗净，切成小朵，用开水焯一下，捞出用凉水过一遍，沥干水凉凉待用；虾仁去背上黑线，洗净；炒锅置火上，放油烧热，倒入西蓝花和虾仁翻炒；待二者熟后，放湿淀粉勾芡，加盐、味精调味即成。

功效：增强免疫力，健脑明目。

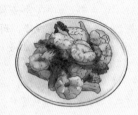

③ 凉拌西蓝花

材料：西蓝花适量，黑木耳（干）、小葱10克，大蒜、味精、盐、醋、香油各适量。

做法：黑木耳泡发，去蒂洗净，用开水焯一下，切丝备用；将西蓝花洗净分成小块，用开水焯一下，摊开，凉凉；葱切丝，蒜切末；将西蓝花、黑木耳丝、葱丝、蒜末放一起，加适量盐、醋、味精、香油，拌匀即可食用。

功效：润肺止咳，滋润皮肤。

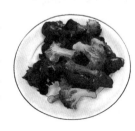

莴笋就是秋季主打菜

秋季是由热而寒的过渡季节，养生重在饮食调养心肺，如果秋燥影响食欲，可以多吃莴笋，刺激食欲，此外，秋季爱患咳嗽的人，多吃莴笋叶还可平咳。可见，莴笋应该成为秋季的主打菜。

莴笋有润发、利尿、通乳的功效。莴笋钾的含量远远高于钠含量，能促进排尿，维持水平衡。莴笋也有通乳的功效，《本草纲目》记载，李时珍曾用莴笋加酒，煎水服用来治疗产后乳汁不通。因缺钾而脱发者，经常食用莴笋，可以令秀发乌黑、浓密、顺滑。

莴笋中所含的氟元素，铁、钙等矿物质，对儿童换牙、长牙很有好处。莴笋含碘量高，有利于人体基础代谢，心智、体格发育以及情绪调节，因此莴笋具有镇静的作用，经常食用有助于消除紧张，帮助睡眠。

莴笋具有调节神经系统功能的作用，还可治疗缺铁性贫血。莴苣的热水提取物可以抑制某些癌细胞，所以莴笋是防癌抗癌的保健蔬菜。

莴笋叶的营养价值远远高于莴笋茎。莴笋叶比其茎所含胡萝卜素多出 72 倍多，维生素 B_1 是茎的 2 倍，维生素 B_2 是茎的 5 倍，维生素 C 是茎的 3 倍。

莴笋能改善消化系统功能，可刺激消化酶分泌，增进食欲，能够促进人体的肠壁蠕动，防治便秘。莴笋的乳状浆液，能增强胃液、消化腺的分泌和胆汁的分泌，能帮助人体排出宿便和毒素以及浊气，起到清肠、减肥、瘦身的作用

莴笋肉质脆嫩，是秋季餐桌上的美食，可生食、凉拌、炒食，或腌渍，也可做汤、做配料等，最常见的做法是凉拌或清炒。

凉拌莴笋可治疗上火引起的牙龈肿痛、齿缝出血、鼻干流血；莴笋炒腰花可补肾、增乳汁；鲜莴笋叶煎汤饮，可治疗浮肿和肝腹水；将莴笋茎和叶捣烂后煮熟，作为饮品，能治腹痛；莴笋与牛肉同食，可以增加乳房部位的营养供应，达到丰胸的效果。

下面再来介绍下莴笋的几种做法：

① 虾皮莴笋

材料：莴笋半个，虾皮适量，食用油、盐、味精少许。

做法：莴笋去皮，洗净，切丝；炒锅上火，加少许食用油，油热后，放入莴笋丝、虾皮，快速翻炒几下；点入少许清水，继续翻炒，待莴笋熟后，加少许盐、味精即成。

功效：利尿通乳，安神降压。

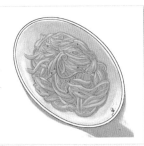

② 莴笋炒牛肉丝

材料：莴笋、瘦牛肉各适量，酱油、料酒各适量。

做法：将莴笋去皮切成丝；将牛肉切丝，放酱油与料酒，浸泡约半小时；锅置火上，倒油烧热，放入牛肉丝，武火快速翻炒至熟，捞出备用；锅置火上，倒油烧热，倒入莴笋丝，武火快炒至熟；将炒好的莴笋盛入盘中铺底，将牛肉丝放在莴笋上面即可。

功效：调养气血，丰胸健乳。

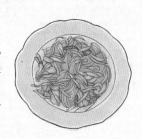

③凉拌莴笋丝

材料：莴笋1根。熟花生米适量。盐、白糖、味精、花椒油、
黑芝麻、食用油各适量。

做法：将莴笋均匀切成丝，放在一个稍微大一点的碗里待用；
将炒熟的花生米去皮，擀碎洒在莴笋丝上面，再撒一点
盐、白糖、鸡精、花椒油、黑芝麻；锅烧热，倒入食用
油，烧热，泼在笋丝上面（要把调料都浇到）；将油和
以上作料拌匀，即可食用。

功效：促进食欲，安神助睡。

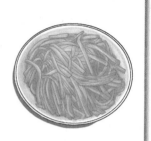

　　焯莴笋的时间不宜过长，一定要注意时间和温度的掌握，时间过长、温度过高会
使莴笋绵软，失去清脆口感。烹饪莴笋时，不宜放太多盐，因为莴笋怕咸，盐要少放
才好吃。

　　同时，食用莴笋也要注意：患有眼疾特别是夜盲症的人不宜多吃莴笋，因为莴笋
中的某种物质对视神经有刺激作用；莴笋下锅前不应挤干水分，因为这样做虽然可以
增加莴笋的脆嫩度，但从营养角度考虑，则会使莴笋丧失大量的水溶性维生素。

秋季阳气"收敛"，用香蕉和梨滋阴润燥

　　在秋天，人们经常出现皮肤干涩、鼻燥、唇干、头痛、咽干、大便干结等秋燥症
状。中医认为，在夏季出汗过多，体液损耗较大，身体各组织都会感觉水分不足，从
而导致"秋燥"。预防秋燥，补水当然不可少！

　　秋季补水，可以从以下几个方面着手：

1. 少言补气

中医认为，"形
寒饮冷则伤
肺"，所以要
忌寒凉之饮。
"少言"是为
了保护肺气，
当人每天不停
地说话时，气
会受到损伤，
其中最易伤害
的就是肺气和
心气。补气的
方法：西洋参
10克、麦冬
10克，泡水，
代茶饮，每天
一次

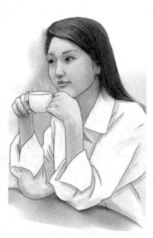

2. 注意皮肤保湿

秋天对应人体
的肺脏。肺脏
主管人体皮肤，
所以皮肤的好
坏与人体肺脏
相关。食物以
百合为最佳。
这是因为百合
有润肺止咳、
清心安神、补
中益气的功能。
秋天多风少雨，
气候干燥，皮
肤更需要保养，
多食百合有滋

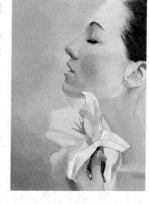

补养颜护肤的作用。但百合因其甘寒质润，凡风
寒咳嗽、大便溏泄、脾胃虚弱者忌用

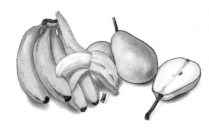

3. 多吃梨和香蕉

梨肉香甜可口，肥嫩多汁，有清热解毒，润肺生津、止咳化痰等功效，生食、榨汁、炖煮或熬膏，对肺热咳嗽、麻疹及老年咳嗽、支气管炎等症都有较好的治疗效果。若与荸荠、蜂蜜、甘蔗等榨汁同服，效果更佳。但梨是寒性水果，体质属寒性，脾胃虚弱的人应少吃。香蕉有润肠通便、润肺止咳、清热解毒、助消化和健脑的作用。但胃酸过多者不宜吃香蕉，胃痛、消化不良、腹泻者也应少吃

秋季滋阴润燥，麦冬、百合少不了

由于夏天出汗过多，体液损耗较大，身体各组织都会感觉缺水，人在秋季就容易出现口干舌燥、便秘、皮肤干燥等病症，也就是我们常说的"秋燥"。

《本草纲目》里说，麦冬可以养阴生津、润肺清心，适用于肺燥干咳、津伤口渴、心烦失眠、内热消渴及肠燥便秘等。而百合入肺经，补肺阴，清肺热，润肺燥而止，对"肺脏热、烦闷咳嗽"有效。所以，要防止秋燥，用麦冬和百合最适宜。

至于如何用麦冬和百合来滋阴润燥，还有一些小窍门。

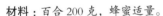

① 蜜蒸百合

秋天多风少雨，气候干燥，皮肤更需要保养，多食百合有滋补、养颜、护肤的作用。但百合因甘寒质润，凡风寒咳嗽、大便稀溏、脾胃虚弱者忌用。关于具体的吃法，《本草纲目》中记载了这样一个润肺的方子。

材料：百合200克，蜂蜜适量。

做法：用新百合加蜜蒸软，时时含一片吞津。

② 西洋参麦冬茶

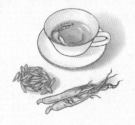

秋季需要护气，尤其是肺气和心气，如平时应尽量少说话。不过，那样也只能减少气的消耗，而人体真正需要的是补气，而补气佳品非西洋参麦冬茶莫属。

材料：西洋参10克，麦冬10克。

做法：泡水，代茶饮，每天1次。

除此之外，预防秋燥，补水同样必不可少。秋季天气干燥，要多吃滋阴润燥的食物，如梨、糯米、蜂蜜等；常吃些酸性食物，如山楂、秋梨膏、柚子等，可起到收敛、补肺的效果。尽量不要吃辛辣食物。

再有，秋季人体内的阳气顺应自然界的变化，开始收敛，故不宜添加过多的衣服。然而，深秋时候天气变冷，应加衣以预防感冒。此时，运动，如打羽毛球、爬山、慢跑、散步、打篮球、登山等，也是一个不错的方法。还有一个非常简便的方法：晨

起闭目，采取坐势，叩齿 36 次；舌在口中搅拌，口中液满后，分 3 次咽下；在意念的作用下把津液送到丹田，进行腹式呼吸，用鼻吸气，舌舔上腭，用口呼气。连续做 10 次。

秋令时节，新采嫩藕胜仙丹

秋令时节，正是鲜藕应市之时。鲜藕除了含有大量的碳水化合物外，蛋白质和各种维生素及矿物质含量也很丰富。其味道微甜而脆，十分爽口，是老幼妇孺、体弱多病者的上好食品和滋补佳珍。

莲藕含有丰富的维生素，尤其是维生素 K、维生素 C、铁和钾的量较高。它常被加工成藕粉、蜜饯、糖片等补品。莲藕的花、叶、柄、莲蓬的莲房、荷花的莲须都有很好的保健作用，可作药材。

中医认为，生藕性寒，甘凉入胃，可消瘀凉血、清烦热、止呕渴。适用于烦渴、酒醉、咯血、吐血等症，是除秋燥的佳品。而且，妇女产后忌食生冷，唯独不忌藕，就是因为藕有很好的消瘀作用，故民间有"新采嫩藕胜太医"之说。将莲藕煮熟，其性也由凉变温，有养胃滋阴，健脾益气的功效，是一种很好的食补佳品。而用藕加工制成的藕粉，既富有营养，又易于消化，有养血止血，调中开胃之功效。

具体说来，莲藕的功效有以下几种：

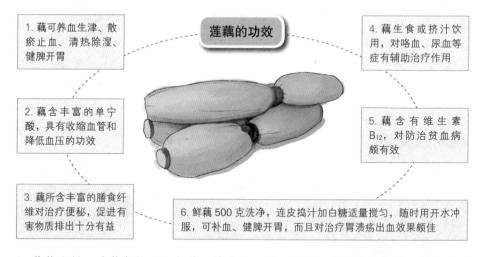

莲藕的功效

1. 藕可养血生津、散瘀止血、清热除湿、健脾开胃

2. 藕含丰富的单宁酸，具有收缩血管和降低血压的功效

3. 藕所含丰富的膳食纤维对治疗便秘、促进有害物质排出十分有益

4. 藕生食或挤汁饮用，对咯血、尿血等症有辅助治疗作用

5. 藕含有维生素 B_{12}，对防治贫血病颇有效

6. 鲜藕 500 克洗净，连皮捣汁加白糖适量搅匀，随时用开水冲服，可补血、健脾开胃，而且对治疗胃溃疡出血效果颇佳

藕节也是一味著名的止血良药，其味甘、涩，性平，含丰富的鞣质、天门冬素，专治各种出血，如吐血、咯血、尿血、便血、子宫出血等症。民间常用藕节六七个，捣碎加适量红糖煎服，用于止血，疗效甚佳。但凡脾胃虚寒、便溏腹泻及妇女寒性痛经者均忌食生藕；胃、十二指肠溃疡者应少食藕。

另外，藕性偏凉，所以产妇不宜过早食用，一般在产后 1 ~ 2 周后再吃藕可以逐瘀。在烹制莲藕时不要用铁器，以免导致食物发黑。

推荐食谱：

① **鲜藕茶**

材料：鲜莲藕 250 克，红糖 20 克。

做法：把洗净的莲藕切成薄片，放入锅中，加水适量，以中火煨煮半小时左右，再加入红糖拌匀即可。

功效：清热去火，养胃益血。

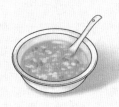

② **藕粉粥**

材料：藕粉 100 克，粳米 100 克，红糖适量。

做法：将粳米淘洗干净，放入锅中加水煨煮，待稀粥将成时，放适量红糖和已经用冷开水拌匀的藕粉，最后搅拌成稠粥即可。

功效：安神补脑，健脾止血。

"多事之秋"要多喝温润的饮品

秋天空气干燥缺水，人体同样缺少水分。为此，我们必须经常给自己的身体"补液"。多喝水是对付"秋燥"的一种必要手段。但对付秋燥不能只喝白开水，最佳饮食良方是："朝盐水，晚蜜汤。"换言之，喝白开水，水易流失，若在白开水中加入少许食盐，就能有效减少水分流失。白天喝点盐水，晚上则喝点蜜水，既是补充人体水分的好方法，也是秋季养生、抗拒衰老的饮食良方，同时还可以防止秋燥引起的便秘，真是一举三得。

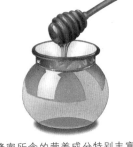

蜂蜜所含的营养成分特别丰富，主要成分是葡萄糖和果糖。两者的含量达 70%。此外，蜂蜜还含有蛋白质、氨基酸、维生素等

蜂蜜具有强健体魄、提高智力、增加血红蛋白、改善心肌等作用，久服可延年益寿。蜂蜜对神经衰弱、高血压、冠状动脉硬化、肺病等均有疗效。秋天常服蜂蜜，不仅有利于这些疾病的康复，还可以防止秋燥对于人体的伤害，起到润肺、养肺的作用，从而使人健康长寿。

为什么"饥餐渴饮"不适合秋季养生

渴了饮水，饿了吃饭，似乎天经地义。但是不能用它来指导秋季养生，这是因为秋季气燥，即使不渴也要喝水。秋季的主气为燥，又可分为温燥和凉燥。深秋季节凉燥尤重，此时天气已转凉，近于冬寒之凉气。燥的结果是耗伤阴津，导致皮肤干燥和体液丢失。

秋凉不能不吃早餐。有些人贪图清晨的凉爽，早上起床晚，又要赶着上班，早餐不是不吃就是吃不好。长时间不吃早餐，除了会引起胃肠不适外，还会导致肥胖、胆石症、甲状腺功能障碍，甚至还会影响到一天的心绪。

养生要防"伤春悲秋"。深秋天气渐凉，人们的胃口普遍变好，但也会有一部分人由于季节性情感障碍的缘故，变得"悲秋"，而后者又与饮食互为因果，即营养不良或饮食不当可诱发季节性情感障碍。季节性情感障碍又会影响到人的脾胃功能，产生厌食或食欲亢进。从养生的角度上讲，入秋后应当抓住秋凉的好时机，科学地摄食，不能由着自己的胃口，饥一餐饱一顿。三餐更要定时、定量，营养搭配得当。

总之，秋季养生要有积极的心态，科学地调配自己的饮食。这样才能增强体质，预防各种疾病。

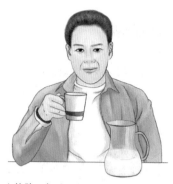

人体除三餐外，每天需另外补充 1500 毫升的水。天热出汗多时，饮水还要增加。坚持每天主动喝适量的水对改善血液循环、防治心血管疾病都有利

初秋时节应怎样防中风

初秋是老年人心脑血管疾病发病率大幅上升的时节。特别是患有高血压、动脉硬化的中老年人，初秋一定要当心脑中风。专家认为，在日常生活中采取下列措施，可有效预防或减少脑中风的发生。

1. 早晚喝杯救命水

脑中风的发生与老年人血液黏稠度增高有关。人们经过一夜睡眠、出汗和排尿后，体内水分减少，血液黏稠度会升高。所以，夜晚入睡前及早晨起床后，应喝下约 200 毫升白开水，以降低血液黏稠度，起到预防中风的作用

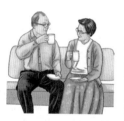

2. 每天吃两根香蕉

每天吃 1 ~ 2 根香蕉，可使中风发病率降低 40%。香蕉中的钾对于增强心脏的正常舒缩功能具有重要作用，还可抗动脉硬化，保护心血管。此外，香蕉中还含有降血压、润肠通便的物质

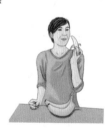

3. 保持大便畅通

老年性便秘不仅会延长排便时间，还会因排便用力导致心脏负担加重和血压升高，甚至诱发脑中风。应常吃一些富含粗纤维的食物，促进肠道蠕动，并养成定时排便的习惯。必要时可服用一些润肠丸、果导片之类的药物

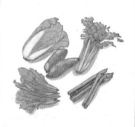

4. 早晚散步

散步是老年人最安全的有氧代谢运动，长期坚持可使血压下降，血糖降低，起到预防心脑血管疾病的作用。夏天最好选在清晨和黄昏，选择在平坦的地面散步。每次 30 ~ 40 分钟，距离为 15 公里。可以进行做操、打太极拳等运动量不大的体育锻炼。但不宜进行剧烈活动

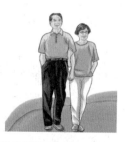

另外，在初秋季节，要注意随时增减衣服，夜间防止受凉。阴天下雨少外出，并应勤测血压。

第4节

冬季养"藏"——饮食以暖为宜

寒水结冰，冬天养生注"藏"

《黄帝内经》中说："冬三月，此谓闭藏，水冰地坼，无扰乎阳。早卧晚起，必待日光。使志若伏若匿，若有私意，若已有得。祛寒就温，无泄皮肤，使气亟夺。此冬气之应，养藏之道也。逆之则伤肾，春为痿厥，奉生者少。"

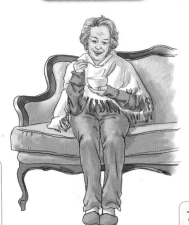

1. 保暖
冬要"祛寒就温"，预防寒冷侵袭很重要，但不可暴暖，应保持温度恒定

2. 早睡
冬日白天短，阳气弱，要"早卧迟起"。早睡以养阳气，迟起以固肾精

3. 多饮
冬日大脑与身体各器官的细胞需要水分滋养，保证正常的新陈代谢。冬季一般每日饮水应不少于2000毫升

4. 防病
冬天是心脏病、慢性支气管炎等疾病的高发季节。体弱的人要注意防寒保暖，特别是预防大风降温天气对机体的不良刺激。还应重视耐寒锻炼，提高御寒和抗病能力

冬季养生的八益

5. 调神
冬天人往往情绪低落，最佳的调整方法就是活动，如慢跑、跳舞、滑冰、打球等，在家练习"五禽戏"更是好方法

6. 健足
经常保持脚的清洁干燥，袜子要勤换，每天坚持用温热水洗脚，经常按摩足底穴位，每天坚持活动双脚。一双舒适、暖和、轻便的鞋子也很重要

7. 通风
冬季门窗紧闭，室内空气很差，要经常打开门窗通风换气，保持空气清新

8. 粥养
冬季饮食忌黏、硬、生、冷。服热粥能养胃气，特别以羊肉粥、小米牛奶冰糖粥、八宝粥等最为适宜

这是与冬三月气机相应的养藏之道，如果不能顺应，与之相逆，则会损伤肾中阳气，以致到春季水寒不能生木，筋失所养，痿软弛纵，用来上奉生机的精微也不够了。

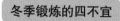

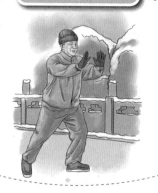

1. 不宜用嘴呼吸
冬天雾气重，空气中会有很多的粉尘，用口呼吸会让病菌直接进入肺部，而鼻腔能过滤空气，所以应养成用鼻子呼吸的好习惯

2. 不宜突然进行
冬季锻炼要慢慢适应，不能突然开始，否则对人体的消耗较大，容易出现疲劳和受伤的情况，在锻炼前要先做好准备活动

3. 不宜空腹进行锻炼
人在清晨时血糖往往偏低，心脏功能处于较弱的状态，空腹锻炼会使因低血糖、心脏疾病猝死的可能性增加

4. 不宜忽视保暖
很多人认为要锻炼就不该怕冷，这是错误的。锻炼时要慢慢减衣，身体微热后减衣最好，锻炼结束就要立即穿上衣服，以防着凉

冬季进补也应讲原则

俗话说"今年冬令进补，明年三春打虎"，冬季进补对健康很有好处。传统中医也认为，冬季进补有助于体内阳气的发生，能为下一年开春直至全年的身体健康打下基础，但也要讲原则，如果胡乱进补，不但不能强身健体，还会损害健康。冬季应该多食用一些偏温热性的食物，特别是能够温补肾阳的饮食，以增强机体的御寒能力。

冬季饮食养生的总原则是：1.适量进食高热量的饮食以弥补热量的消耗；2.增加温热性食物的摄入量以增强机体的御寒能力；3.补充足够的维生素和矿物质。也就是说，冬季除了应该适当多进食一些五谷杂粮外，还应该注意补充足够的蛋白质、维生素、矿物质及适量的脂肪类食物。

同时要注意以下几点：

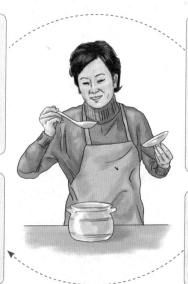

1. 不要随意服药，无须滥补。一个人如果身体很好，对寒冷有良好的适应能力，在冬季就不要刻意进补，过多进补不但对健康无益，反而会产生一系列副作用。如服用过多的人参，会出现烦躁、激动、失眠等"人参滥用综合征"

2. 胃肠虚弱的人，在进补时应特别注意。药物需要胃肠的消化吸收，只有胃肠功能正常，才能发挥补药的应有作用。这类病人可先服用些党参、白术、茯苓、陈皮之类调理胃肠的药物，使胃肠功能正常，再由少至多地进服补药，以便机体较好地消化吸收

3. 在感冒或患有其他急性病期间，应停服补品。尤其是那些体质虚弱的人，应该等急性病治愈后再继续进补，否则会使病症迁延难愈

4. 在滋补的同时，应坚持参加适当的体育运动。这样可以促进新陈代谢，加快全身血液循环，促进胃肠道对滋补品的消化吸收，使补药中的有效成分能够被机体很好地吸收

冬季喝御寒粥可预防疾病

冬季是各种疾病的多发季节，因此，保健就显得至关重要，喝粥是既方便又营养的选择。下面介绍几种可防病御寒的保健粥。

1. 羊肉粥

选精羊肉 200 克，切片，粳米或糯米 200 克左右，姜、葱、盐适量，同煮成羊肉粥，早晚均可食用。此粥可益气养肾、暖脾护胃

2. 桂圆粟米粥

桂圆肉 15 克，粟米 100～200 克。将桂圆肉洗净，与粟米同煮。先用大火煮开，再用文火熬成粥。桂圆肉性味甘温，能补益心脾，养血安神，适合中老年人食用

3. 决明子粥

炒决明子 10 克（中药店有售），大米 60 克，冰糖少量。先将决明子加水煎煮取汁适量，然后用其汁和大米同煮，成粥后加入冰糖即可。该粥清肝、明目、通便，对于目赤红肿、高血压、高血脂、习惯性便秘等症有显著效果

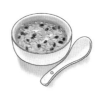

4. 腊八粥

取粳米和各种豆类、干果、坚果同煮。豆类含有很多优质植物蛋白，干果则浓缩了鲜果中的营养物质，坚果含有丰富的蛋白质、维生素 E 和多种微量元素，可提高人体免疫力、延缓衰老

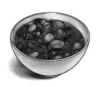

5. 鸡肉皮蛋粥

鸡肉 200 克，皮蛋 2 个，粳米 200～300 克，姜、葱、盐等调味品适量。先将鸡肉切成小块，煲成浓汁，用浓汁与粳米同煮。待粥将熟时加入切好的皮蛋和煲好的鸡肉，加适量的调味品。它有补益气血、滋养五脏、开胃生津的作用，适用于气血亏损的人

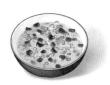

药食同源，冬季养生最便宜的"药"

补品并非越贵越好，因为补品的价值和价格根本就不成比例。俗语说："药症相符，大黄亦补；药不对症，参茸亦毒。"因此，药无贵贱，对症即行。

一般无病而体弱者，冬补还是以"食补"为主，兼有慢性病者则需食补加药补。下面这些药并不贵重，但只要合理搭配，对症进补，就能起到"贵重药"的效果。

1. 补气类

具有补益脾胃、益气强身的作用，适用于脾胃虚损、气短乏力者，如小米、糯米、莲心、山药、扁豆、鸡肉、大枣、鹌鹑、鲫鱼等

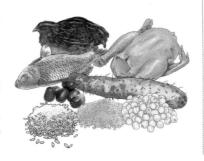

2. 补血类

具补益气血、调节心肝之效，如龙眼、枸杞、葡萄、牛羊肝、猪心、带鱼等

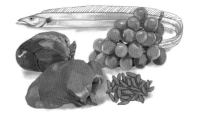

3. 补阴类

具滋阴润肺、补脾胃和益气之效，适于阴虚火旺、体弱内热者，如黑豆、芝麻、豆腐、梨、甘蔗、蜜等

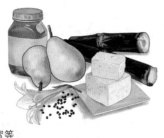

4. 补阳类

具补肾填髓、壮阳强身之效，如核桃肉、狗肉、羊肉、薏苡仁、韭菜、虾类等

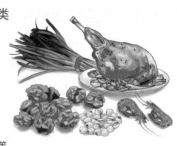

在冬季餐桌上享受牛肉的滋补

牛肉是中国人的第二大肉类食品，地位仅次于猪肉，有"肉中骄子"的美称，营养价值很高。古有"牛肉补气，功同黄芪"之说。尤其是在寒冬时节，牛肉可暖胃，是这个季节的补益佳品。

下面再来给大家介绍几款牛肉的做法：

① 清炖牛肉汤

材料：牛肉若干，牛大骨1块，白萝卜适量，葱花、小葱、姜片、大料、料酒、盐、胡椒粉及香油各适量。

做法：牛肉、牛大骨洗净，用开水焯一会，捞出洗净沥干；锅中倒足够的水烧开，放入牛肉、牛大骨、葱、姜、大料和料酒炖煮约1小时；取出牛肉，切块，放回锅中，再继续炖1小时；白萝卜去皮洗净，切块，放入牛肉汤中，文火再炖煮至软烂，捞出牛大骨，加盐调味；汤碗中放胡椒粉、香油和葱花，将牛肉汤盛装至碗中即可食用。

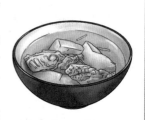

功效：强健脾胃，补益气血，强筋健骨。

② 番茄土豆烧牛肉

材料：牛腩适量，土豆、番茄各适量，洋葱、盐、姜、植物油各适量。

做法：牛肉洗净后切成块状，土豆削皮后切成滚刀块儿，西红柿用开水烫后去皮，用手撕成小块，洋葱切片；牛肉块随冷水入锅烧沸，撇去浮沫；捞出牛肉，用清水洗净沥干待用；锅内入油烧热至六七成热时，放生姜片爆香炒一会儿；放入牛肉和土豆，翻炒数十次后，放西红柿和清汤；烧开后改中火烧至牛肉松软，土豆散裂；放洋葱片和精盐，改大火收汁即可。

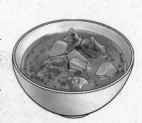

功效：健脾开胃，益气补血。

③ 葱爆牛肉

材料：牛臀肉1块，香菜、大葱、姜、白胡椒粉、老抽、米酒等各适量。

做法：牛肉竖着切成薄片，葱切丝，姜切丝，香菜切段；把所有调料倒入牛肉片中，再加上几条姜丝，用手抓拌均匀，腌制15分钟；炒锅内倒油烧热，放入姜丝爆一下后倒入腌制好的牛肉片快速炒散；牛肉变色后后熄火，放入香菜和葱丝，利用余热把香菜和葱丝炒软即可。

功效：补虚养身，气血双补。

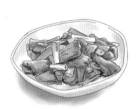

牛肉不易熟烂，烹饪时放一个山楂、一块橘皮或一点茶叶可使其易烂。将少许茶叶用纱布包好，放入锅内与牛肉一起炖煮，也可使牛肉熟得快，味道清香。或加些酒或醋，1000克牛肉放2～3汤匙酒或1～2汤匙醋炖，也可使肉软烂。

同时，牛肉不宜常吃，一周一次为宜。因为牛肉的肌肉纤维较粗糙，不易被消化，尤其是老人、幼儿及消化能力弱的人不宜多吃，或应适当吃些嫩牛肉。牛肉是发物，患有疮毒、湿疹、瘙痒症等皮肤病症者应戒食，患有肝炎、肾炎者也应慎食，以免病情加重或复发。

冬季护肤防癌，餐桌少不了大白菜

大白菜是冬季餐桌上必不可少的一道美蔬，冬季的干燥空气和凛冽寒风都对皮肤伤害很大，大白菜中含有丰富的维生素C、维生素E，多吃大白菜，可以起到很好的护肤和养颜效果。

大白菜营养丰富，除含糖类、脂肪、蛋白质、粗纤维、钙、磷、铁、胡萝卜素、硫胺素、烟酸外，还含丰富的维生素等，有"百菜不如白菜""冬日白菜美如笋"之说。大白菜中的维生素C可增强机体对感染的抵抗力，可用于坏血病、牙龈出血及各种急慢性传染病的防治。同时，维生素C、维生素E能起到很好的护肤和养颜效果。

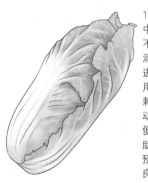

1. 大白菜中的纤维素不但能起到润肠、促进排毒的作用，还能刺激肠胃蠕动，促进大便排泄，帮助消化，对预防肠癌有良好作用

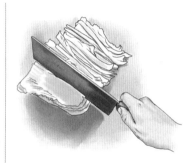

2. 切大白菜时，宜顺丝切，这样白菜易熟。烹饪大白菜时应先洗后切，因为大白菜里的维生素C等营养成分都易溶于水，若切后再洗，这些营养成分就很容易遭受损失

大白菜烹饪前，用开水焯一下，对保护其中的维生素 C 很有好处。因为大白菜通过加热，可产生一种氧化酶。这种氧化酶对维生素 C 有很强的破坏作用。这种氧化酶在 85℃时能被破坏。

再来介绍大白菜的做法：

① 醋熘白菜

材料：大白菜适量，虾皮、酱油、醋、味精、香油、食用油、湿淀粉、葱、姜各适量。

做法：将大白菜片成片，虾皮用温水泡开，葱姜切末；锅置火上，食用油烧热，放葱、姜末爆香，加白菜炒，再加虾皮（连原汤）、酱油快速翻炒，加醋，勾芡，再加味精，颠翻几下，淋上香油即成。

功效：帮助消化，调理五脏，提高免疫力。

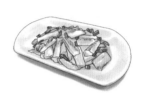

② 韩式辣白菜

材料：大白菜适量，苹果、胡萝卜各适量，大葱、姜、大蒜、盐、白砂糖、辣椒粉各适量。

做法：大白菜洗净，用手撕成小块，葱、姜、蒜切末；胡萝卜去皮切薄片，放入容器中，放一层，撒一层盐，放满后，上置重物，置放过夜；次日，压出菜汁盐水，用清水洗净，控干；将白菜、胡萝卜、苹果、葱末、姜末、蒜末等放在干净盆中，放入白糖、辣椒粉、少许味精拌匀，并用干净盘子压实，上罩干净纱布，室温下放置 1～2 天后存入冰箱；随吃随取。

功效：清淡爽口，排毒减肥。

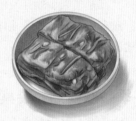

③ 猪肉酸菜炖粉条

材料：五花肉、酸菜、粉条、高汤适量，花椒、大料、葱、姜、盐、味精各适量。

做法：五花肉用水煮到七八分熟，凉了切片备用，粉条用水泡软，酸菜切细丝，葱姜切丝；锅置火上，加油烧热，放入花椒、大料先爆香，后放入葱、姜丝炝锅，加入高汤，放盐调味；然后加入酸菜、粉条，开锅以后下肉片；炖至所有食材都熟，放味精调味即可；吃的时候可以附上一碟蒜泥酱油蘸肉片吃。

功效：开胃提神，滋阴润燥。

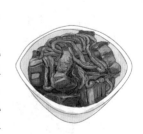

在烹饪大白菜时，适当放点醋，无论是从味道，还是从保护营养成分来讲，都是必要的。醋可以使大白菜中的钙、磷、铁元素分解出来，从而有利于人体吸收。醋还

可使大白菜中的蛋白质凝固，使其不致外溢而损失。但醋应晚些放，以免破坏大白菜中的维生素 C。

冬季暖身找洋葱

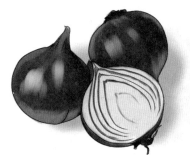

进入冬季，洋葱摆上餐桌的频率高起来了，特别是西餐，洋葱更是唱起了主角。多吃洋葱可增暖、强身。很多人在冬季常常感觉身体上某些小部位，比如手、脚、耳等特别寒冷，医学上把这种反应统称为"寒证"。如果有这方面的症状，就试试洋葱吧。

洋葱营养价值极高，含有多种营养成分，集营养、医疗和保健三方面功效于一身，在欧洲被誉为"菜中皇后"。洋葱有抵御流感、增进食欲、降血压、降血糖等作用。此外，洋葱还具有防癌抗癌的功效，是能够防止骨质流失的一种蔬菜。

下面给大家推荐几道洋葱的菜谱：

洋葱根据皮色可分为白皮、黄皮和紫皮三种。就营养价值来说，紫皮洋葱的营养更好一些。因为紫皮洋葱的辣味较大，含有更多的蒜素。此外，紫皮洋葱的紫皮部分含有更多的栎皮素。栎皮素是对人体非常有用的保健成分

① 洋葱炒猪肝

材料：猪肝、洋葱各适量，大葱、姜、食用油、淀粉、酱油、胡椒粉、白糖、料酒、盐、味精各适量。

做法：洋葱切条，葱切斜段，姜切末，猪肝切片备用；猪肝放入开水中焯一下，颜色一变即捞出，过水冷却；将猪肝加淀粉、酱油、胡椒粉、白糖、料酒腌10分钟；锅置火上，放油烧热，放洋葱、葱段及姜屑，再放入猪肝片翻炒；加盐、味精调味，拌炒均匀即可出锅。

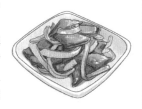

功效：增进食欲，补血强身。

② 洋葱炒蛋

材料：鸡蛋4个，洋葱1个，食用油、盐、胡椒粉、味精各适量。

做法：鸡蛋磕在碗里，加入盐和少许胡椒粉打匀；洋葱去皮，洗净，切丝；炒锅置火上，放少量油，烧热后，下洋葱丝炒片刻，盛出；炒锅置火上，放油烧热，将鸡蛋液倒在锅里，熟后用铲子切碎，放洋葱一起翻炒，放盐、味精调味即可。

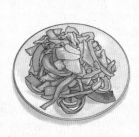

功效：降糖提神，暖身防病。

③ 洋葱啤酒鸭

材料： 鸭 1/2 只，洋葱 1 头，啤酒 1 罐，八角、葱、辣椒、姜各适量。

做法： 鸭肉切块，放开水中焯一下，葱切段，辣椒切末，洋葱切丝，姜切片；先将葱段、辣椒、八角与姜片爆香，倒入啤酒，再放进鸭肉及洋葱以中火熬煮至汤汁稍干，即可起锅。

功效： 滋阴润燥，降压降脂。

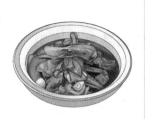

切洋葱的时候，菜刀放在水里浸泡一下，切一会儿用水冲一下刀，就不会泪流满面了。炒洋葱时，洋葱很容易发软粘在一起。如果在切好的葱头中拌少量的面粉，就可避免这一情况，而且炒出来的洋葱会变得色泽金黄，质地脆嫩，口感好。

冬季吃圆白菜可杀菌消炎

冬季气候寒冷，阴盛阳衰。人体受寒冷气温的影响，生理功能和食欲等均会发生变化，故应选择一些既能保证人体必需营养素的充足，又能提高耐寒和免疫功能等抵抗力的蔬菜。看似普通的圆白菜就完全符合这一要求。

新鲜的圆白菜有杀菌、消炎的作用。咽喉疼痛、外伤肿痛、蚊叮虫咬、胃痛、牙痛时，可以将圆白菜榨汁后饮下或涂于患处。

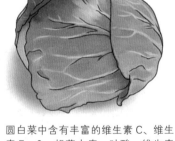

圆白菜中含有丰富的维生素 C、维生素 E、β－胡萝卜素、叶酸、维生素 U 等，总的维生素含量比番茄多出 3 倍，因而具有很强的抗氧化作用及抗衰老的功效

圆白菜能加速溃疡的愈合，是胃溃疡患者的有效保健食品，还含有丰富的抗癌物质与丰富的萝卜硫素，能刺激人体细胞产生对身体有益的酶，进而形成一层对抗外来致癌物侵蚀的保护膜。萝卜硫素是迄今人类所发现的蔬菜中最强的抗癌成分。在抗癌蔬菜中，圆白菜排在第 5 位，相当显赫。

圆白菜生食熟食均可。生吃的食疗保健效果最好，可凉拌、做沙拉或榨汁；熟食适于炒、炝、拌、熘等，可与番茄一起做汤，也可作馅心。圆白菜不宜加热过久，否则会破坏其有效成分。出锅前用一点儿酱油、醋和水淀粉勾芡，就成了醋熘圆白菜。

圆白菜能抑制癌细胞，秋天种植的圆白菜抑制率尤其高，因此秋冬时的圆白菜保健效果最佳。购买时不宜多，以免久置后大量的维生素 C 被破坏，营养成分减少。

清洗圆白菜也很重要，因为现在的蔬菜农药含量很高，建议一片片清洗，洗过之后放在水盆里浸泡 15 ~ 20 分钟以去除农药后再切。

下面给大家推荐几款圆白菜的做法：

① **蔬菜沙拉**

材料：圆白菜、西红柿、小黄瓜、青椒、洋葱（白皮）各适量，食用油、盐、柠檬汁、蜂蜜各适量。

做法：把所有准备好的材料（圆白菜、西红柿、小黄瓜、青椒、洋葱）分别洗净，圆白菜、西红柿切片，青椒、洋葱切环片；把切好的材料拌匀，放在盘子中，备用；最后，把所有的调味料（食用油、盐、柠檬汁、蜂蜜）混合，搅拌均匀，淋在蔬菜上即可。

功效：杀菌消炎，补充叶酸与维生素C。

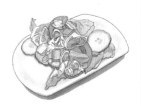

② **炝炒圆白菜**

材料：圆白菜适量，花椒、干辣椒、醋、糖、盐、味精、食用油各适量。

做法：圆白菜撕成大片，洗净沥干，干辣椒剪成段，去子；锅置火上，烧热下油；油烧至七成热时，放入花椒、干辣椒爆香；下圆白菜快速翻炒至断生，下糖、醋、盐、味精调味即可。

功效：增强免疫力，预防感冒。

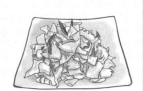

③ **多味蔬菜丝**

材料：圆白菜适量，芹菜、海带（鲜）、胡萝卜、青椒、辣椒油各适量，盐、味精、香油、料酒各适量。

做法：将芹菜、胡萝卜、海带、圆白菜、青椒分别洗净，切丝，待用；将芹菜、胡萝卜、海带、圆白菜、青椒放入水中炒片刻捞出，凉凉沥干；放入盐、味精、料酒、香油、辣椒油调味，拌匀即可。

功效：开胃增食，去腻解毒。

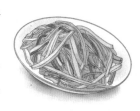

　　炝炒是圆白菜的一种很普遍的烹饪方法。所谓"炝炒"，就是用热油将花椒、干辣椒的味道炝出来，待圆白菜入油后再将这股麻辣鲜香施与它，诀窍是"六字方针"：锅热、油多、火猛。

平常土豆冬季不平凡

　　土豆是一种粮菜兼用型的蔬菜，特别适合北方干燥的冬季食用。因为冬季会出现燥热、便秘等不适，土豆甘平的属性可以养护脾胃，宽肠通便，且能滋润皮肤。

　　土豆营养成分非常丰富，含有丰富的维生素A和维生素C以及优质淀粉，还含有大量木质素等，被誉为人类的"第二面包"。其所含的维生素是胡萝卜的2倍，大白菜的 3 倍，西红柿的 4 倍，维生素 C 的含量为蔬菜之最。土豆还含有人体自身不能合成的 8 种必不可少的氨基酸，特别是赖氨酸和色氨酸，含量尤其丰富。除此之外，土豆还含有比例不等的纤维素、碳水化合物、柠檬酸、钾、钙、磷、铁、镁及胡萝卜素。土豆是低热量，富含维生素和微量元素的食物，是理想的减肥食品。

下面给大家推荐几款土豆的做法：

①地三鲜

材料：茄子、土豆、青椒各适量，盐、酱油、白糖、葱、姜、味精各适量。

做法：将茄子、土豆洗净后去皮，切成滚刀块，青椒洗净切成菱形块，葱、姜分别切末备用；炒锅置火上，倒油烧热，将茄子块、土豆块分别过油备用；锅内留底油，放入葱末和姜末，爆锅炒香，再放入刚刚过好油的土豆块和茄子块，翻炒一下；放入酱油、白糖、盐，适量水，待食材渗入味后加入青椒片，翻炒均匀出锅即可。

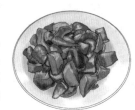

功效：开胃健脾，通便利尿。

②醋熘土豆

材料：土豆 2 个，西芹 3 ~ 4 根，红辣椒 1 根，姜、盐、糖、白醋、香油、味精、食用油各适量。

做法：土豆去皮切丝，用清水泡 5 分钟，沥干水分；西芹切条状，红辣椒切丝备用；炒锅置火上，用少许油爆香姜丝、红辣椒，下西芹略炒，加盐、糖、味精，放土豆丝快速翻炒；熄火前，添加醋及香油调味即可。

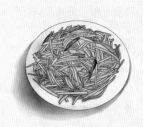

功效：降压降脂，美容养颜。

③煎土豆饼

材料：土豆 2 个，鸡蛋 1 枚，面粉、食用油、盐、味精各适量。

做法：土豆去皮，切成细丝（最好用擦子加工），浸泡在清水中待用；取一大碗，放入鸡蛋、清水和面粉，将它们混合拌匀，调成浓稠的面糊；土豆丝捞起沥干水，加入面糊中，一同搅拌均匀；加盐、味精，与土豆面糊一同拌匀入味；烧热平底锅，加入食用油烧热，舀入一半土豆面糊，用勺子摊平成饼状，煎至其底部凝固；翻面以中小火续煎，煎至双面呈金黄色，然后将剩下的土豆面糊煎熟；将两块土豆饼分别切成几块；将切好的土豆饼排放于盘中，即可食用。

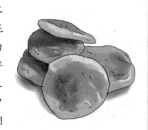

功效：宽肠通便，缓解紧张情绪。

把土豆放入热水中浸泡一下，再放入冷水中，则很容易削去外皮；将去皮的土豆存放在冷水中，再向水中加少许醋，可使土豆不变色，但不能浸泡太久，以免营养成分流失；粉质土豆一煮就烂，如果用于冷拌或做土豆丁，可以在煮土豆的水里加些盐或醋，土豆煮后就能保持完整；土豆要用文火煮烧，才能均匀地熟烂，若急火煮烧，会使外层熟烂甚至开裂，内部则不能煮熟。

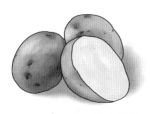

土豆有和中养胃、健脾利湿的功效，能降糖降脂、美容养颜，有利水消肿的作用。平时多吃土豆还能缓解郁闷压抑、焦急自卑的情绪，使人心情开朗，摆脱烦恼

食用土豆的禁忌

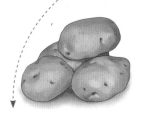

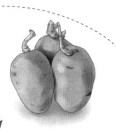

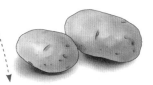

1. 不削皮的土豆不能吃

薯类，尤其是土豆，含有一种叫生物碱的有毒物质，多集中在皮里，人体摄入大量生物碱，会引起中毒、恶心、腹泻等反应

2. 发芽的土豆不能吃

土豆发芽后，芽孔周围就会含有大量的有毒龙葵素，这是一种神经毒素，可抑制呼吸中枢。如要食用，须深挖及削去芽附近的皮层，再用水浸泡一段时间，煮食时间也须长一些

3. 绿皮土豆不能吃

绿皮土豆的生物碱毒性大大高于土豆芽眼窝的毒素。土豆生芽，只要抹去芽胚，把皮刮掉，就可以食用，而绿皮土豆则不可食用

鲫鱼，"冬月肉厚子多，其味尤美"

鲫鱼又名鲋鱼，另称喜头，为鲤科动物，产于全国各地。《吕氏春秋》载："鱼火之美者，有洞庭之鲋。"由此可知鲫鱼自古为人们所崇尚。鲫鱼肉嫩味鲜，尤其适于做汤，具有较强的滋补作用。

鲫鱼所含的蛋白质质优，易于消化吸收，是肝肾疾病、心脑血管疾病患者的良好蛋白质来源，常食可增强抗病能力。

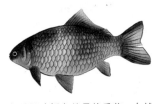

冬季是吃鲫鱼的最佳季节，自然是因为鲫鱼的温补之功。明代著名的医学家李时珍赞美冬鲫曰："冬月肉厚子多，其味尤美。"民谚也有"冬鲫夏鲤"之说

《本草纲目》中记载："鲫鱼性温，味甘；健脾利湿，和中开胃，活血通络，温中下气。"鲫鱼对脾胃虚弱、水肿、溃疡、气管炎、哮喘、糖尿病患者有很好的滋补食疗作用；产后妇女炖食鲫鱼汤，可补虚通乳；先天不足，后天失调，以及手术后、病后体虚形弱者，经常吃一些鲫鱼很有益；肝炎、肾炎、高血压、心脏病、慢性支气管炎等疾病的患者也可以经常食用鲫鱼，以补营养，增强抗病能力。另外，鲫鱼子能补肝养目，鲫鱼脑有健脑益智的作用。

吃鲫鱼时，清蒸或煮汤营养效果最佳，若经煎炸，则上述的功效会大打折扣。冬令时节食之最佳。鱼子胆固醇含量较高，故中老年人和高血脂、高胆固醇者忌食。

推荐食谱：

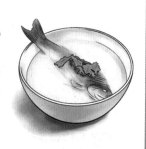

蛋奶鲫鱼汤

材料：鲫鱼1条，胡椒粒5颗，蛋奶（或牛奶）20克，姜10克，葱10克，盐、鸡精各适量。

做法：将鲫鱼剖腹后，清洗干净待用；把鲫鱼放入3成热的油中过油，以去除鲫鱼的腥味；加入适量水和调料，用小火清炖40分钟；起锅时加入少许蛋奶，能使汤变得白皙浓稠，口感更佳。

功效：健脾利湿，美容除皱。

御寒有方——家庭火锅的做法

在冬季里，吃火锅成了广受欢迎的御寒良方，而在家吃火锅必会给寒冷的冬季增加一丝温馨。那么，家庭火锅怎样做呢？

1. 熬汤 猪骨1000克，洗净砸碎，老鸭1只，洗净，去内脏，放入锅内，冷水加至淹没（一次加足冷水，切忌中途添加冷水）。1. 做红汤用：加入适量葱段、姜（拍松）、蒜，小火炖熬2～3小时，出油、出味，汤清亮，沥去渣；火锅内放入四川火锅底料，加入熬出的汤，加入盐、鸡精，烧开熬化底料即可涮菜。2. 做清汤用：加入适量葱、姜、蒜、水煮炖，汤成乳白色，醇浓味鲜，沥去渣，加入食盐、鸡精，即成白汤

2. 备菜 菜洗净，去根、皮；肉类宜切大片、薄片；午餐肉、火腿肠等切厚片；土豆等切厚片，分别装盘

3. 备味碟 一般准备香油、蒜泥、酱油、醋等，视各自口味调用

4. 食用 汤烧开，人围坐，即可食用，一般先荤后素

热水泡脚，不妨加点中药

"热水泡脚，加点中药"，好处众人皆知，但除了去外面专程做足疗，很少有人在家里自制足疗液。其实方法很简单，就是根据自己的情况，在洗脚水里加点中药。

当归、桃仁、苏木、川椒、泽兰叶制成足疗液，能让你的脚上皮肤变得柔嫩美丽。脚上皮肤干燥则可用桃仁、杏仁、冬瓜仁、薏苡仁熬制的药水兑入热水里洗脚。脚累脚疼者，可以用透骨草、伸筋草、苏木、当归、川椒熬制的药水。在洗脚时，在水中放干姜或樟脑，对改善脚凉很有效。

这些材料很容易买到，而且便宜。用大火煮开后，小火煮5～10分钟，取汁即可。不用每次现熬现用，可以一次多熬制一些，用容器装好，洗脚时兑在水中即可。

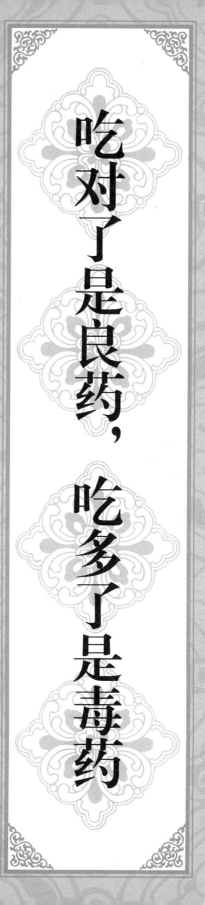

第五章

吃对了是良药，吃多了是毒药

第1节

饮食有方，你的体重你做主

"吃"与"肥"的关系

俗话常说："容易胖的人，喝凉水也长肉。"其实不然。在对肥胖人群的调查中，我们发现长肉的原因与食物本身没有多大关联，而与饮食习惯有着十分密切的关系。不良的饮食习惯是致肥的一个很重要很关键的原因。

我们吃的食物会给身体带来直接的影响。摄入的食物经消化后会通过你的器官和血液输送到全身各处的血管中。它们已经成为你身体的一部分。所以，摄入的食物不同，会对你的身体产生不同的影响。而且，肥胖不是与摄入食物的数量有关，而是与我们吃进食物的品种搭配及饮食习惯有直接联系。

1. 高脂肪、高热量饮食，过少食用蔬菜、大麦及粗粮，是肥胖发病率增高的重要原因之一。好吃甜食、油腻食物，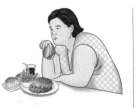及稀汤、细软食物而不愿吃纤维素食物的人，易发生肥胖；好吃零食及食后喜静卧的人，肥胖发生率也较高。偏食或食谱过窄缺乏与脂肪分解有关的营养素，致使体内脂肪堆积而发胖

2. 进食的频次减少也会促生肥胖。少餐多吃会使脂肪沉积而增加体重，还容易升高血清胆固醇含量而降低糖量。在同一地区，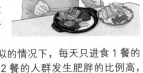在一天总食量相似的情况下，每天只进食1餐的人群比每天进食2餐的人群发生肥胖的比例高，而进食2餐的又比进食3餐的发生肥胖的比例高

3. 肥胖从根本上讲是热量摄入量与热量消耗间平衡失调的结果。热量摄入过多又大多与不良的饮食习惯有关。很多肥胖者都食欲非常旺盛，不是满足一般的生理需要就够了。他们的热量摄入量大大高于消耗量，多余的热量以脂肪形式沉积体内，即造成肥胖

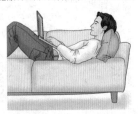

4. 在超过肥胖倾向指数的被调查者中，有43%的人是速食主义者。50%的吃饭犹如囫囵吞枣的人都具肥胖倾向。吃饭速度过快，咀嚼时间过短，迷走神经仍在过度兴奋之中，从而引起食欲亢进，往往导致饮食过量

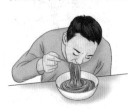

5. 进食时看书、看报、看电视，进食时间无规律和晚餐吃得太多等也可致肥胖。这是大脑皮层兴奋泛化，胃肠道功能紊乱，饱腹感不能及时起到反馈作用所致。少食多餐，营造良好的进食氛围，有助于控制肥胖

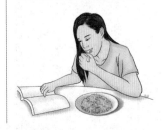

可见，要想有效改善肥胖，要从饮食组合、饮食结构及饮食习惯上下功夫。只有这样，减肥保健的效果才最显著、最可靠。与此同时，还应改变多静少动的坏习惯，多去户外活动，使当天摄入的热量失去转化成脂肪的机会。若长期坚持，又何胖之有？

先上饮食课，再解决减肥问题

食物是从泥土里长出来的，一定能带来泥土中的巨大力量，减肥就是要以毒攻毒，用食物伟大的力量与赘肉抗衡。

减肥的人总是考虑食物中的脂肪、热量，却没有想到其他东西。其实食物中藏有一种神秘的、最好的养颜瘦身之热量，就是让我们的脏腑向上，让我们的气血流畅，然后消耗掉那些多余的可恶的赘肉。不过，吃食物的方式是非常讲究的。

1. 食物要应季吃，贴心又瘦身

要吃应季食物，应季的食物往往最能应对那个季节身体的变化。过去我们讲究冬吃萝卜夏吃姜，春天吃葱韭，夏天吃冬瓜，都是很有道理的

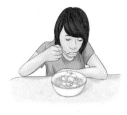

2. 身在何方，就选这一方食物

四川人爱吃麻辣食品却不上火，是因为四川湿气重。北方气候干燥，人们体内本就水分不多，还老吃川菜，除去了湿气，不长痘痘才怪

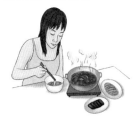

3. 原味食物才能结出漂亮身材的种子

一个完整的食物的热量和效用是完整的，分割开来就不是那么回事了。比如一个鸡蛋，蛋白是凉性的，蛋黄是温热的，合起来吃就是性平的，对身体最好了。荔枝是性热的，可是荔枝皮很凉，所以吃荔枝最好的方法就应该是先吃荔枝肉，再拿几个皮来泡茶喝

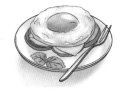

4. 被扔掉的东西比吃下去的更瘦身

有时候，那些被我们扔掉的东西其实比吃下去的更有用。葡萄的皮和子比果肉更有用，可是我们却只吃果肉，把皮和子吐了，花大价钱去买葡萄子精华素来瘦身。其实市面上是买得到带子的葡萄干的，里面的子晒干后脆脆的，很好吃，还能润肠通便，治疗过敏体质

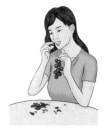

膳食纤维是胖人最需要的营养素

膳食纤维包括部分纤维素和木质素，曾经不被人重视，因为它不能被消化、吸收，不具有营养作用，吃多了还会影响人体对食物中营养素的吸收，所以在很长的一段时间内都被当作可有可无的东西。但是实际上，膳食纤维与人体健康密切相关。

纤维素比重小、体积大，需要较长时间来消化，可延长胃排空的时间，使人容易产生饱腹感，减少热量的摄取；同时，膳食纤维减小了食物中的热量比值；纤维素在肠内会吸引脂肪随之排出体外，有助于减少脂肪积聚。三效合一，可达到减肥目的。

适量的膳食纤维还可以吸附胆固醇，抑制人体对胆固醇的吸收，预防动脉硬化，降低心脏病、胆结石发病率，并能促进肠内有益细菌的繁殖，保持肠内环境的清洁。

既然膳食纤维有这样的奇效，我们在平时就应该多摄取一些含膳食纤维的食物。以下是各种食物所含膳食纤维的比率，大家可以参照一下，在自己的日常饮食中增加这些食物的比重。不过需要提醒你注意的是，过多地摄取膳食纤维会致腹部不适，如增加肠蠕动和增加产气量，影响其他营养素，如蛋白质和钙、铁的消化和吸收。所以，掌握好度也是很重要的。

常见食品纤维素含量			
麦麸	31%	豆类	6%～15%，从多到少排列为黄豆、青豆、蚕豆、芸豆、豌豆、黑豆、红小豆、绿豆
谷物	4%～10%，从多到少排列为小麦粒、大麦、玉米、荞麦面、薏米面、高粱米、黑米	蔬菜类	笋类的含量最高，笋干的纤维素含量为30%～40%，辣椒超过40%。其余含纤维素较多的有：蕨菜、菜花、菠菜、南瓜、白菜、油菜
麦片	8%～9%	菌类（干）	纤维素含量最高，其中松蘑的纤维素含量接近50%，30%以上的按照从多到少的排列为：发菜、香菇、银耳、木耳。此外，紫菜的纤维素含量也较高，达到了20%
燕麦片	5%～6%	坚果	3%～14%。10%以上的有：黑芝麻、松子、杏仁；10%以下的有白芝麻、核桃、榛子、胡桃、葵瓜子、西瓜子、花生仁
薯类	马铃薯、白薯等的纤维素含量大约为3%	水果	含量最多的是红果干，纤维素含量接近50%，其次是桑葚干、樱桃、酸枣、黑枣、大枣、小枣、石榴、苹果、鸭梨
无论是谷类、薯类还是豆类，加工得越精细，纤维素含量越少		各种肉类、蛋类、奶制品、油、海鲜、酒精饮料、软饮料都不含纤维素；各种婴幼儿食品的纤维素含量都极低	

减少热量的几个饮食细节

人体热量消耗的途径主要有三个部分：第一部分是基础代谢，约占了人体总热量消耗的65%～70%；第二部分是身体活动，约占总热量消耗的15%～30%；第三部分是食物的热效应，占的比例最小，约10%。这三者的比例大致已经固定。

要减少热量的摄取，就要在日常生活中选对食物，具体如下：

1. 选择体积大、纤维多的食物

因为这种食物可增强饱足感，从而有效地控制你的食欲。减肥达人介绍，蔬菜和水果在防治肥胖和肿瘤中的作用已经得到了广泛的认同

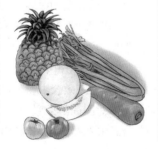

2. 选择新鲜的天然食物

新鲜的天然食物一般热量都比加工食物要低。例如，胚芽米的热量低于白米，新鲜水果的热量低于果汁，新鲜猪肉的热量低于香肠、肉干

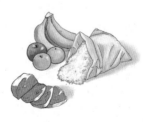

3. 选择清炖、水煮食物

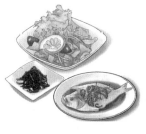

这些食物比油炸、油煎、油炒食物热量低得多，例如，清蒸鱼、凉拌青菜、泡菜等都是可供选择的上好的低热量食物。油炸食品热量高，含有较高的油脂和氧化物质，经常进食易导致肥胖，是导致高脂血症和冠心病的最危险食品

4. 肉类尽量选择鱼肉和鸡肉

肉类所含热量的高低不同，大致是：猪肉＞羊肉＞牛肉＞鸭肉＞鱼肉＞鸡肉

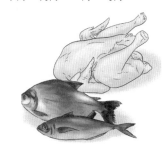

降低脂肪吸收的几大法门

很多人为了减肥，严格控制自己的饮食。其实这种做法是错误的，在消化食物的过程中，身体也在消耗热量。有些食物在消化过程中需要耗费比自身更多的热量，还有些食物能够提高我们的代谢水平，它们就是让我们越吃越瘦的燃脂食物。

1. 多吃燃脂蔬菜

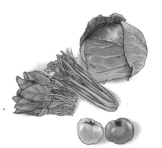

菠菜能促进血液循环，平衡新陈代谢，起到排毒瘦腿的效果。西芹含有大量钙和钾，可减少下半身的水分积聚。西红柿可利尿，去除腿部的疲劳，减少水肿，生吃效果更好。甘蓝含大量的钙和维生素 C，能提高代谢速度

2. 燃烧脂肪的蛋、肉制品

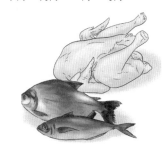

蛋内的维生素 B_2 有助于去除脂肪。除此之外，它蕴涵的烟碱酸及维生素 B_1 可以去除下半身的肥肉。经常吃海鱼，对降脂减肥十分有益。每星期可以吃 3～4 次海鱼

3. 要"饮"以为荣

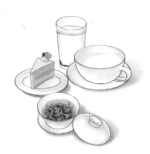

身材丰满的美眉平常要多喝水，以提高身体代谢速度；饮用适量的奶制品，减少体内脂肪。女性在每日食用奶制品的同时，吃些含钙多的食物，能获得最佳燃脂效果。绿茶不仅有抗癌、抗氧化作用，还有加快新陈代谢的作用，可谓燃脂佳品

4. 五谷杂粮，燃烧脂肪的佳品

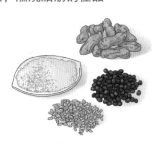

芝麻的亚麻仁油酸可以去除附在血管内的胆固醇，令新陈代谢效果更好。红豆所含的石碱酸成分可以增加肠的蠕动，促进排尿及减少便秘。花生含有极丰富的维生素 B_2 和烟碱酸，一方面可以带来优质蛋白质，让我们长肉不长脂，另一方面可以消除下身脂肪肥肉。燕麦被称为"燃脂斗士"，能提供饱足感和身体热量，还能有效地帮助身体燃烧脂肪

加快燃脂的 6 大要诀	
1	人体进食后体温会上升，从而加快热量消耗。所以，一天吃三餐比只吃两餐的热量消耗更大。摄取蛋白质时，所消耗的热量最多，有益减肥
2	当体内肌肉增加时，基础代谢率就会上升。所以，体脂肪过高者应进行肌力训练，强化瘦肉组织
3	以减肥为目的的运动必须在饭前进行，最好能早、晚各进行一次，每星期至少三次，每次进行 30 分钟以上
4	产热性药物可以提升新陈代谢率达 14%，但一定要在医生指导下服用
5	快乐的心情可以减少脑中血清素的消耗，产生抑制食欲的作用
6	经常拍打皮肤表面来刺激经络，特别是背部两侧的膀胱经，中下腹两侧的脾、胃经，可以调节新陈代谢功能

三餐巧搭配，想不瘦都难

一日三餐功能各不相同，为了给身体提供充分的营养，我们应该掌握科学配餐的原则。科学配餐能给身体提供全面的营养，为更好地安排三餐提供帮助。

日常膳食应注意提高食物蛋白质的消化吸收率。有三点值得强调。一是食物种类越多越好。这样不仅能增强食欲，促进消化吸收，还能充分发挥蛋白质的互补作用。二是食物的种属差别越大越好。兼食动物性食物与植物性食物，可提高蛋白质的营养价值。三是最好几种食物同时吃。摄入人体所需要的各种氨基酸，使部分氨基酸重新合成，构成人体需要的组织蛋白质。要做到这几点，就要遵循以下原则科学配餐：

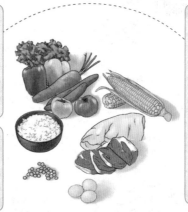

1. 确保每日膳食有合理的食物结构，其中各种食物及营养素种类齐全、数量充足、比例适当，能满足营养平衡的要求。三大营养素，即蛋白质、脂肪、碳水化合物占总热量的百分比应分别是 10% ~ 15%、20% ~ 30%、60% ~ 65%

2. 一日三餐的热量应当与工作强度相匹配，避免早餐过少，晚餐过多的弊病。热量分配以早餐占全日总热量的 25% ~ 30%，午餐占 40%，晚餐占 30% ~ 35% 较为适宜

3. 保证富含优质蛋白质和脂肪的食物供应量。蛋白质除由粮食提供一部分外，人体所需总量的 1 / 3 ~ 1 / 2 必须由肉类、蛋类、大豆等优质蛋白质食物供给。此外，每天应搭配部分动物脂肪，这通过食物中肉类的搭配就可以解决，如猪的后臀尖肉含有 30.8% 的脂肪、后肘肉含脂肪 28%，一般瘦猪肉含脂肪量为 6% ~ 8% 左右

4. 蔬菜的供给量一般每人一天应为 500 ~ 600 克，水果的供给量则应为 100 ~ 200 克。蔬菜中最好要有一半是绿色或有色蔬菜，同时蔬菜品种应尽量多样化。若新鲜蔬菜中维生素 C 含量不足或在烹调中损失过多，则应适当补充富含维生素 C 的新鲜水果

5. 主、副食搭配要注意酸碱平衡。主食要做到粗与细、干与稀的平衡；副食要做到生熟搭配、荤素搭配平衡

总之，食物不要太单一，一天内或一星期内达到平衡即可。

在科学配餐的同时，专家还推出了一周营养食谱：

星期	早餐	午餐
一	低脂牛奶250克，全麦面包（或全麦面粉）50克，煮鸡蛋1个，苹果150克	馒头或米饭，白菜汆肉丸子（瘦肉75克，白菜100克，原生橄榄油或芝麻油少许），芹菜豆腐干（芹菜75克，豆腐干50克，橄榄油10克），水果200克
二	大米粥，素菜包，盐茶蛋1个，花生米拌芹菜（花生米20克，芹菜100克，原生橄榄油2克）	馒头或米饭，牛腩炖萝卜（牛腩75克，萝卜100克），青菜豆腐（青菜200克，豆腐100克），橄榄油10克，水果250克
三	豆浆250克，玉米面发糕（玉米面30克，面粉20克），炝莴笋腐竹（莴笋100克，干腐竹10克，原生橄榄油2克）	炒米粉（猪肉或牛肉丝25克，豆芽100克），火腿沙拉（火腿25克，鸡蛋白30克，马铃薯20克、沙拉酱5克），青菜汤（时令青菜80克），橄榄油10克，水果200克
四	小米粥，花卷或馒头，咸鸭蛋1个，拌海带胡萝卜丝（水发海带100克，胡萝卜25克，原生橄榄油2克）	什锦炒饭（鸡肉50克，蔬菜50克，米饭），凉拌黄瓜，酸奶，橄榄油15克，水果200克
五	低脂牛奶250克，三明治（面包50克，去皮鸡肉40克，生菜25克），橘子150克	米饭或面点，肉片扁豆（瘦肉50克，扁豆150克），番茄炒蛋（鸡蛋2个，番茄100克），水果羹250克，橄榄油15克
六	牛奶麦片粥（牛奶200克，麦片20克），麻酱饼（麻酱5克，面粉30克），煮花生20克，香蕉1只	水饺或米饭，熟瘦酱肉25克，炒韭菜250克，酸辣豆腐汤（豆腐50克，鸡蛋1个，原生橄榄油或芝麻油少许），梨300克，橄榄油10克
日	酸奶130克，蛋糕或面包，煎鸡蛋1个（普通橄榄油即可），番茄150克	米饭或炒面，白菜拌干丝（白菜150克，豆腐皮50克，原生橄榄油2克），青椒肉片（瘦肉50克，青椒150克），蘑菇蛋汤（蘑菇75克，鸡蛋1个，原生橄榄油或芝麻油少许），水果，橄榄油10克

晚餐根据自己的身体情况搭配，符合科学配餐的原则就可以。

根据自己的体质、健康状况科学搭配饮食，必要时可咨询营养专家，听听他们的建议。科学、全面、营养地搭配自己的一日三餐是保证营养供给的重要手段，也是身体健康的基石。

早餐丰盛能抑制一天的食欲

人体经过一夜睡眠，体内储存的葡萄糖已消耗殆尽，这时急需补充热量与营养，然而不少人并不重视早餐的食用，经常只是随便吃一点，或干脆不吃。这样的确省事，但对健康的影响却不可忽视。是否食用早餐，如何搭配早餐的品种，对人体健康都至关重要。

医学研究表明，人体热量的主要来源是血液中的糖，即血糖。血糖多少决定人的身体能够产生多少热量，而热量的多少则决定人的精力和自我感觉。早餐对人体血糖水平有直接影响作用。

一般情况下，上午身体消耗的热量很多。而从晚餐取得的热量，满足不了次日上午对热量的需求。特别是青少年，肝脏还不能储存大量的肝糖原，因此更容易出现热量不足的现象。如果不吃早餐，血糖减少，大脑功能将随之下降，注意力将会变得分散，精神也会不集中，使工作学习都不能正常进行。

另外，不吃早餐，容易患消化道疾病、胆结石，加速衰老，导致肥胖，影响儿童发育等。为了避免疾病的威胁，并保持充沛的精力，最好的方法就是吃好早餐。在吃好早餐方面，要注意以下几个问题：

早餐时间：7：30

人在睡眠时绝大部分器官都得到了充分休息，而消化器官却仍在消化吸收晚餐存留在胃肠道中的食物，到早晨才渐渐进入休息状态。若早餐吃得太早，势必会干扰胃肠的休息，使消化系统长期处于疲劳应战的状态，扰乱肠胃的蠕动节奏。所以，在7点左右起床后20～30分钟吃早餐最合适，因为这时人的食欲最旺盛

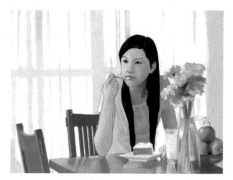

早餐食品：温热、柔软

1. 早餐宜少不宜多

饮食过量会超过胃肠的消化能力，使食物不能被消化吸收，久而久之，会使消化功能下降，引起胃肠疾病。另外，大量的食物残渣储存大肠中，被大肠中的细菌分解，其中蛋白质的分解物会经肠壁进入血液中，对人体十分有害，会导致人体易患血管病

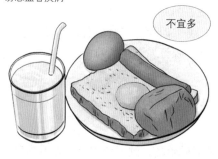

不宜多

2. 早餐不适宜过硬

由于清晨人体的脾脏困顿呆滞，常使人胃口不开、食欲不佳，早餐不宜进食油腻、煎炸、干硬以及刺激性大的食物，否则易导致消化不良。因此，早餐适宜吃容易消化的温热、柔软食物，如牛奶、豆浆、面条、馄饨等，最好能喝点粥。如在粥中加些莲子、红枣等，将更有益于健康

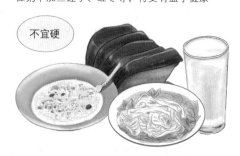

不宜硬

幼儿的早餐常以1杯牛奶、1个鸡蛋和1个小面包为佳。

青少年比较合理的早餐是1杯牛奶，适量的新鲜水果或蔬菜，100克干点（面包、馒头、大饼或饼干等含碳水化合物较高的食品）。

中年人较理想的早餐是1个鸡蛋，1碗豆浆或1碗粥，少量干点（馒头、大饼、

饼干和面包均可），适量的蔬菜。

老年人的早餐除了供应牛奶和豆浆以外，还可多吃粥、面条、肉松和花生酱等既容易消化，又含有丰富营养的食物。

九成肥胖源于晚餐吃得太好

早餐要看"表"，午餐要看"活"，只有到了晚上才能真正放松下来稳坐在餐桌前，美美地大吃一顿，这是大部分上班族的饮食习惯。殊不知，这是极不符合养生之道的，医学研究表明，晚餐不当是引起多种疾病的"罪魁祸首"。

越来越多的科研成果表明，危害人类健康的高血脂、心血管疾病、糖尿病、肥胖症以及癌症等，部分与饮食不当有关。特别是晚餐摄入不当，很容易导致多种疾病，最常见的疾病有以下8种：肥胖症、高血脂、高血压、糖尿病、冠心病、急性胰腺炎、肠癌、尿道结石、神经衰弱。

由此可见，晚餐与身体健康有着密切的联系，那么如何吃好晚餐呢？要吃好晚餐还真有学问呢！

1. 晚餐早吃防结石

晚餐早吃是医学专家向人们推广的保健良策。晚餐早吃可大大降低尿路结石的发病率。人的排钙高峰期常在进餐后4～5小时，若晚餐过晚，当排钙高峰期到来时，人已上床入睡，尿液便滞留在输尿管、膀胱、尿道等尿路中，不能及时排出体外，致使尿中钙不断增加，容易沉积下来形成小晶体，久而久之，这些小晶体就会逐渐扩大形成结石。所以，傍晚6点左右进食晚餐较合适

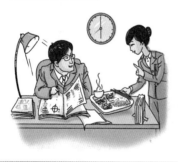

2. 晚餐素吃可防癌

晚餐一定要偏素，以富含碳水化合物的食物为主，而蛋白质、脂肪类则吃得越少越好。晚餐时吃大量的肉、蛋、奶等高蛋白食品，会使尿中的钙量增加，同时降低体内的钙储存量，容易诱发儿童佝偻病、青少年近视和中老年骨质疏松症

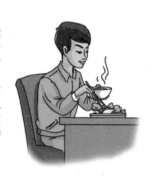

3. 晚餐避甜防肥胖

晚餐和晚餐后都不宜经常吃甜食。虽然摄取糖分的量相同，但若摄取的时间不同，会产生不同的结果。摄取糖分后立即运动，就可抑制血液中中性脂肪浓度的升高；而摄取白糖后立刻休息，结果则相反，久而久之会令人发胖

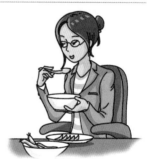

4. 晚餐适量睡得香

与早餐、中餐相比，晚餐宜少吃。如果晚餐吃得过多，可引起胆固醇升高，刺激肝脏制造更多的低密度与极低密度脂蛋白，诱发动脉硬化。晚餐过饱可使胃鼓胀，对周围器官造成压迫，胃、肠、肝、胆、胰等器官在餐后的紧张工作会传送信息给大脑，引起大脑活跃，并扩散到大脑皮质其他部位，诱发失眠

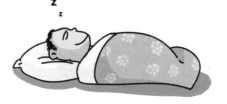

5. 晚餐后还要"开夜车"的人不宜少吃

晚饭后还要进行较长时间的工作或学习的知识分子，一定要吃好晚餐。晚餐食物以富含维生素 C 和粗纤维的食物为佳。这类食物既能帮助消化，防治便秘，又能供给人体需要的微量元素，防止动脉硬化，改善血液循环，有利健康

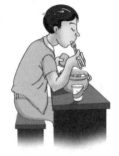

6. 儿童不宜少吃

孩子的生长发育需要充足的营养物质。若晚餐吃得太少，则无法满足这种需求，长此以往，就会影响孩子的生长发育

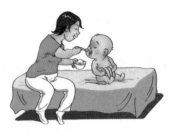

火锅吃得巧，健康又苗条

大家大概都知道"麻辣锅热量很高"，那么，减肥期间是不是就要牺牲掉向往许久的麻辣锅聚会？其实，减肥就要完全忌口、减肥还同时"减朋友"是大错特错的！

其实，秘诀同样也是在热量控制的原则之下，聪明地挑选低热量的食物，特别是天然的蔬果类，可以彻底地贯彻"吃到饱"的精神！另外，遇到高热量的地雷食物，则可采取过水去油、浅尝辄止、食物替代和避开地雷等小技巧来减少负担。这些小技巧同样可以套用在吃火锅上面，减肥期间的小美女们也可以快快乐乐地吃麻辣锅。今天就要来介绍减肥时火锅怎么吃，接下来就来看看减肥时吃火锅的小技巧吧。

1. 清汤锅底

吃火锅要吃得健康，首先由选择锅底开始。汤中的"肥霸"是麻辣汤、沙拉汤等，油分和热量均高，其他如骨汤亦不宜多喝。胡萝卜马蹄汤、皮蛋香菜汤、清汤和冬菇汤有健康锅底之称，可以选择

2. 患病人士多注意

味道香浓的火锅汤底，是各种材料的精华聚集之所，汤底含极多的磷、钾、钠，是尿酸过高、痛风和肾脏病患者的大敌。除此之外，清汤底经过几个小时的烹煮后，脂肪含量也不小

3. 先菜后肉

肉类中的脂肪不少，涮煮时会不停地渗出。传统吃法是先涮肉后涮菜，蔬菜会像海绵般吸掉汤中的油分，令本来低脂健康的蔬菜，变得又肥腻，又高脂。想吃得健康，要先涮菜后涮肉，或者同时涮菜和肉

健康吃火锅的秘诀

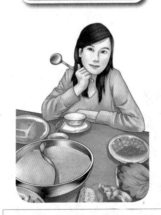

4. 选肉秘诀

肉类应以瘦肉为主，不妨以去皮鸡肉、兔肉和各类海鲜等代替高脂的肥牛肉。牛丸、鱼丸都是加工食品，还是多选新鲜的牛、鸡、猪、鱼肉为佳。不同部分的肉类也会影响食物的热量，可以鱼片代替鱼腩。油炸食物则少吃为妙

6. 多喝水

很多人都有吃火锅后喉咙痛的经历，原因主要是进食时，对着热烘烘的火炉，水分遭受了大量的流失。要改善这种情况，应多喝开水，同时要待食物冷却后才进食。选择饮品时应避免啤酒、酸梅汤、汽水、橙汁等高热量饮料，应选择清茶、保健的汽水等

5. 火锅酱料

虽然大部分火锅食物没有加入火锅蘸料如沙拉酱、辣椒油等，但它们仍然除了热量高，盐分也不少，怕胖又患有高血压者，切忌食用。也应避免将生鸡蛋作为酱料，以免其中所含的沙门氏菌引发呕吐、腹泻及腹痛等

选健康食材，精明吃烧烤

时下很流行烧烤，吃烧烤似乎成了一种时尚。可是吃烧烤也有致癌和导致肥胖的危险，因此，烧烤要吃得健康才行。

1. 五谷杂粮烤烤更健康

烧烤也要均衡营养。一般烧烤都很着重肉类、蔬菜。其实可供烧烤的健康原料有很多：五谷杂粮有玉米、红薯、全麦面包等，还可选择比较低脂的海鲜以及金针菇、茄子等蔬菜

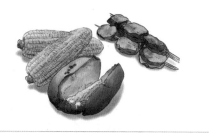

2. 勿食用刚烧热的食物

避免将刚烧熟的食物立即放入口中，经常进食过热的食物，容易诱发食道癌及喉癌

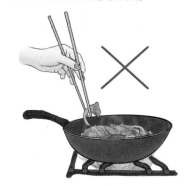

3. 尽量选择低脂食物

一只经过了烧烤的全鸡翅，热量有 150 千卡，相当于一大碗米粉。而香肠，每条也有 90 千卡热量。要烧得有营养，就要多选择新鲜的肉类，如牛排、猪排；海鲜类，如鲜虾和海带等。鱼丸、牛丸等肉丸虽含味精，但属低脂食物，可适量选吃

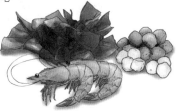

4. 自己腌食物

郊游烧烤，应尽量避免食用已腌制好的烧烤包，而尽可能自己腌制，以控制油分及调味料。避免涂上蜜糖或酱汁，以免增加食物的热量

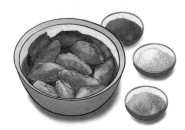

我行我"素"，身轻体健

现在人们从事的多是脑力劳动，不吃肉会不会影响大脑的营养供应？

其实，这种担心完全没有必要。吃素不但不会影响脑力，还能使大脑细胞充分发挥作用。大脑细胞的养分主要是麸酸，其次为 B 族维生素及氧气等，食物中以谷类及豆类等含麸酸、B 族维生素为最多，肉类相比之下就微乎其微了，所以素食主义者都能获得健全的脑力，不仅思维敏捷，而且与常人相比，智慧与判断力方面更有优势。

以往人们总认为素食会导致饮食不均衡，其实这种观点很不正确。人体所必需的 4 种物质：奶类、蛋白质、谷类及蔬果类都可以从素食中获得。蛋白质及奶类亦可从豆类中获得。只要懂得搭配，不偏食，素食者同样可以获得均衡的营养。

对于女性而言，健康的素食方案，一定是在以下几个方面都没有什么问题的：

1. 多吃豆制品

大豆在植物性食品中蛋白质质量最佳，且含钙较丰富

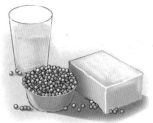

2. 主食多样化

除米面外，可增加薯类、玉米类。多吃酵母发酵的馒头面包以增加微量元素的摄入。同时尽量多吃杂粮

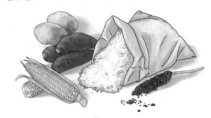

3. 充足日光浴

可以弥补植物性食品中极少含有的维生素D，增加钙质的吸收

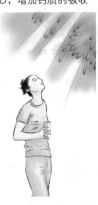

4. 不忌油

适量植物油可避免人体热量不足，还可避免脂溶性维生素和必需脂肪酸的缺乏

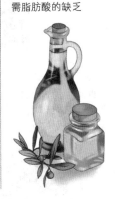

5. 蛋奶不可少

每天喝一瓶牛奶，吃一个鸡蛋，健康、增寿，还有利于美容

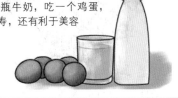

6. 新鲜蔬菜水果足量供应

每天摄入量应在500克以上，这样就不会缺乏钙、铁等微量元素及维生素E了

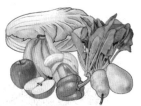

零食与赘肉的"无间道"

肥胖者总想着吃下零食会影响体重，于是零食就成了一种心理负担。其实，不需要你改掉吃零食的习惯，而是要学会科学合理地选择零食。

1. 膨化食品要少吃

膨化食品易导致肥胖，其中含有的各种添加剂也对人体健康不利

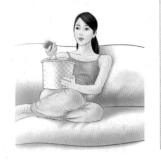

2. 鱼干和肉干的脂肪含量并不低

鱼干和肉干是经过干燥制成的食品，水分含量低，而其中的营养物质得到了浓缩，是补充蛋白质的好食品。但同时，肉干也是一种高热量的食物，大量食用和吃肉没什么区别，尤其是那种味道鲜美、质感较软、多汁的肉干，脂肪含量更高。大量食用肉干、鱼干除了对减肥不利之外，它们所含的蛋白质一旦超过了人体的利用能力，还可能形成致癌物质，威胁到你的健康

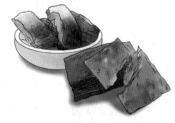

3. 坚果要慎吃

坚果中的确含有非常丰富的营养，并且可以说是零食中的首选。但坚果中的脂肪含量过高，热量也较高。比如，50 克瓜子仁中所含的热量相当于一碗半米饭。如果食用过量坚果，就会有发胖的危险

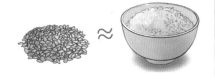

4. 果冻是一种很没营养的零食

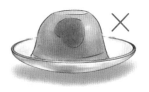

多吃果冻不仅不能补充营养，还会妨碍营养素的吸收。目前，市场上销售的果冻基本成分是一种不能为人体所吸收的碳水化合物——卡拉胶，并基本不含果汁，其甜味来自制精糖，而香味则来自人工香精。不过，果冻中没有脂肪，并含有一些水溶性膳食纤维，少量吃些并没有坏处，也不会让你发胖，但是，你不要指望用它来增加营养

当然，零食不能取代主食，应在量上加以控制，在品种上进行选择。

巧吃甜点，控制卡路里

减肥者最难过的就是不能随便吃点心。想想告别那香香甜甜的巧克力蛋糕、慕斯、提米苏蛋糕、奶油饼干，真是心有不甘啊。其实，只要吃得有方法，吃得聪明，享受美味与维持身材是绝对可以兼得的。下面小编就来教你几招让你尽享甜食也不会发胖的秘诀吧。

1. 甜食要留到早上吃

晚上睡觉前吃甜食，真的是很危险。因为我们吃的甜食中的糖必须通过运动来代谢，所以晚上吃甜食会让你非常轻易地被肥胖纠缠。早晨或者上午吃的甜食，你会用一天的工作和运动来代谢分解它。甜食爱好者们完全可以尝试在早晨和上午吃自己所喜欢的甜食，在上班前吃点甜食，不但心情美丽，甜食提供的热量还能抵御上班路上的寒冷

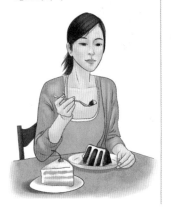

2. 果糖代替蔗糖

虽然说果糖和蔗糖都能引起肥胖，但是果糖更甜。果糖的甜度值通常接近 200，而蔗糖只有 100 左右，两者相差大约一倍。这也就意味着你的用量可以更小，还可以达到更好的效果。蜂蜜和苹果糖就是很常见的果糖。当你烤蛋糕或者是曲奇的时候，干脆就不要再放砂糖了，改放一些蜂蜜或者苹果糖，别有一番风味。果糖和蔗糖的热量不相上下，但是果糖转换成脂肪的速度比蔗糖慢，意味着你有更多的时间去代谢它

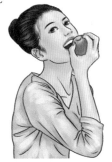

3. 高热量甜点饭后吃

除了早晨和上午，尽量避免空腹吃甜点，因为空腹时热量吸收的效果是最好的，而且很容易在不知不觉中吃多。晚餐以后吃甜点是一定要杜绝的，过了晚餐时间之后，身体对热量的吸收有神奇的力量，如果吃了甜点或油炸零食当夜宵，又马上上床睡觉，糖就很容易转化成脂肪留在你的体内，危害比任何时候吃甜点都要大。此外，疲劳的时候要避免吃甜食，因为甜食会消耗身体的 B 族维生素，让身体更加疲劳，无形中也会增加赘肉。高热量点心如芝士蛋糕，与纤维性食物一起消化，热量吸收会比较少

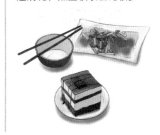

巧克力，该让嘴巴拒绝吗

虽然巧克力有不少好处，但并不代表可以把它当成保健食品，因为它的高热量可导致肥胖。此外，巧克力中的可可脂为饱和脂肪酸，吃多易提高血胆固醇，影响心脏血管的健康，所以有心脏血管疾病的人还是必须减少食用的。此外，消化不良及胃溃疡的病人、要控制血糖的糖尿病人也应该节制食用。

大多数胖人都喜欢吃巧克力，但是，巧克力的热量高得令人发指。不过，下面提供的这些食用技巧让巧克力一族再也不必担心。

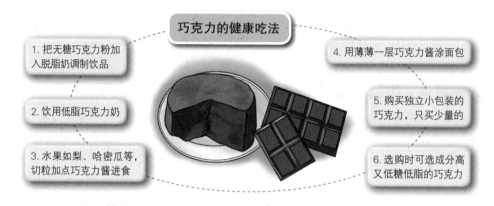

巧克力的健康吃法

1. 把无糖巧克力粉加入脱脂奶调制饮品

2. 饮用低脂巧克力奶

3. 水果如梨、哈密瓜等，切粒加点巧克力酱进食

4. 用薄薄一层巧克力酱涂面包

5. 购买独立小包装的巧克力，只买少量的

6. 选购时可选成分高又低糖低脂的巧克力

杏仁，美味营养不增磅

你不需吃很多杏仁就会有饱腹感。同时，吃杏仁又能获得丰富的蛋白质和营养。杏仁所含的脂肪是健康人士所必需的，是一种对心脏有益的高不饱和脂肪。

科学家研究发现杏仁中的脂肪不会导致体重增加。研究发现每天吃 50 ~ 100 克杏仁（40 ~ 80 粒杏仁）体重不会增加。杏仁不仅蛋白质含量高，其中的大量纤维还有益肠道组织，并且降低了肠癌发病率、胆固醇含量和心脏病的患病概率。

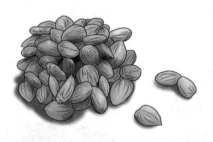

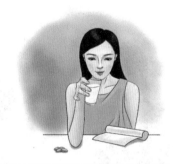

1. 杏仁最突出的特色是可以迅速补充热量，又不会令人发胖，还有美容养颜的功效，特别适合爱美的女士。随着年龄的增长，很多女士容颜逐渐衰老，怀孕后很容易起黄褐斑，及时补充维生素 E 是留住青春的关键。维生素 E 在蔬菜、水果和肉类中含量较高，在坚果中尤以杏仁的含量为高

2. 喝杏仁露能帮助脆弱的肌肤抵抗氧化，抑制黄褐斑生成，使皮肤更加光滑细致。而且，杏仁所含的脂肪可以使人不需吃很多，就有饱腹感；它还是一种对心脏有益的单不饱和脂肪，为担心体重的女士们解决了后顾之忧

第2节

食以饮为先，喝什么决定你的体重

健康生命，水为根基——因为缺水，所以会生病

水是生命的本源，一个人可以一年不食，但不可以三日无水。人的各种生理活动都需要水，水能够帮助调节人体体温，滋润皮肤，是人体器官、关节、筋膜等组成部分的润滑剂。

更重要的是：水是医疗三大法宝之一。因为病人需大量饮水以便产生尿液、汗液排出人体病源代谢物和多余的废物。

长期以来，很多人一旦生病就花上一大笔医药费，然而药补不如食补，食补不如水补。人体七大营养素中，水占第一位。人们若是能够认识到水的作用及重要性，并有效地利用它，就能维持和促进健康。

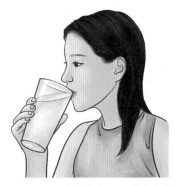

"人是一只行走的水袋。"人体内食物的消化、吸收、血液循环以及废物排泄等每一个生命过程，都离不开水。免疫力也不例外

正确饮水，既可排毒又可瘦身

喝水是最简单的养生方式，但如果喝的水不健康，不仅起不到养生保健的作用，还会对身体造成危害。所以，我们一定要了解哪些水对身体有利，哪些水对身体有害。对人体有害的水包括：生水，生水中含有各种对人体有害的细菌、病毒和人畜共患的寄生虫；老化水，即死水，也就是长时间储存不动的水；千滚水，即在炉上沸腾了一夜或很长时间的水及电热水器中反复煮沸的水；蒸锅水，即蒸馒头等的蒸锅水，特别是经过了多次反复使用的蒸锅水，亚硝酸盐浓度很高；不开的水，如自来水；重新煮开的水，烧了又烧，水分再次蒸发，亚硝酸盐会升高，如果常喝，亚硝酸盐会在体内积聚，引起中毒。

由上我们知道了怎样区分健康水和有害水，我们再看看喝水的方式。只有坚持了正确的喝水方式，才能提高免疫细胞的功能。正确的喝水方式如右图解所示：

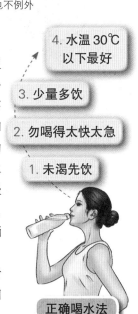

4. 水温30℃以下最好

3. 少量多饮

2. 勿喝得太快太急

1. 未渴先饮

正确喝水法

除了上面所说的，还有一条我们也不能忽视。那就是喝的量。一般说来，每天至少喝两升水，相当于 8 杯水。天热的时候适量增加，喝 4 升水也不为过。而那些爱运动、服用维生素或正在接受治疗的人，更应该多喝。

那么这 8 杯水又该怎么喝呢？可按右图解所示来喝：

2 下午应在 13 ~ 14 点喝杯水，15 ~ 16 点再喝杯水，然后在饭前半小时再喝杯水。这样是 6 杯水

3 晚上在 19 点到 20 点之间喝杯水，最后在睡前半小时再喝杯水，这样一天 8 杯水就喝完了。如果在睡前喝水第二天眼睛会有浮肿现象，那睡前的这杯水可免去

1 每天起床后，空腹先喝第一杯水，过十几分钟后再去吃早饭。接着早上 9 ~ 10 点时喝杯水，然后在午饭前半小时再喝杯水，有助于润肠。这是早上 3 杯水的喝法

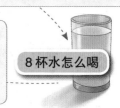

8 杯水怎么喝

常喝茶，即使发福也不发"腹"

茶叶是很常见的饮品，茶叶中的儿茶素还能增强微血管弹性，降低血脂和溶解脂肪，防止血液及肝脏中胆固醇和中性脂肪的积聚，预防血管硬化，收缩微血管和消除体内的自由基。茶叶一般分为：绿茶、红茶和乌龙茶。

1 绿茶中含有多种多酚成分，以儿茶酚为主。儿茶酚是一种抗氧化剂，而且比任何一种抗氧化剂都具有更高的活性。研究证实绿茶有下列作用：抗紫外线伤害、保护表皮内抗氧化剂、防止酶系统衰竭、抗癌、抗病毒等。但是，绿茶性质寒凉，胃有寒疾者不宜

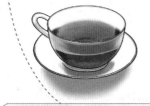

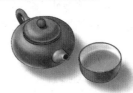

3 乌龙茶介于两者之间，作用与两者相似，寒温适中，对大多数人来说都比较合适

2 红茶是全发酵茶，茶中的多酚物质主要是儿茶素经多酚氧化酶与过氧化物酶的作用，氧化并聚合生成的茶色素。人们通过动物实验和体外实验发现，口服或皮肤外涂红茶提取物均可抑制化学剂诱导的皮肤癌，还可减轻化学剂或紫外线诱发的皮肤炎症，对射线诱导的人体细胞的 DNA 损伤具有保护作用。同时，红茶还具有抗突变、抗细胞增生和促进癌细胞凋亡的作用。但是，发热的人并不适合喝高浓度的红茶

并不是喝什么茶都对人体有益。挑选适合自己体质的茶叶，才能达到养生目的。

绿茶偏凉，体质发胖者和患有心血管病的人喝绿茶好。但喝得过量，会引起神经失调，睡前喝浓绿茶会导致失眠。

红茶偏温，刺激性小，并有提神益智、解除疲劳和温胃消食等功能。因此，喝红茶后胃有舒适感，老年人和有胃病者饮之比较好。但红茶是经过了发酵的，维生素 C 大都被破坏了，有效成分损失大。花茶是以绿茶窨制成的，吸附鲜花香气的性能比较好，特别是茉莉花茶，最受人们喜爱。花茶由于所含营养成分与绿茶基本相同，和绿茶有相似的功能和疗效。到底喝哪种茶好，要根据自己的身体情况及嗜好加以选择。

果蔬汁是"脂肪杀手"

平常喜欢喝碳酸饮料的人，不妨换个口味。碳酸饮料热量高，还容易胀气，不如试着用家中的蔬菜水果搅成美味的果蔬汁喝。果蔬汁又天然又健康，对促进排便也是大有益处的。

① 菠菜苹果汁

材料：菠菜 100 克，苹果 50 克，脱脂奶粉 10 克，凉开水 60毫升。

做法：先将菠菜用水冲洗干净，入果汁机中取汁；苹果洗净，去核，入果汁机中取汁；脱脂奶粉用水溶解，搅拌均匀，与菠菜汁、苹果汁搅拌均匀，即成。

功效：本品具有润肠通便之功效。

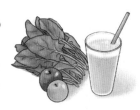

② 胡萝卜芹菜汁

材料：胡萝卜 50 克，芹菜 100 克，柠檬汁 5 克，凉开水 80毫升。

做法：先将胡萝卜、芹菜充分冲洗干净，去杂，切碎，入果汁机取汁；然后将三种汁与水一同放入玻璃杯中，搅拌均匀，即成。

功效：本品可作为一般饮料使用，常饮此种生菜汁比吃熟菜对通便疗效更佳。

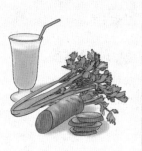

③ 海带根饮

材料：4 ～ 5 厘米长的海带根 3 ～ 5 块。

做法：将海带根充分洗净，放入一杯温开水中，用保鲜膜封上杯口，浸放一夜，泡出海带根里的藻朊酸、果胶酸等成分。

功效：本品具有刺激肠道蠕动之功效。适用于肠道功能弱之便秘患者。

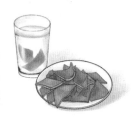

④ 香蕉卷心菜

材料：香蕉 150 克，卷心菜 250 克，柠檬汁 5 毫升，蜂蜜 15克，冰水（或凉开水）适量。

做法：将卷心菜洗净，切丝剁碎（若不习惯饮用生菜汁，还可将卷心菜洗净后用沸水焯一下，然后再剁碎），再将剁碎的卷心菜用纱布挤压出汁，待用；把香蕉去皮，然后切成黄豆大小的块状，再捣成香蕉泥，与卷心菜混合，加入柠檬汁及蜂蜜，调和均匀，放入冰箱内冰凉即成。

功效：对胃溃疡、胃弱、便秘均有一定疗效。

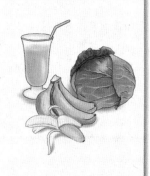

⑤香蕉苹果奶

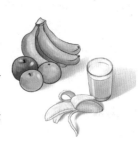

材料：香蕉 1 根，苹果半个，牛奶 100 毫升，小麦胚芽 50 克，蜂蜜 50 克。

做法：将香蕉去皮；苹果去皮、核，切成小碎块；然后将所有材料一并倾入搅拌器内，充分搅拌成糊状，即成。

功效：本品可随意适量饮用。可增加食物纤维，促进肠胃蠕动，有利于排便。适用于各种类型的便秘患者。

⑥胡萝卜草莓汁

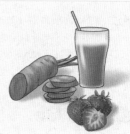

材料：胡萝卜、草莓各 250 克，柠檬 1 片，白糖和冰块适量。

做法：将胡萝卜洗净，切成黄豆大小的块；草莓洗净，除去根蒂；分别用消毒纱布挤压汁液，注入玻璃杯中，再加碎冰和白糖；扭挤柠檬片，把柠檬汁滴入玻璃杯中。

功效：本品和胃消食，便秘者饮之有益。

⑦山楂核桃茶

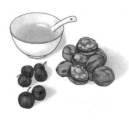

材料：核桃仁 150 克，白砂糖 200 克，山楂 50 克。

做法：核桃仁加适量水浸泡 30 分钟，洗净后再重新加少许水，磨成浆，加适量水稀释调匀，装容器备用。山楂洗净入锅加适量水，在火上煎熬 3 次，每次 20 分钟，过滤去渣，取汁浓缩为 2000 毫升。锅置火上，倒入山楂汁，加入白糖搅拌，待溶化后，再缓缓倒入核桃浆，边倒边搅匀，烧至微沸出锅装碗，即成。每日 2 次，每次 15 ~ 20 毫升。

功效：本品有助消化、宽肠通便的作用。

⑧山楂橘子汁

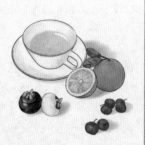

材料：山楂汁 30 毫升，橘子汁 150 毫升，荸荠 60 克，白糖 70 克，清水 200 毫升。

做法：将荸荠洗净，剥皮捣碎，加水 200 毫升，置火上煮 40 分钟，离火过滤，去渣取汁，加入白糖、山楂汁、橘子汁及少量凉开水，充分搅拌，混合均匀，凉凉后放入冰箱内镇凉。

功效：本品酸甜可口，美味清香，具有润肠通道，防便秘之功效。

喝对牛奶，身材也会变得玲珑有致

牛奶对身体是十分有益的，只要正确饮用，不仅不会增胖，还能减去多余脂肪。

下面可以通过一个小测试来测一测你对牛奶的态度是否科学：

1. 牛奶对减肥有益吗？

Ａ：有益 Ｂ：无益

2. 减脂牛奶和全脂牛奶对于减肥而言有区别吗？

Ａ：有区别 Ｂ：没有区别

3. 钙和减肥有联系吗？

Ａ：有关系 Ｂ：没有关系

如果你都选择了 Ｂ，你对牛奶的"偏见"可是有点大了。正确认识牛奶和正确对待减肥可是同等重要的。

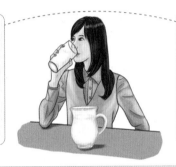

1. 补钙可以减肥
如果和你说钙摄入量高的女孩的体重可能要比摄入量较低的女孩小，你可能会产生怀疑，多吃富含钙的乳制品，可强健骨骼，预防骨质疏松，但和体重有什么关系呢？

2. 每天要摄入多少钙
如果要获得最佳的减脂效果，成年人的推荐量为 800 毫克。一般来说，我们每天从传统膳食中可获取 400 至 500 毫克钙，再加上每天 3 杯牛奶（或酸奶、低脂酸奶），就可以达到这个水平

3. 钙和减肥有什么关系
钙（尤其是从奶制品中摄入的）有助于控制体重和脂肪。在不增加膳食总热量的前提下，增加膳食钙摄入量，可以显著减少人的体脂比例，减少发生肥胖的危险。反之，当膳食钙不足时，人体活性维生素 D 水平会自动提高，从而增加细胞间的钙含量，减慢机体散热速度。同时，胰岛素释放量也会增加，从而提高脂肪合成酶活性，减少脂肪分解。因此，应该鼓励人们在日常的饮食中添加更多的奶类制品，这将有助于通过改变生活方式来控制体重

1. 该用什么来补钙

乳制品和碳酸钙等无机钙都有一定的预防肥胖的作用，但两者相比起来，乳制品（尤其是低脂牛奶）效果更佳。

一方面，乳制品含有较丰富的维生素 D、有活性肽类物质，可调整肠道菌群，促进矿物质吸收。乳制品钙的生物有效性尤其高于其他膳食钙来源。另一方面，乳制品还含有脂肪分解物质，以及血管紧张素转换酶抑制肽等，也有助于减脂。

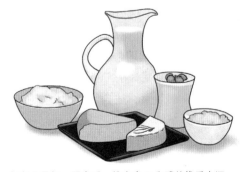

奶制品是钙、蛋白质、维生素 D 和磷的优质来源

下面为大家推荐牛奶减脂的私家配方。

1. 可以选用减脂牛奶

很多人选用牛奶的时候，可能会因为脂肪的含量而左右为难。其实，这大可不必。适量的脂肪对人体是有益的，我们应该及时补充。如果是为了补充足量的钙质而饮用牛奶，你可以选择减脂牛奶。这样可以做到脂肪、钙质、减肥三不误

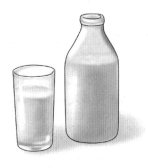

2. 早餐喝牛奶前先加"底料"

每天早晨洗漱完毕，先喝一杯白开水或淡蜂蜜水，以补充身体水分，然后再喝牛奶或酸奶，并摄入少量淀粉类食物，如1至2片全麦面包或一碗燕麦粥。早餐若喝酸奶，最好提前1小时从冰箱里取出，或用热水温一下，以免太凉引起腹泻。有胃溃疡或胃酸过多的人，不要空腹喝酸奶

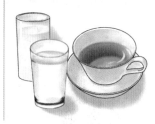

3. 奶制品可以作两餐之间的点心或餐前辅食

牛奶和酸奶有上佳的饱腹感，可以代替饼干、糖果、零食等，也可以在餐前食用，适当减少下一餐食量。建议晚餐减少三分之一食量，把酸奶或牛奶当夜宵。最好在临睡前2～3小时喝下，以提高睡眠质量

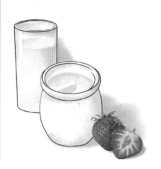

2. 三餐营养要平衡

乳制品虽说营养丰富，但铁、锌和维生素 C 含量较低，因此，必须从其他食物中补充这些营养物质。营养学家建议，午餐宜补充 100 克瘦肉或鱼，再加 200 克蔬菜；晚餐宜补充 100 克豆制品和 200 克绿叶菜如菜花、芥蓝、油菜等。如果喜欢无糖酸奶或不加糖牛奶，还要摄入少量水果。

将豆浆去脂生活进行到底

《本草纲目》中记载："豆浆性平味甘，利水下气，制诸风热，解诸毒。"

经常为家里的老人准备豆浆，每天一杯就能让他们远离骨质疏松，且不便秘。女性常喝豆浆可以调节体内雌激素与孕激素水平，使分泌周期的变化保持正常，能有效预防乳腺癌和子宫癌、卵巢癌的发生，提高机体的免疫力。

豆浆适宜四季饮用：春秋饮豆浆，滋阴润燥，调和阴阳；夏饮豆浆，消热防暑，生津止渴；冬饮豆浆，祛寒暖胃，滋养进补。现代医学也证明，豆浆内含丰富的氧化剂、矿物质和维生素，还含有一种牛奶所没有的植物雌激素"黄豆苷原"，具有调节女性内分泌系统的功能。每天喝一杯鲜豆浆，可明显改善女性心态和身体素质，延缓皮肤衰老，使皮肤细白光洁。

豆浆是女性的养颜圣品，但是在饮用时一定要有所注意，否则很容易诱发疾病。那么，喝豆浆要注意什么呢？

1. 不能冲入鸡蛋

很多人以为豆浆加鸡蛋会更有营养，殊不知，鸡蛋中的蛋清会与豆浆里的胰蛋白酶结合，产生不易被人体吸收的物质

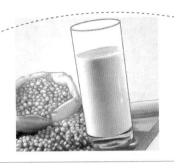

2. 不能与药物同饮

有些药物会破坏豆浆里的营养成分，如四环素、红霉素等抗生素类药物。忌饮未煮熟的豆浆。生豆浆里含有皂素、胰蛋白酶抑制物等有害物质，未煮熟就饮用，会发生恶心、呕吐、腹泻等中毒症状

3. 不要空腹喝

空腹喝豆浆，豆浆里的蛋白质大都会在人体内转化为热量而被消耗掉，不能充分起到补益作用。喝豆浆的同时吃些面包、糕点、馒头等淀粉类食品，可使豆浆内的蛋白质等在淀粉的作用下，与胃液较充分地发生酶解，使营养物质被充分吸收

现在市面上卖的豆浆机种类很多，可以选一款自己喜欢的。喝自己亲手打出来的豆浆更卫生。需要注意的是不要把各种豆子放在一起磨，因为不同的豆子有不同效果，混在一起，会互相影响疗效。

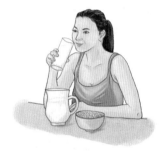

做法：把洗净的大米和豆浆一起放入锅里，如果豆浆过少，可以加清水，以达到平时煮粥所需要的水量。先用大火烧开，再转为小火，一直到粥熟。用豆浆和大米煮粥能得到你想不到的滑腻香甜。

喝豆浆时最好不要加糖或蜂蜜。如纯豆浆不合口味，可以用豆浆煮粥

DIY 美肤清肠瘦身美酒

酒，人们印象中是伤身体的东西。人们忽视了食物有坏也有好的道理。其实，酒水只要喝得恰到好处，也可增强身体的免疫力。在平常的日子里，做一些自己调制的"保健酒水"，也是十分有用的。这些增强免疫功能的家庭饮品都制备简便，取材容易。下面就教大家几招：

①松竹酒

材料：松树叶 200 克，竹叶 100 克，蜂蜜 100 克，60 度白酒 2 千克

做法：用白酒浸泡一个月后即可饮用。竹叶含有抗癌的多糖成分，所以这种酒不仅适用于一般保健，也适用于患肿瘤的病人。只需每日饮用 10 毫升左右（不能饮酒的人，可用白开水稀释），便有一定效果。

功效：松树叶和竹叶都含有丰富的叶绿素和维生素 A、维生素 C，并具有净化血液的高效功能，对消除疲劳、提起精神和治疗动脉硬化有益处。

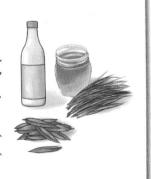

②香菇甜酒

材料：香菇 50 克，蜂蜜 200 ~ 250 克，柠檬 3 个，白酒 1 千克。

做法：将香菇洗净，柠檬切片，和蜂蜜一起浸入白酒（30 ~ 60度）中发酵。若采用干香菇，15 天就可饮用；若采用鲜香菇，则 10 天即成。

功效：增强免疫力，降压，降胆固醇，开胃健脾。

注意：柠檬应在第 7 天时取出，以保持香菇的风味。

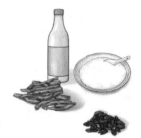

③枸杞酒

材料：枸杞 100 ~ 150 克，地骨皮 20 克，蜂蜜 100 克，30 ~ 60 度白酒 1 千克。

做法：将诸料在白酒中浸泡 1 ~ 2 个月后滤除残渣，即可饮用；每天临睡前饮用 15 毫升，效果更佳。

功效：枸杞本身可以使免疫抗体起效时间延长，具有健肾补肝之功效，对老年人正气虚弱有治疗效果；其根入药制成的地骨皮也是强身益精的重要药物。

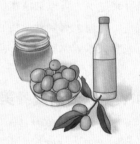

④金橘酒

材料：金橘 800 克，蜂蜜 150 克，白酒 2 千克。

做法：将金橘去皮并分别浸入酒中。经 1 个月后即可饮用，但经两个月则最为理想。此时酒色如饴，香味最浓。可把橘瓣捞出，压榨一下，把压出的橘汁再倒回酒中，是极好的佐餐开胃酒。

功效：金橘含有大量维生素 C，对免疫功能极有补益，具有促进食欲、止咳、祛痰等具体功效。

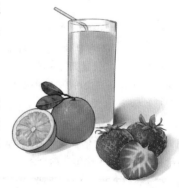

与榨汁机为伍的断食疗法——果汁断食疗法

果汁断食法是一种别具风味的改良断食法，在断食过程中，并不饮用蜂蜜，而是饮用一定量的水果汁。

1. 果汁断食法的特点

在断食过程中饮用果汁，与平时饮用果汁决不能相提并论，其甘美痛快的感觉难以形容。而且，不同时期，有不同的水果上市，各种各样的果汁断食法，

果汁也含有一定量的营养，特别是含维生素较多，因此，人在断食过程中出现的疲乏倦怠感觉较轻，同样可以坚持适当的工作

会增添无限的乐趣。对喜欢喝果汁的女性来说，果汁断食法是最理想的方法。

2. 具体实施方法

果汁以各种水果制成。人们喜欢的水果，主要有苹果、梨、葡萄、橘子、草莓等。即使是苹果，多数人也还是喜欢稍带点酸味的。

果汁的用量，每次以1杯（180毫升）至1.5杯（270毫升）为宜，一日可饮用2次（中午、晚上）或3次（早、午、晚）。

甜蜜在心头的断食疗法——蜂蜜断食疗法

蜂蜜断食法就是在断食过程中可以食用一定量的蜂蜜。

1. 蜂蜜断食法的特点

实行蜂蜜断食法是减肥的理想方法。同时，蜂蜜断食法不需要复杂的食物加工过程，因此较琼脂断食法更为简单易行。尤其是蜂蜜甘甜可口，备受爱吃甜食的女性朋友的欢迎。

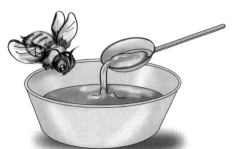

采用蜂蜜断食法断食，在断食过程中，人体消耗的主要是脂肪组织，不会像正规断食那样引起肌肉瘦弱和全身乏力倦怠的感觉，甚至每天干一些轻活儿也没关系。在断食治疗结束后，人体也较少出现食量反而增多的现象

2. 具体实施方法

每次用 30 ～ 40 克蜂蜜，以 360 毫升生水溶化冲淡后饮用。每天早、午、晚饮用 3 次为宜。在实施蜂蜜断食法过程中，也可以配合施用其他健康方法（如西氏健康法等）。

咖啡：享受、想瘦双丰收

很早以前，人们就已经发现咖啡有提神醒脑的作用，于是就将其作为提神的饮料而时常饮用。但其实咖啡可不只有提神的功效。它能促进消化，最让美女们折服的当然是它的减肥功效了。还有，用咖啡粉洗澡，也有减肥的作用。

瘦身咖啡的饮法	
1	餐前半小时冲泡一杯饮用，有助于加速新陈代谢、减弱食欲及生热作用
2	下午茶时间感到肚饿时冲饮一杯以代替零食
热饮法	取 1 至 2 茶匙的曲线瘦身咖啡，放入 1 杯沸水中搅匀；也可以加入脱脂奶及 1 粒低卡路里代糖以调和味道
冻饮法	先以少许沸水将咖啡搅匀，然后加入脱脂奶及代糖，再加冰水或冰块便可

第 3 节

食物化解便秘，排便困难与我无缘

通便不畅，身体发胖

便秘被很多人看成小毛病，却给身体造成了巨大的负担，让很多人痛苦不堪，甚至将小毛病拖成大毛病，将慢性病拖成顽症。"便秘"也是破坏身材的罪魁祸首。

便秘如此可怕，那么我们如何判断自己是否患了便秘呢？

1. 便秘的自我检测

你如果有以下症状，就很可能得便秘了。

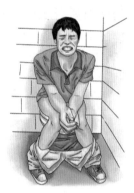

1	排便次数减少，2～3天或更长时间一次
2	没有固定而规律的排泻时间
3	粪质干硬，常觉得排便很困难
4	常觉得腹胀，腹痛，食欲减退
5	会排出难闻的屁

有些人2～3天才排便一次，但很规律，而且排泻也很顺畅，没有不舒服的感觉，这种情况就不属便秘，因为便秘是很痛苦的身体感受

便秘，现在成为了很多人的通病

2. 便秘的危害

便秘对身体有多种危害，如果长期与便秘为伍，就很有可能患上下列疾病：

1. 痔疮	便秘是痔疮的罪魁祸首之一。长时间用力排便，或蹲便时间过长，都可使直肠肛周静脉丛压力增高，逐渐使静脉曲张而形成痔疮
2. 肛裂	因为粪便干硬，可能会出现肛管处的皮肤损伤，然后继发细菌感染，从而形成肛裂
3. 胃肠功能紊乱	积存在体内的粪便，会放出有毒物质，让人食欲不佳、腹胀或痛、呃逆、嗳气等
4. 脑出血	由于用力排便，可使腹压升高，静脉血回流增多，心脏负担因而加重，血压也会升高，导致脑出血
5. 心脏病	道理与引起脑出血相同，可以导致心绞痛，甚至心肌梗死。据统计，脑出血、心梗有大约四分之一的病例是由便秘诱发的

6.肿瘤	由于粪便长时间潴留，致癌物质不能有效排出，导致大量吸收，可能诱发肿瘤，首先是肠癌。研究表明，有便秘史的女性，患乳腺癌的概率更高
7.影响儿童发育	小儿如果长期便秘，影响了消化功能，吸收效果太差，可造成发育不良。由于粪便经常滞留肠道，毒素吸收入血，循环到大脑后，可使神经敏感性降低，导致智能发育落后

以上可不是危言耸听，便秘的危害就是这么大，要从根本上解决这种"难言之隐"，我们首先要找到引发便秘的原因。

3. 导致便秘的因素有哪些

1. "吃"出来的问题

大多数便秘都与饮食密切相关。一些人饮食过少，食品过精过细，食物中的纤维素和水分不足，不能对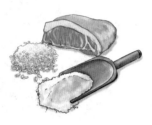肠道形成一定量的刺激，导致肠蠕动缓慢，不能及时将食物残渣推向直肠。食物残渣在肠内的停留时间延长，水分被过多地吸收，粪便就会干燥。直肠中的粪便残渣太少，没有足够的压力去刺激神经感受细胞产生排便反射，就会引起便秘

2. 排便缺乏"动力"

排便也是个"体力活"，不仅需要肛门括约肌的舒张、肛提肌向上向外牵拉，还需要膈肌下降，腹肌收缩，屏气用力来推动粪便排出。所以，年老体弱、久病卧床、产后等时，均可因膈肌、腹肌、肛门括约肌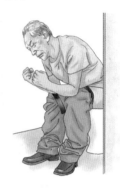收缩力减弱，腹压降低而使排便动力不足，使粪便排不干净，粪块残留，而发生便秘。

3. 拖延的毛病

有些人觉得大便无关紧要，或者因为工作繁忙及其他原因，有了便意也不立即排便，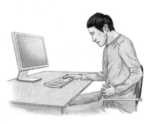拖延了大便时间，使已到了直肠的粪便返回到结肠；或因患有肛裂和痔疮等肛门疾病，恐惧疼痛，害怕出血，不敢大便而拖长大便间隔时间。这都可能使直肠壁上的神经细胞对粪便进入直肠后产生的压力感受反应变迟钝，形成习惯性便秘。

4. 疾病原因

排除以上原因，便秘很有可能就是因为你的身体内部有重大疾患。肠管内良性和恶性肿瘤，慢性炎症，腹腔内巨大肿瘤，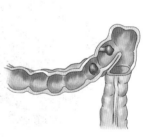如卵巢囊肿、子宫肌瘤，以及妊娠、腹水压迫大肠，大肠病变如过敏性结肠炎、大肠憩室炎、先天性巨结肠等疾病可引起大肠痉挛、运动失常。这些都有可能导致便秘

此外，肠胃道的疾病也与我们的精神状态很有关系。精神上受到强烈刺激、惊恐、情绪紧张、忧愁焦虑或注意力高度集中于某一工作等会使便意消失，形成便秘。

总之，便秘是一种对身体危害非常大的疾病，会对我们的正常生活产生不良影响。所以，排便有问题的朋友千万不要掉以轻心，在改变饮食和生活习惯之后还是不能使情况得到改善时，一定要及时就医治疗。

清洁肠道，给你的肠道一点关爱

肠道每天不停地消化、吸收食物，以保证身体养分充足，是人体内最劳累的器官。此外，它还是人体内最大的微生态系统，共有400多种菌群，掌管着人体70%以上的免疫功能，是维护人体健康的天然屏障。但是，长期以来，人们对胃肠营养健康问题的认识非常有限，很多人对肠胃方面的不适都不太在意，认为只是一些小毛病而已。其实，肠道的作用非常重要，我们应该给自己的肠道多一点关爱。

微生态学家指出，保持肠道年轻的一个关键因素就在于保持肠道清洁、大便畅通。而膳食纤维就能促进肠道蠕动，加快粪便排出，从而抑制肠道内有害细菌的活动，维护肠内微生态环境平衡。

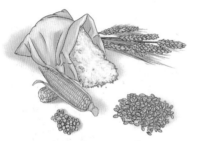

1. 日常饮食中要多吃粗粮，有意识地增加膳食纤维的摄入量，膳食纤维含量丰富的食物包括米、大麦、玉米、燕麦、小麦、荞麦、裸麦（青稞）、薏仁等。但粗粮并非吃得越多越好，研究发现，饮食以六分粗粮，四分细粮最为适宜；正常人吃粗粮的频率以每两天一次为宜

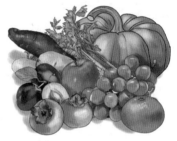

3. 蔬菜与水果也都含有丰富的维生素、矿物质及膳食纤维，适合每天都摄取。高纤蔬菜主要有：芹菜、南瓜、莴苣、花椰菜、豆苗、洋山芋及荚豆类。高纤水果主要包括：橘子、葡萄、李子、葡萄干、无花果、樱桃、柿子、苹果、草莓。高纤的根茎类包括：番薯（白薯）、马铃薯、芋头

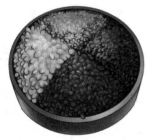

2. 黄豆、黑豆、红豆、绿豆等豆类及豆制品，对维护肠道微生态环境平衡起着至关重要的作用。但油炸豆腐、熏豆腐、卤制豆腐等加工食品，营养物质遭到破坏较多，应少吃

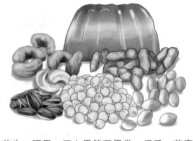

4. 花生、腰果、开心果等坚果类，瓜子、芝麻等种子类，食物膳食纤维含量也都较高，但是坚果类除栗子、莲子外，脂肪含量都很高。还有，洋菜（琼脂）、果冻、魔芋也是高纤食物

同时，要严格控制某些食物的摄取量。例如，肉类如果没有充分咀嚼就不易消化，容易成为肠内腐败的元凶；主要存在于动物脂肪和人造奶油中的饱和脂肪，如果聚集，会打破肠道内的菌群平衡，增加那些促使胆汁酸盐变为致癌物的细菌的含量；白糖有利于细菌特别是大肠杆菌在肠道内的迅速繁殖，摄入过量的白糖将对肠道微生态环境平衡产生致命的危害。

总体来说，膳食平衡要做到以下几点：

1	尽量少吃过季或者反季食品
2	每天吃饭的时间、数量都要有规律
3	吃饭时要身心愉悦，细嚼慢咽
4	饮食要依据自己的身体状况而定，不要盲目跟风

清宿便，排肠毒——几款天然通便茶

如果你有便秘的烦恼，就不要喝浓茶。因为茶叶中的茶多酚类物质对肠胃黏膜具有一定的收敛作用，会影响人体对食物的消化吸收功能，使大便干结，引起便秘或加重便秘。不过，有一些淡茶却具有通便的功能。

①当归茶

材料：当归20克，水900毫升。

做法：将当归洗好，按自己的喜好切成好看的样子，加水，用大火煮。烧开后，改为小火，再煮15分钟。待到香味四溢的时候，把当归捞出，即可饮用。

功效：当归可以刺激肠胃蠕动，使排便润滑，尤其对慢性便秘和神经性便秘有特殊疗效。

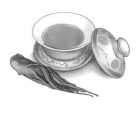

②长寿茶

材料：当归10克，枸杞子10克，五味子10克，山茱萸10克，灵芝5克。

做法：将材料洗净，滤干水分。将滤干水分的材料放到锅中，根据需要加水。水开后，改为小火，继续熬煮20～30分钟，最后将材料捞出，只留汤汁。每次饭后2小时饮用1杯即可。

功效：用各种中草药熬制出来的长寿茶不仅可以使胃肠道更加健康，还可以缓解便秘症状，润肠通便。

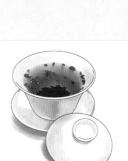

③决明子茶

材料：决明子20～30克，水700毫升。

做法：将决明子放入水中，上火熬煮，熬到汤收到一半时关火，将渣滓过滤，只取汤汁。饭后两小时饮用一杯。

功效：决明子茶可以作为温和的通便剂，决明子还具有治疗高血压和醒酒的功效。

④槐花蜂蜜茶

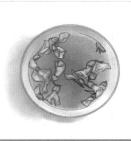

材料：槐花10克，蜂蜜少许，绿茶适量。

做法：将槐花洗净，与绿茶一起用适量沸水冲泡，加入蜂蜜搅拌均匀，即成。

功效：本品具有清热润肠、凉血止血之功效，可代茶频频饮用。适用于老年性及习惯性便秘。但糖尿病患者禁忌使用。

芦荟，清洁肠道最好的"植物医生"

芦荟是一种草本植物，叶肉质嫩而肥厚，叶缘呈锯齿状，从叶中采汁，可以入药。关于其名字，"芦"字为黑的意思，"荟"是聚集的意思。芦荟叶子切口滴落的汁液呈黄褐色，遇空气氧化就变成了黑色，又凝为一体，所以称作"芦荟"。《本经逢原》《本草纲目》及《中华本草》等诸多医典中均阐述了芦荟神奇的保健功能，概括起来就是其性味苦、寒、无毒，具有润肠通便，调节人体免疫力，保护肝脏，抗胃损伤，抗菌，降低血脂、血糖和血压，修复组织损伤等作用。

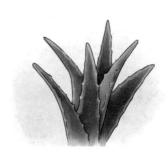

芦荟有着诸多的药用保健功效，所以在民间还拥有一个家喻户晓的名称——"植物医生"

在芦荟的诸多功效中，润肠通便、养颜排毒算是比较为大家所知的。事实上，想要利用芦荟通便排毒，不仅可以在遵医嘱的情况下服用些已制成的芦荟药品，还可以自制芦荟汁饮用。

一般来说，人体经过8小时睡眠，消耗了大量的水分和营养，体内存储的糖原快要消耗殆尽，早晨起床后常处于一种生理性缺水状态。所以，在开始一天的活动前，最好喝250毫升温开水，以补充水分，让肠胃慢慢恢复活力。若在水中再加入适量芦荟粉，冲调成一杯可口的芦荟汁，可帮助调节肠胃，排毒通便，降低胃溃疡的发生率，促进细胞修复，助益胃肠健康。

当然，除了上述的相关药品和芦荟汁液外，也可以选择一些以芦荟为主要成分的保健品。这就要依个人情况而定了。

芦荟茶

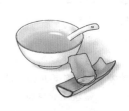

材料：新鲜芦荟适量。

做法：把洗净的芦荟切成8毫米厚的薄片，放入锅中加入水，没过芦荟即可；用小火煮熟后滤出芦荟即可饮用。

功效：芦荟中的成分具有调理肠胃和导泻的作用。

通腑将军，大黄当仁不让

中医认为："六腑以通为用，欲得长生，肠中常清；欲得不死，肠中无滓。"意思是说保持大便通畅而无积滞，有益于健康长寿。元朝朱丹溪受王充的启示，提倡以"倒仓法"祛病延年，即通畅大便及时排出肠胃中的糟粕，保持肠胃的清洁，从而减少疾病，延缓衰老。

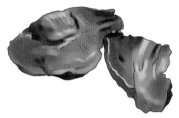

每次取生大黄 5 ~ 10 克，水煎服或沸水冲泡代茶饮，以大便稀软而不形成水泻为度，每隔 2 ~ 3 日服一次。总之，应根据个人体质及具体情况酌情服用大黄，使其在保持大便通畅，抗衰延年中发挥应有的作用

欲使肠中常清，大便通畅，中药大黄可谓一味良药，堪称名副其实的"通腑将军"。它在保持大便通畅，减少肠中有毒物质对机体的侵害以及抗衰延年中屡建奇功，立下了汗马功劳。《神农本草经》中就记载："大黄能荡涤肠胃，推陈致新，通利水谷，调中化食，安和五脏。"《汤液本草》中这样说大黄："泄满，推陈致新，去尘垢而安五脏，谓如勘定祸乱以致太平无异，所以有将军之称。"《本草正义》中亦说："大黄迅速善走，直达下焦，深入血分，无坚不破，荡涤积垢，有黎庭扫穴之功。"中老年人如能定期服用大黄，就像定期进行大扫除一样，可使体内的积滞隐患及时得以清除干净。肠中"垃圾"一清理，就可达到防病、健身的目的。

现代药理研究证实：大黄有泻下、消炎、抗菌、抗病毒、抗肿瘤、利胆、止血、降血胆固醇和性激素的作用，大黄具有的泻下作用不妨碍小肠对营养物质的吸收。另外，进食少量大黄有健胃作用，可助胃吐故纳新，以滋后天之化源。老年人往往因血失调而罹患疾病，少量服用大黄，有行气活血，疏通经络之功。气血调和，经络畅通，则病不生。

麻子仁粥治便秘

便秘可以发生在人生的任何一个年龄段。它与我们的饮食不均衡、运动不足、压力过大、生活不规律等密不可分。用饮食调理便秘自然是长久之法，但有的时候也要适当辅之以药物。当然，可不是让你去吃泻药，听听中医的方法，去中药店抓点麻子仁就行。

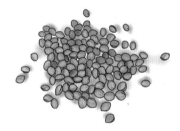

麻子仁可以润肠通便，滋养补虚，适用于邪热伤阴，或素体火旺，津枯肠燥所致的大便秘结、脘腹胀满、恶心欲呕等

医学圣典《本草纲目》里记述："大便秘，小便数。用麻子仁二升，芍药 250 克，厚朴一斤，大黄、枳实各一斤，杏仁一升，一起熬研，加炼蜜和成丸子，如梧子大。每服十丸浆水送下。一天服三次。此方名'麻仁丸'。"麻仁丸是我国中医用来治疗便秘的一个良方，不过你若是觉得这个方子用起来太复杂，不妨试用食疗的方法，喝一碗麻子仁粥。

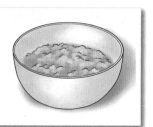

麻子仁粥

材料：麻子仁 20 克，大米 100 克，白糖适量。

做法：将麻子仁洗净，放入锅中，加清水适量，浸泡 5 ~ 10 分钟后，水煎取汁，加大米煮粥，待熟时调入白糖，再煮一二沸即成，每日 1 剂，连续 3 ~ 5 天。

还应当提醒大家注意的是，中医讲究辨证施治，便秘也有类型之分。这点我们在前面已经提到过。热秘是由体内热毒引起的，需要润肠来通便。而气虚则是大肠传导无力，血虚则是津枯不能滋润大肠。乍一看症状差不多，但病因往往不同。因此，对于体内毒素，切忌不可"一泻了之"。用食物泻法来清肠就比较安全而没有副作用了。

告别便秘，还需拜求些民间偏方

在民间，很多让医生束手无策的疑难杂症用一些土方却能药到病除，便秘自然也不在话下。这里介绍一些历来民间解决便秘的中药偏方，你可以在中医的指点下酌情选用。

1. 白术散治疗便秘

取生白术适量，粉碎成极细末，每次服用白术散 10 克，每天 3 次。此法对虚性便秘疗效颇佳，一般用药 3 ~ 5 天，大便即可恢复正常。大便正常后即可停药，以后每星期服药 2 ~ 3 天，即可长期保持大便正常

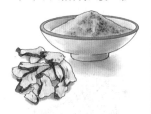

2. 芍甘汤加味治便秘

取生白芍 30 克，生甘草 20 克，枳实 15 克，加水 2 碗煎成大半碗，每天 1 剂，分两次服用。此方治疗各种因素所致的便秘 95 例，疗效令人满意。此法特别适用于老年、久病体弱的成人便秘患者，孕妇慎用

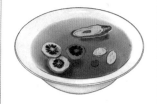

3. 胖大海治疗便秘

取胖大海 5 枚，放在茶杯或碗里，用沸水约 150 毫升冲泡 15 分钟，待其发大后，少量分次频频饮下，并且将涨大的胖大海也慢慢吃下，胖大海的核仁勿吃，一般饮服 1 天大便可通畅

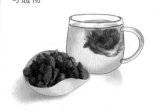

4. 蒲公英治疗便秘

取蒲公英干品或鲜品 60 ~ 90 克，加水煎至 100 ~ 200 毫升，鲜品煮 20 分钟，干品煮 30 分钟，每日 1 剂饮服，年龄小服药困难者，

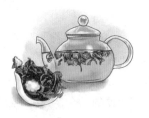

可分次服用，可加适量的白糖或蜂蜜以调味

5. 决明子治疗便秘

取决明子 20 克，放置茶杯内，以白开水冲浸，如泡茶叶一样，20 分钟后，水渐成淡黄色，香味四溢，即可饮用。喝完药液后，再加 1 次开水泡饮

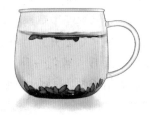

6. 连翘治疗便秘

取连翘 15～30 克，煎沸当茶饮，每日 1 剂。小儿可兑白糖或冰糖。1～2 周后即可停服。此方特别适用于手术后便秘、妇女（妊娠期、经期、产后）便秘、外伤（颅脑损伤、腰椎骨折、截瘫）后便秘、高血压便秘、习惯性便秘、老年无力性便秘、脑血管病便秘及癌症便秘等

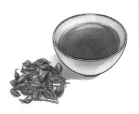

7. 车前子治疗便秘

每日取车前子 30 克，加水煎煮成 150 毫升，每日 3 次，饭前服，1 周为 1 个疗程。一般治疗 1～4 个疗程即可痊愈。服药期间停服其他药物。本方不仅可以治疗便秘，而且还有降血压作用，特别适用于高血压而兼便秘患者。另外，以车前子为主治疗糖尿病便秘患者，有明显的近期、远期疗效

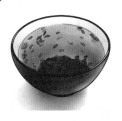

为肠子着想，千万别滥用抗生素

滥用抗生素，可以导致菌群失调。正常情况下，肠道中都含有一定量的正常菌群。它们是人体正常生命活动的有益菌，会参与人身体的正常代谢。只要它们存在，其他对人体有害的菌群是不容易生存的。抗生素是不能识别菌群对人类有益还是有害的，它会蛮横地杀死所有菌群，包括那些有益菌群。这样一来，有害菌就会繁殖。如果这些细菌是病原菌，就会引起腹泻。另外，大量使用抗生素，细菌也会产生抗药性，以后服用这类药物可能就没有效果了。

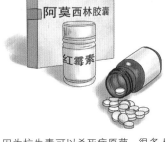

因为抗生素可以杀死病原菌，很多人感冒之后，会自己服用一些抗生素类药物。这种司空见惯的做法，实际上对我们的健康可是害处多多的

所以，使用抗生素一定得遵循医嘱。在服用抗生素以后，也得想一些补救的方法。在服用抗生素之后，要坚持食用酸奶和低聚糖类食品，以增加肠道内的益生菌，使肠道内的环境恢复正常、平衡。

久坐伤身，白领也为便秘烦

紧张的工作、不规律的生活让白领们经常处于焦虑状态中，这种状态很容易引起胃肠道功能紊乱。这也是造成白领便秘的原因。

所以，白领们的便秘与老年人不同。年轻人的便秘往往是受到外界因素的干扰产生的。便秘不但会聚集体内的毒素，时间长了，还会引起其他疾病。想要彻底告别便秘，首先要让身体处于一种良性的循环中，然后再维持这种好的状态。

保证正常的三餐也是白领预防便秘以及其他疾病的基本要求。虽然数不清的案头工作、会议、出差

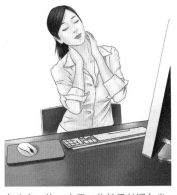

办公室一族，由于工作性质长期久坐，难得一动。而长期保持坐姿缺乏运动，就很容易造成消化不畅，大肠蠕动无力，导致便秘

让你不得不在工作中匆匆解决一日三餐，大大小小的商务午餐、晚宴也不会让你吃得痛快。但为健康着想，也要经常制订工作日健康食谱并坚持执行。

早餐最好选择一些消化较慢、含糖分高的碳水化合物，这类食物会平稳地提升血糖浓度，维持你一上午的营养供给。

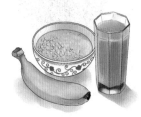

1. 一小碗燕麦粥、一根半熟的香蕉、一杯原味酸奶或新鲜果汁都是很聪明的选择

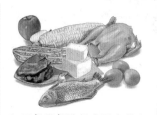

2. 早餐最好选择高蛋白的鱼肉、鸡肉、牛肉、鸡蛋或豆腐以助消化，并驱除餐后睡意。但一定要搭配高纤维的蔬菜和水果

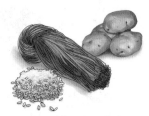

3. 早餐可选择土豆、荞麦面的面条、大米等主食，以舒缓脑细胞。但为了预防便秘，经常吃一些糙米也是有好处的

虽然食用高纤维的水果是治疗便秘的佳法，但是水果不能随便吃。白领通常都处在高度压力下，精神紧张就容易患溃疡病，所以不宜吃柠檬、杨梅、李子、山楂等酸性强的水果。而新鲜菠萝容易诱发过敏、头痛，吃前最好在盐水中浸泡 30 分钟以破坏过敏物质。甘蔗、新鲜荔枝、柑橘等含糖量很高，不宜空腹食用，否则会刺激胃黏膜，造成胃痛、脾胃胀满。

饮食、运动、按摩三方面加起来就可以改善白领便秘。在肚脐眼上抹一些清凉油，按顺时针方向按摩，面积由小到大，力量由轻到重，早晚各一次，每次 10 分钟，揉到手和肚皮都发热，也对缓解便秘有很好的效果。不过，任何方法都贵在坚持，如果是顽固的便秘者，刚开始可能效果不明显，坚持一段时间效果会很明显的。

准妈妈一族，易受肠道"纠结"之苦

准妈妈们经历着人生很重要的过程，而这个过程中要遭遇很多苦痛，便秘就是其中之一。很多孕妇都经受着这种肠道"纠结"之苦，不仅心情压抑，皮肤也承受着很大的伤害。最直接的反应是肤色灰暗、粗糙，出现类似粉刺的黑斑。而为了腹中的宝宝着想，准妈妈们又不敢尝试药物缓解便秘的方法。

为什么孕妇易受到便秘的困扰呢？这是因为孕妇怀孕后体内孕激素增多，孕激素具有抑制肠蠕动的作用，会造成孕期肠蠕动减弱。而且，子宫逐渐增大还可压迫直肠，使粪便在肠内停留的时间延长。膨大的子宫体也会压迫结肠，使粪便运转速度减慢，导致准妈妈不能正常排便。

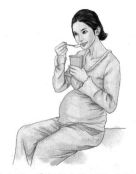

怀孕之后，准妈妈们为了体内的宝宝都会吃得又多又精致。这种膳食结构的改变，粗粮减少，缺少膳食纤维，就会缺乏对肠壁刺激的推动作用。而孕期的女人也会减少活动，这也是影响结肠蠕动的原因之一

还可能是所服用药物的影响。如用镇静药物来缓解孕期不适症状，这些药物便常常会对肠道功能产生副作用。这是造成孕妇便秘的又一重要原因。

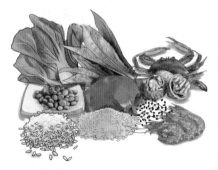

女性朋友们最好在怀孕前半年就做好充分的准备，包括锻炼身体，多做按摩，坚持冷水擦浴，增强皮肤的弹性，不吃高糖食品，不吃含味精、咖啡因、防腐剂的，或辛辣的食品。可提前多摄入含硒、镁等微量元素的食物。黑芝麻、麦芽、虾、动物肾、肝等含较多的硒。镁主要来源于含叶绿素多的有色蔬菜等植物性食物。此外，小米、大麦、小麦、燕麦、豆类、坚果类、海产品等食品也是镁的良好来源，可防止出现类似粉刺的黑斑。每天喝点绿茶，亦可起到良好的美容作用

总之，只要提早预防，保持正常、健康的饮食，这些困扰准妈妈们的烦恼也是可以解决的。

食疗，让老年人心宽肠畅

老年人是最易发生便秘的人群，发生率可以高达 30% 以上。长期便秘的老人不仅会出现腹胀不适、食欲不振、心烦失眠和头昏等症状，还可诱发或加重痔疮、肛裂、前列腺肥大等诸多疾病。便秘给老年人的生活无疑带来了沉重的负担。随着年龄的增长，便秘所带来的烦恼会急剧增多。

便秘和年老体衰之间可是存在着密切的关系的。老年人腹肌力量下降，大肠往往会从自己的原有位置下垂，从而减弱肠功能。另外，排便时为了能使粪便顺利排出，我们往往会下意识地通过腹部用力来压迫肠。如果腹肌力量下降，这种推压肠的力量也会减小。

对于老年人来说，便秘也很可能是器质性病变的一种表现。如肛门疾患引起的疼痛，结肠内外肿瘤、结核等引起的梗阻，糖尿病等就可能引发便秘。而反过来，便秘又可能引发多种疾病，其中包括让人心生恐惧的大肠癌。因此，对于老人便秘的防治，千万不可掉以轻心。

另外，如果老年人屡受便秘困扰，这里有一些食疗方案可供大家参考。

① 杏仁饮方

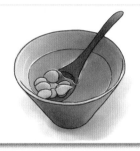

材料：杏仁 100 克，粳米 100 克。

做法：将杏仁去皮尖，细研，以水浸之。淘洗粳米后与杏仁汁混合，煮开。空腹服用。

功效：对老人五痔、泄血不绝、四肢衰弱、不能下食有很好疗效。

② 桑耳粥方

材料：桑耳 100 克，粳米 600 克。

做法：将桑耳加入 3 升水中煎取至 2 升，粳米淘洗后与桑耳汁同煮，熬成粥。空腹食用，每天两次。

功效：对老人五痔下血、常烦热、羸瘦有效。

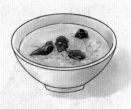

③ 槟榔粥方

材料：槟榔 15 ~ 30 克，大米 60 克。

做法：先将槟榔煎煮 20 分钟，去渣取汁，再放入大米煮成粥。早晚分服。

功效：对大便解出困难、大便干结、口苦、频频嗳气、胸闷胁胀有效。

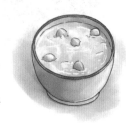

此外，药物性便秘在老年人中也十分常见。因为大多数老年人常年使用各种药物，而其中的一些成分就有可能导致便秘。有些中药如番泻叶等，"服之即下，停之又秘"，同样可致"成瘾"。长期便秘病人，可以在清晨空腹时，喝温淡盐水 260 ~ 450 毫升。这样做可促进胃肠蠕动，有利于排便顺畅。也可以适当做如下的健身运动。

1. 按摩腹部
平卧放松，按顺时针方向按摩腹部，每次 20 ~ 30 分钟

2. 收腹鼓腹运动
平卧时深吸气将腹部鼓起，呼气时缩腹，反复做 10 分钟左右

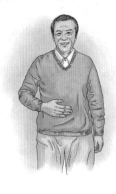

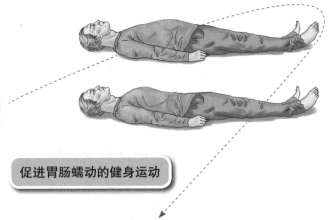

促进胃肠蠕动的健身运动

3. 提肛运动
平卧或坐位时进行收缩肛门运动

上述运动可单独或同时进行，只要坚持不懈，便秘是可以治愈的。

便秘往往是多种因素共同作用的结果，因此，寻找和消除病因是治疗便秘的关键。对于慢性功能性便秘，良好的生活和饮食习惯是最有效的治疗方法。

第4节

九型体质中国人的饮食宜忌

一娘生九子，九子各不同——中国人的九种不同体质

根据中国理论和现代医学的研究成果，中国人可分为九种体质类型，其中健康的平和体质仅仅占33%，而其他八种偏颇体质占到了67%，居于前4位的则是，气虚体质、湿热体质、阴虚体质和气郁体质。九种体质的具体情况如下所示：

平和体质

是最健康的体质表现，睡眠都很好，性格开朗，社会和自然适应能力强。总是被人们看作"身体倍儿棒，吃嘛嘛香"的人群。平和体质日常保养，在饮食上要注意，不要吃得过饱，也不能过饥，不吃冷过热的食物，少吃油腻。在运动上，年轻人可选择跑步，打球，老年人则适当散步，打太极拳

气虚体质

一般表现为说话有气无力，经常出虚汗，容易呼吸短促，经常感觉疲乏无力。且很易感冒，生病后抗病能力弱且难以痊愈，还易患内脏下垂疾患。气虚体质者日常要多吃具有益气健脾的食物，如黄豆、白扁豆、香菇、大枣、桂圆、蜂蜜等。以柔缓运动，散步、打太极等为主，平时可按摩足三里穴

湿热体质

脸部和鼻尖总是油光发亮，易生粉刺、疖疮，一开口就能闻到异味，属于湿热体质。这种人容易大便黏滞不爽，小便赤黄。湿热体质，在饮食上要清淡，多吃甘寒、甘平的食物如绿豆、空心菜、苋菜、芹菜、黄瓜、冬瓜、西瓜等。少食辛温助热的食物。戒除烟酒，不要熬夜，忌过于劳累。适合中长跑，游泳，爬山，各类球类、武术等运动

阴虚体质

经常感到手脚心发热，面颊潮红，皮肤干燥，口干舌燥，容易失眠，经常大便干结。阴虚体质要多吃甘凉滋润的食物。比如绿豆、冬瓜、芝麻、百合等。少食性温燥烈的食物。中午保持一定的午休时间。避免熬夜、剧烈运动，锻炼时要控制出汗量，及时补充水分。可酌情服用六味地黄丸、杞菊地黄丸

气郁体质

一般表现为多愁善感，抑郁脆弱，体型偏瘦，经常闷闷不乐，无缘无故地叹气，容易心慌失眠。气郁体质可多吃小麦、葱、蒜、海带、海藻、萝卜、金橘、山楂等具有行气、解郁、消食、醒神功效的食物。睡前避免饮茶、咖啡等提神醒脑的饮料

阳虚体质

总是手脚发凉，不敢吃凉的东西。性格多沉静、内向。阳虚体质，在日常饮食上可多吃甘温益气的食物，如葱、姜、蒜、花椒、韭菜、辣椒、胡椒等。少食生冷寒凉食物如黄瓜、梨、西瓜等。平时也可以自己按摩气海、足三里、涌泉穴

血瘀体质

刷牙时候牙龈易出血，眼睛常有红丝，皮肤干燥、粗糙，常常出现疼痛，容易烦躁、健忘，性情急躁。血瘀体质者可多食黑豆，海带，紫菜、萝卜、山楂、醋、绿茶等具有活血，散结、行气、疏肝解郁作用的食物。少食肥肉，并保持足够的睡眠

痰湿体质

最大的特点就是心宽体胖，腹部松软肥胖，皮肤出油、汗多，眼睛水肿，容易困倦。日常饮食要清淡，多食葱、蒜、海藻、海带、冬瓜、萝卜、金橘、芥末等食物，少食肥肉及甜、腻食物

特禀体质

对花粉或食物过敏，要饮食清淡，营养均衡，粗细搭配适当，荤素搭配合理。少食荞麦、扁豆、蚕豆、牛肉、鹅肉、茄子、浓茶等食品。可服用玉屏风散等

平和体质，饮食调理最关键

对于平和体质者来说，食补就可以了，不必进行药补。因为一味地追求药补，不仅起不到强壮体质的效果，甚至还会造成意想不到的危害。

那么，体质平和的人应该怎样进行食补呢？我们应遵守以下四个原则：

1. 饮食有节

饮食要有节制，如果摄入热量食物过多，势必造成体内热量过剩，多余热量就会转化为脂肪，使身体发胖，并影响心脏功能。这也是诱发高血压、冠心病、动脉粥样硬化等心血管疾病的主要因素。饮食应当少而精，富于营养又易于消化，多吃新鲜蔬菜、水果，限制高脂肪、高热量食物的摄入量。以七八分饱为宜

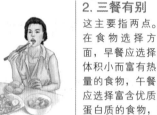

2. 三餐有别

这主要指两点。在食物选择方面，早餐应选择体积小而富有热量的食物，午餐应选择富含优质蛋白质的食物，晚餐则应吃低热量、易消化的食物。在摄入量上，应做到"早饭吃好，中饭吃饱，晚饭吃少"，现在很多年轻人习惯于早餐吃得很少或不吃早餐，晚餐吃得很多，这对健康是有害的

3. 合理搭配

饮食合理搭配就是要做到粗细粮混食，粗粮细做，干稀搭配；副食最好荤素搭配，忌偏食或饮食单调

4. 饮食清淡

据调查，每日食盐量超过15克以上者，高血压的发病率约为10%。因此，正常人一般每天摄入盐要控制在10克以下。如患有高血压、冠心病或动脉硬化者，必须控制在5克以下。不过饮食清淡也不应该绝对化，比如盛夏季节，人体因大量出汗，会令体内盐分丢失过多，这时就应注意及时补充盐分

阳虚体质，多吃点养阳、补阳食物

阳虚体质者要遵循温补脾肾以祛寒的养生原则。因为五脏之中，肾为一身的阳气之根本，脾为阳气生化之源，所以当着重补之。

在饮食上阳虚体质者宜食味辛、性温热平之食物，如薏苡仁、大蒜、葱、莲藕、甘薯、红豆、豌豆、黑豆、山药、南瓜、韭菜等。阳虚者不宜吃空心菜、山东大白菜、菠菜、茼蒿、茭白笋、白萝卜、百合、冬瓜、苦瓜、茄子、绿豆、绿豆芽等食物。

另外《本草纲目》中说羊肉、狗肉、鹿肉等具有养阳之功效。所以，阳虚之人可以多食。

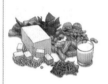

羊肉附子汤

阳虚的人可以在夏日三伏，每伏食羊肉附子汤一次，配合天地阳旺之时，以壮人体之阳

气虚体质饮食要注意清淡，营养多样化

气虚体质在饮食上应对吃益气健脾的食物，如小米、糯米、粳米、莜麦、马铃薯、红薯、山药、豆腐、香菇、胡萝卜、鸡肉、鸡蛋、兔肉、牛肉、黄鱼、鲢鱼等。多食小米山药可增加气力。但要注意饮食不宜过于滋腻，应该选择营养丰富，易于消化的食品。

下面再给大家推荐两款适合气虚体质者的药膳：

① 小米山药粥

材料：小米 100 克、山药 50 克、冰糖适量。

做法：将小米淘洗干净，下锅煮，视小米粥的量，粥烧开后中火再煮 10 分钟。山药洗净切片或切丁，在小米粥煮好的前 5 分钟放入。小米山药粥煮好后，加入适量冰糖即可。

功效：补益心肾，健脾和胃。最适宜脾肾两虚，出现食少乏力、面色萎黄、时有汗出、产后乳少等症。

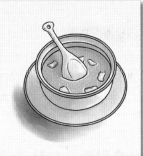

② 冬笋三黄鸡

材料：鲜冬笋、三黄鸡、精盐、味精、鸡精、姜片、葱结、水淀粉、精炼油、鸡汤、鸡油。

做法：将冬笋洗净切片，焯水至熟再漂冷，三黄鸡切成片。锅上灶，放入少许精炼油烧热，加入姜、葱略炒，然后下鸡汤、鸡片、冬笋片，依次调入精盐、鸡精、豌豆尖，待熟后勾少许水淀粉收汁即成。

功效：对大便解出困难、大便干结、口苦、频频嗳气、胸闷胁胀有效。

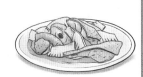

多食粗少食细——痰湿体质的饮食法则

痰湿体质者是因为吃了太多的细粮造成了体内的痰湿，要想改变体质，就必须多吃粗粮。如玉米、小米、红米、紫米、高粱、大麦、燕麦、荞麦等。除了这些谷物，还有豆类，如黄豆、绿豆、红豆、黑豆、芸豆、蚕豆等；另外，像红薯、土豆、山药，也属于粗粮。有些蔬菜比如芹菜、韭菜，也都含有丰富的膳食纤维。

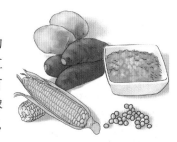

适当吃粗粮有利于排便和减肥，但过多的粗粮，不仅仅对消化系统不利，还有一些其他的负面影响

"粗粮"虽吃起来粗，可营养上一点都不比细粮差。比如，荞麦含有的赖氨酸是小麦的 3 倍，而且富含 B 族维生素。无论热量还是营养丰富程度，荞麦都高于小麦。再比如，小米中的胡萝卜素、B 族维生素含量非常高；红薯里有大量的铁和钙；豌豆、绿豆、红小豆里则有大量的氨基酸以及磷等微量元素。

行气解郁的食物有助于调和气郁体质

气郁体质多见于女性，气郁体质者在饮食上忌食辛辣、咖啡、浓茶等刺激品，少食肥甘厚味的食物。而且气郁体质者还应该保持乐观健康的心态，因为，药和营养品只起到外因作用，乐观健康的心态才是健康的内因。

另外，再向气郁体质者推荐的一道粥——甘麦大枣粥：

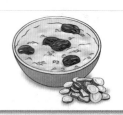

甘麦大枣粥

材料：小麦 50 克，大枣 10 枚，甘草 15 克。

做法：先将甘草煎好，去渣后，放入小麦及大枣，同煮熬粥，待煮粥好后。空腹服用即可。

少吃甜食，口味清淡——湿热体质的饮食原则

形成湿热体质一方面是先天因素，后天因素也很重要。如果一个人抽烟、喝酒、熬夜三者兼备，那他注定是湿热体质；滋补不当也易促生湿热体质，常见于娇生惯养的独生女；肝炎懈怠者也容易导致湿热体质者；长期的情绪压抑也会形成湿热体质，尤其情绪压抑后戒酒浇愁者。湿热体质者易感染皮肤、泌尿生殖、肝胆系统疾病。

一般来说，湿热体质应当从下面四个方面进行调养：

1. 饮食调养：少吃甜食，口味清淡

湿热体质者要少吃甜食、辛辣刺激的食物，少喝酒。比较适合湿热体质的食物有绿豆、苦瓜、丝瓜、菜瓜、芹菜、荠菜、芥蓝、竹笋、紫菜、海带、四季豆、赤小豆、薏仁、西瓜、兔肉、鸭肉、田螺等；不宜食用麦冬、燕窝、银耳、阿胶、蜂蜜、麦芽糖等滋补食物

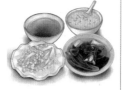

2. 家居环境：避免湿热环境

尽量避免在炎热潮湿的环境中长期工作和居住。湿热体质者皮肤特别容易感染，最好穿天然纤维、棉麻、丝绸等质地的衣物，尤其是内衣更重要。不要穿紧身衣

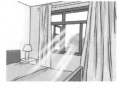

3. 药物调养：适当喝凉茶

可以喝一些祛湿热的凉茶，但也不能过。可以吃些车前草、淡竹叶、溪黄草、木棉花等，这些药一般来说不是很平和，不能久吃

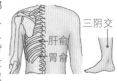

4. 经络调养：肝俞、胃俞、三阴交

湿热明显时首选背部膀胱经的刮痧、拔罐、走罐，可以改善尿黄、烦躁、失眠、颈肩背疲劳酸痛。上述穴位不要用艾条灸，可以指压或者毫针刺，用泻法，要针灸医生才能做

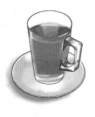

阴虚体质要养阴生津，多吃甘凉滋润食物

一个人要是阴虚体质者，那么体内的津液自然就会逐渐干涸，没有了这些能源，人就会枯萎，走向终结。所以，我们要滋养身体里的这些阴液（是指血、精和汗、泪、涎、涕、唾这五液），并将其贯穿于一生的健康计划之中。

阴虚者应在日常生活中保持一份平常的心态，尽量少发脾气。饮食上应以养阴生津为主要目的，多吃甘凉滋润的食物，如芝麻、木耳、银耳、百合、荸荠、甘蔗、桃子、海蜇、鸭肉、牛奶、豆腐等。

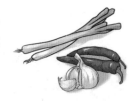

阴虚体质者应少食性温燥烈之物，如辣椒、生蒜、大葱等温热食物，防止损伤津液

忌食凉食：血瘀体质者的饮食调理法则

血瘀体质是长期七情不调、伤筋动骨、久病不愈造成的。血瘀体质者易感肥胖并发症、消瘦、月经不调、抑郁症等。如果你是血瘀体质者，在生活中可以从以下几个方面加以调养：

1. 饮食调养：忌食凉食

血瘀体质者多吃些活血化瘀的食物。如山楂、韭菜、洋葱、大蒜、桂皮、生姜等适合血瘀体质者冬季或阳虚兼夹血瘀体质者吃；如生藕、黑木耳、竹笋、紫皮茄子、魔芋等，适合血瘀体质者夏天食用；适合血瘀体质者食用的海产品还有螃蟹、海参等

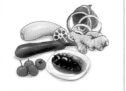

2. 家居环境：多运动

血瘀体质者，要多运动，少用电脑，工作期间要每个 1 小时左右走动走动。适量的运动能唤起心肺功能，非常有助于消散瘀血

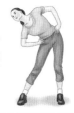

3. 药物调治：桃红四物汤

血瘀的人可以适当地补血养阴，可以少量吃阿胶、熟地、白芍、麦冬等。用田七煲猪蹄或鸡肉，如果还想补血，可以放红枣。取一只鸡大腿，放在炖盅里，放三粒红枣，再放一点田七，一起炖，一星期吃一次，有非常好的活血作用。血瘀体质常见于女性，女性情感细腻，容易心情不好，郁闷，不想吃东西，可以服用逍遥丸、柴胡疏肝散等

4. 经络调养：神阙、肝俞、委中

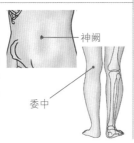

血瘀体质者，很适合针灸推拿。如果想改善体质，常用的穴位有神阙、肝俞、太冲、曲池。它们的作用有点类似当归、益母草、田七、山楂等

神阙

委中

特禀体质者慎用寒性食物

我们都知道，脾胃虚弱的人不宜多食寒性食物。其实，还有一种人群也不适合寒性食物。那就是过敏性体质者。有个人有过敏性鼻炎，他的一个老朋友给他从外地带了一箱猕猴桃，他多吃了一些。结果早上一起床，不停打喷嚏及流鼻涕，浑身不适，鼻炎又犯了。而让他犯病的原因，就是多吃了一些猕猴桃。

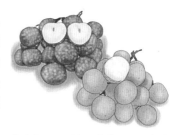

特禀体质人群想改善体质可以多吃鸡和鸭等温补类食物，水果类像龙眼、荔枝等，都对本身过敏性鼻炎的患者有滋补功效

《本草纲目》记载猕猴桃性味甘酸而寒，是典型的寒性食物。台湾中医曾经做过一个寒性食物对过敏性体质者的影响的研究，通过观察 197 名患者，发现凉寒性食物吃太多的人，体内过敏免疫球蛋白数值都会比较高，鼻炎状况也相对比较严重。这说明，过敏性体质要慎食寒性食物。

《本草纲目》中常见的寒性食物有苦瓜、番茄、荸荠、菱肉、百合、藕、竹笋、鱼腥草、马齿苋、蕨菜、荠菜、香椿、莼菜、黑鱼、鲤鱼、河蟹、泥螺、海带、紫菜、田螺、河蚌、蛤蜊、桑葚、甘蔗、梨、西瓜、柿子、香蕉等。如果你是过敏性鼻炎患者，或者属于过敏性体质者，经常产生一些过敏性反应，就一定要少吃或者忌吃这些寒性食物。